W0366148

LE YOGA

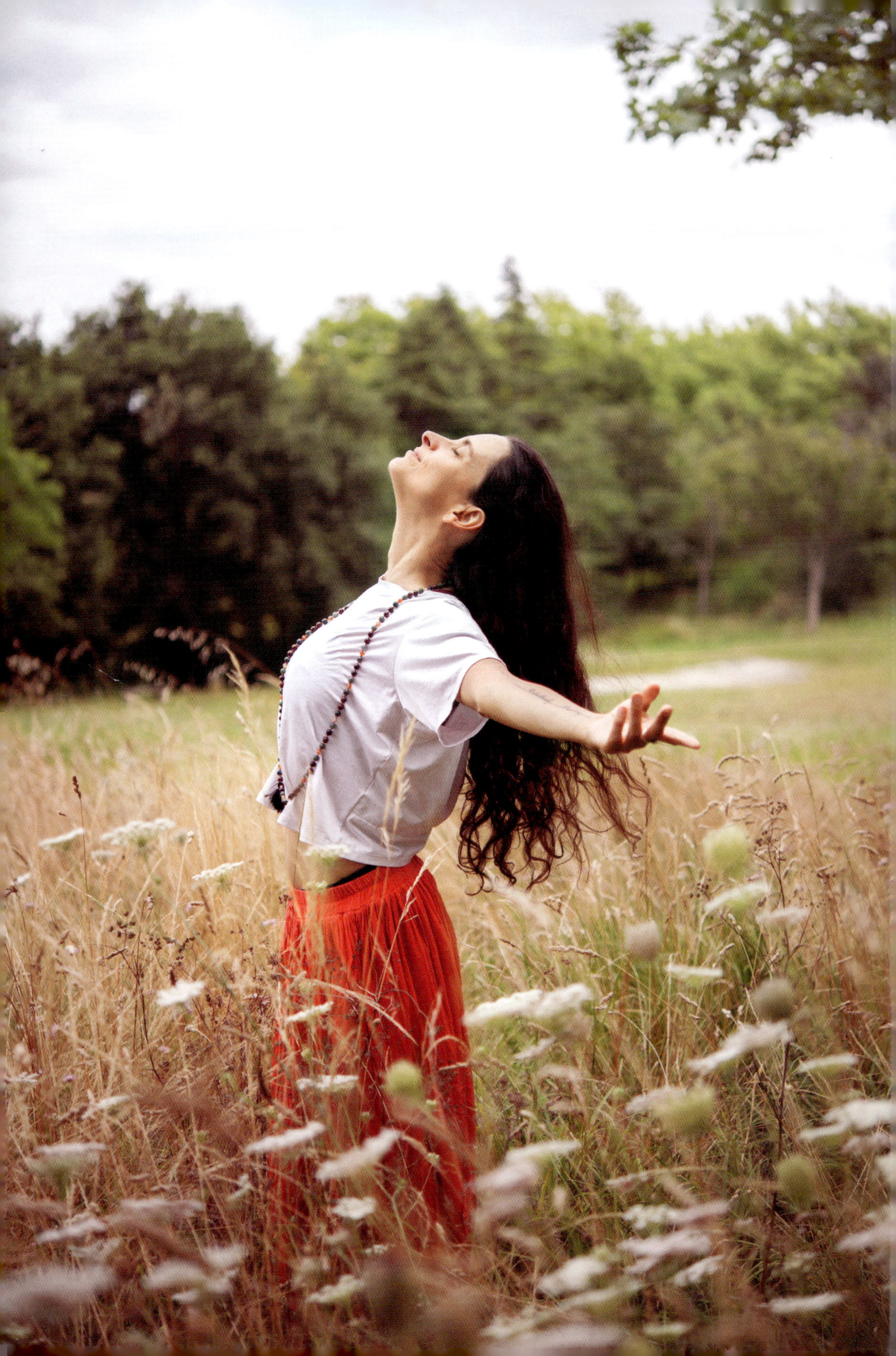

LE YOGA

JOANNA MOREIRA

2021

AMÉTHYSTE ÉDITIONS

Améthyste Éditions
10, rue de Vidailhan
31130 Balma
FRANCE

www.amethyste-editions.com

Retrouvez-nous sur les réseaux sociaux
Facebook @AmethysteEditions
Twitter @AllianceMagique
Instagram @amethyste.editions

Le code de la propriété intellectuelle n'autorisant, aux termes des paragraphes 2 et 3 de l'article L 122-5, d'une part, que les « copies ou reproductions strictement réservées à l'usage privé du copiste et non destinées à une utilisation collective » et, d'autre part, sous réserve du nom de l'auteur et de la source, que « les analyses et les courtes citations justifiées par le caractère critique, polémique, pédagogique, scientifique ou d'information », toute représentation ou reproduction intégrale ou partielle, faite sans consentement de l'auteur ou de ses ayants droit, est illicite (art.L122-4).

Toute représentation ou reproduction, par quelque procédé que ce soit, notamment par téléchargement ou sortie imprimante, constituerait donc une contrefaçon sanctionnée par les articles L 335-2 et suivants du Code de la propriété intellectuelle.

Crédits :
Sous la direction de Céline Morange
Couverture : Pauline Riché
Mise en page : Mandy Vila
Correction : Anne Rastoll et Catherine Rigal
Images couverture : ©iStock : undefined undefined (postures de yoga) ; SB (vagues) ; 3xy (grand lotus) ; Skarin (icône lotus) ; Sudowoodo (chakras) ; HelenStocker (Ganesh) ; Olga Prokopeva (mains priant) ; Alexander Ryabintsev (Symbole Om, silhouette méditation et main jointe) ; ©Céline Morange (photographies de Joanna Moreira en 4e de couverture)
Images intérieures : ©iStock : enjoynz (page fiche) ; kentarcajuan (page maux) ; Skarin (icône lotus) ; Alexander Ryabintsev (icônes main jointe et symbole Om)

© Améthyste Éditions, tous droits réservés.
Un label des Éditions Alliance Magique
ISBN : 979-10-97154-90-5
Dépôt légal : 4e trimestre 2021

Imprimé en Turquie

SOMMAIRE

« MON » YOGA

J'ai l'impression que le yoga a toujours été un peu là. Se dissimulant parfois, mais revenant toujours. Comme une empreinte vers laquelle je ne cessais de me tourner. Cela a commencé par une obsession pour la posture de la luciole, que je réalisais enfant sans trop savoir ce que je faisais – mais probablement mieux que maintenant. Puis ce petit livre *old school* sur le yoga, qui m'a fait découvrir mes premières postures, avec des personnes en justaucorps noir qui les réalisaient. Puis, au collège, cette passion pour l'Inde est revenue me saisir comme la nostalgie d'un pays perdu... Les paysages, les tissus, les mets, les gens, les histoires des dieux et des déesses... Tout m'enchantait. Et la vague s'est retirée à nouveau pour me laisser échouée sur la plage de la dépression et de l'anxiété... Que j'ai d'abord prises pour une malédiction, et qui ont pourtant fini par me faire revenir à cette pratique. À la fac, après deux années de classe préparatoire littéraire qui furent l'un des pires moments de ma vie, j'étais déterminée à faire entrer le yoga le plus possible dans mes journées : cours collectifs lorsque le budget me le permettait, cours en ligne sur des plates-formes américaines, mais aussi « jeux » vidéo... Jusqu'à envisager de devenir professeure. Mais... c'est bien connu, quand on a l'argent, on n'a pas le temps, et quand on a le temps, on n'a pas l'argent. J'étais dans le second cas et j'ai donc relégué ça au fin fond de mon esprit.

Jusqu'en 2015, où je découvre (à l'instar de millions de personnes aujourd'hui, comme Marie Kock le dit aussi dans l'introduction de son propre livre[1]...) Adriene Mishler et son *30 Days of Yoga*, un programme de 30 vidéos, une par jour pendant un mois. Ce programme qui a changé ma vie. Qui m'a sauvé la vie. Qui m'a propulsée, parfaitement, vers ce que je devais faire et être : professeure de yoga. Je me suis lancée dans une formation juste après. Fin 2015, j'ai commencé à donner des cours à des amies, un peu dans le secret. Début 2016, avec l'accord de mon professeur, j'ai donné des cours dans l'entreprise où je travaillais pour payer ma formation. En mai 2016, devant le nombre grandissant d'amies voulant pratiquer, j'ai cherché ma première salle où enseigner. C'est aussi le mois où, portée par l'envie de partager encore et toujours, j'ai lancé ma chaîne YouTube, « Yoga Fire, by Jo ». Tout s'est enchaîné à une vitesse merveilleuse et incroyable – et je reste persuadée que c'est à l'âge de 25 ans que j'ai enfin commencé à m'aligner avec mon *dharma*, ma mission de vie : vous transmettre, du mieux que je peux et avec respect, cette pratique au si grand pouvoir transformateur.

C'est le moment où j'insiste sur l'humilité dans ma démarche. Maintenant que j'ai fini de vous parler de mon parcours, je peux m'effacer complètement devant ce monument d'histoire, de mythologie, de philosophie et de spiritualité qu'est le yoga. Je vais essayer de vous transmettre

1. *Yoga, une histoire-monde. De Bikram aux Beatles, du LSD à la quête de soi : le récit d'une conquête*, La Découverte, Paris, 2019.

au mieux ce que j'en sais, ce que j'en ai expérimenté, mais gardez toujours en tête que je suis une femme française qui essaie d'apprendre avec le plus de respect possible. N'oublions pas le grand privilège que nous avons de pouvoir pratiquer le yoga partout, sans nous poser de questions, avec même une pointe de glorification, alors que le peuple indien a été ridiculisé et persécuté sous la colonisation anglaise pour ces mêmes choses. Alors que les Indiennes sont encore jugées de nos jours pour porter le bindi, le sari, ou tout autre signe extérieur de leur culture. J'ai été coupable, dans mes premiers mois d'enseignement, du fait d'effacer la spiritualité de mes cours. Je présentais les postures comme ayant des bienfaits mentaux et physiques, les séances comme étant des moments de détente. Ce qu'elles sont. Mais je modérais complètement ce qu'on m'avait enseigné et que pourtant je savais : le yoga ne se résume pas aux postures. Je pense que, d'une part, je ne me sentais pas légitime pour tout transmettre directement, et que, d'autre part et surtout, je craignais de rebuter mes élèves occidentaux avec des termes en sanskrit, des chants ou des références aux divinités. Cela n'était pas du respect. C'était purement et simplement de la dilution. De nos jours, avec la mise en lumière sur l'appropriation culturelle, ce n'était pas correct. Pas correct de prendre une discipline aussi riche, ancienne, éloignée de ma culture de base, et d'enlever tout ce qui aurait pu gêner pour être sûre de conserver mes élèves. Tout comme il n'est pas correct de ne voir sur les réseaux que des corps occidentaux, musclés, sexy, dans des tenues design, posant sur des tapis à 90 dollars. J'aurai l'occasion de vous en reparler, mais pour faire du yoga, nous n'avons besoin de rien. Juste de notre corps, et d'un moment en conscience. Alors, je vous en prie, yogis, yoginis, entre d'un côté le pillage, l'idéalisation et la commercialisation des symboles du yoga poussés à l'extrême, et, de l'autre côté, l'effacement pur et simple de toute trace originelle de la pratique, cherchons le juste milieu. Cela me fend le cœur de voir parfois certaines marques avoir sur les réseaux des millions d'abonnés en faisant la publicité d'un yoga lisse et surtout en le vendant comme un produit, là où des Indo-Américaines qui cherchent à rétablir la vraie signification de la pratique n'en ont que quelques milliers.

Voilà pourquoi j'ai mis *« mon » yoga* entre guillemets. Car je ne peux vous livrer que ce que j'ai pu expérimenter à l'instant T, et cela évolue chaque jour, selon ma propre pratique et les enseignements que je continue de recevoir, loin de toute prétention de perfection. Je ne peux que vous encourager à chercher des informations par vous-même. N'hésitez pas à aller à la source dès que vous le pouvez : lire, regarder, écouter les Indiennes et les Indiens, qui sont les véritables gardiennes et gardiens de ce savoir. Le yoga est universel, il représente une grande richesse à l'échelle de l'humanité. N'oublions pas de le protéger et le propager avec sincérité, honnêteté et vérité.

De plus, il est important de se rappeler que le yoga est une discipline très ancienne, très dense, très vaste. Je ne prétends pas tout savoir, tout connaître, tout avoir compris de cette pratique. De *ces* pratiques. Au contraire, plus j'en apprends, plus je découvre que je ne connais rien encore. Vous comprendrez bien vite qu'il y a de nombreuses écoles, certaines ancestrales, d'autres plus récentes, et que, sur les millénaires d'existence du yoga et sa récupération par l'Occident, certains enseignements ont été perdus, galvaudés ou déformés. Ainsi, ce que je vous délivre ici présente une humble interprétation des textes sacrés, de ma compréhension en ce jour où je l'écris.

Je suis si ravie d'avoir l'occasion de vous livrer ce que j'ai retenu de plus précieux de mes formations, mes lectures et ma *sadhana* (c'est-à-dire ma pratique personnelle du yoga, qui se veut régulière – voire quotidienne –, adaptée, ajustée à mon rythme, mon corps, mon esprit). Je ne vous propose en aucun cas une vérité unique et immuable. Et malgré tout mon soin et toute ma passion à écrire ce livre, je n'ai pas non plus réussi à y évoquer tout ce que j'aurais voulu. En revanche, j'espère que ce livre pourra être le point de départ de votre chemin. Comme les cailloux du Petit Poucet, puissent les enseignements qui m'ont guidée vous accompagner jusqu'à ce que vous fassiez vos propres découvertes, en vous documentant à l'extérieur ou en vous tournant vers l'intérieur.

Je pense ce livre comme un guide, vers lequel vous pourrez revenir lorsque vous manquerez d'inspiration sur la route pour devenir votre meilleur professeur. Laissez-moi vous prendre la main et vous conduire sur cette merveilleuse voie d'éveil qu'est le yoga. Laissez-moi vous aider à trouver « votre » yoga.

Je remercie mes professeurs, Christian, Maitri, Saji, Sandhya, Janita, et leurs maîtres respectifs, pour ce savoir que je ne fais que transmettre humblement.

Om sri gurubhyo namaha.

« Je m'incline devant tous mes gurus. »

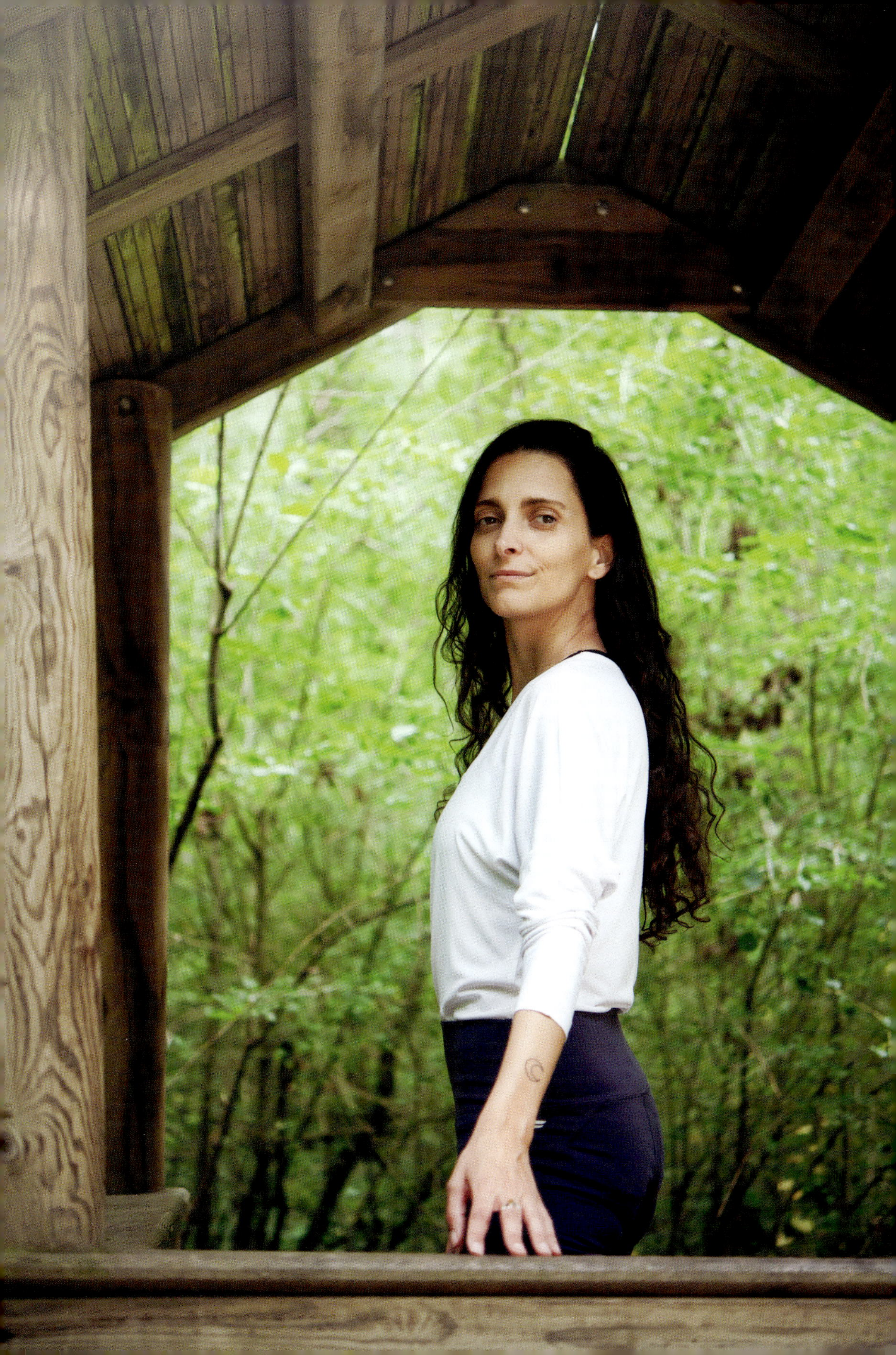

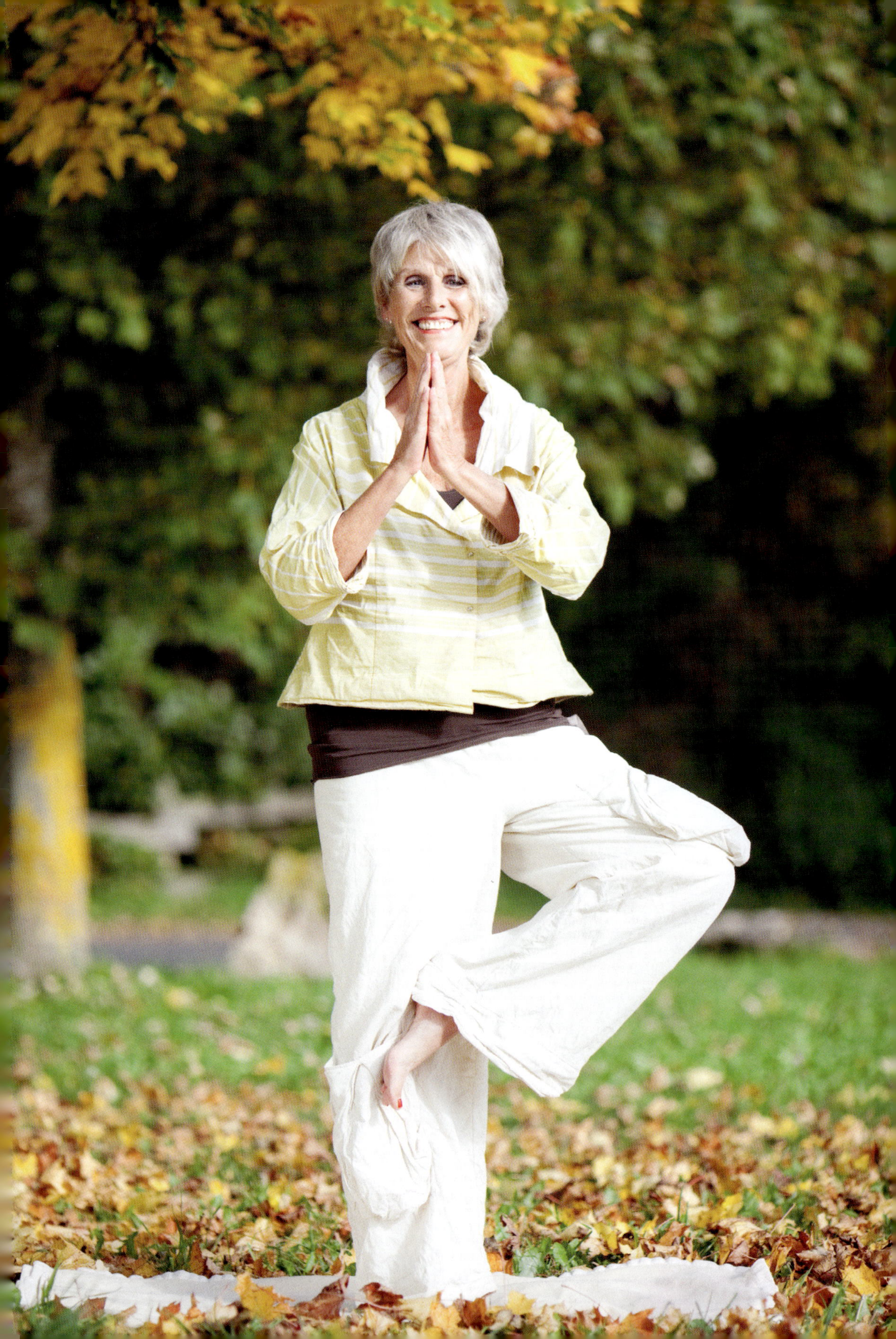

1

PARTIE

PORTRAIT DU YOGA

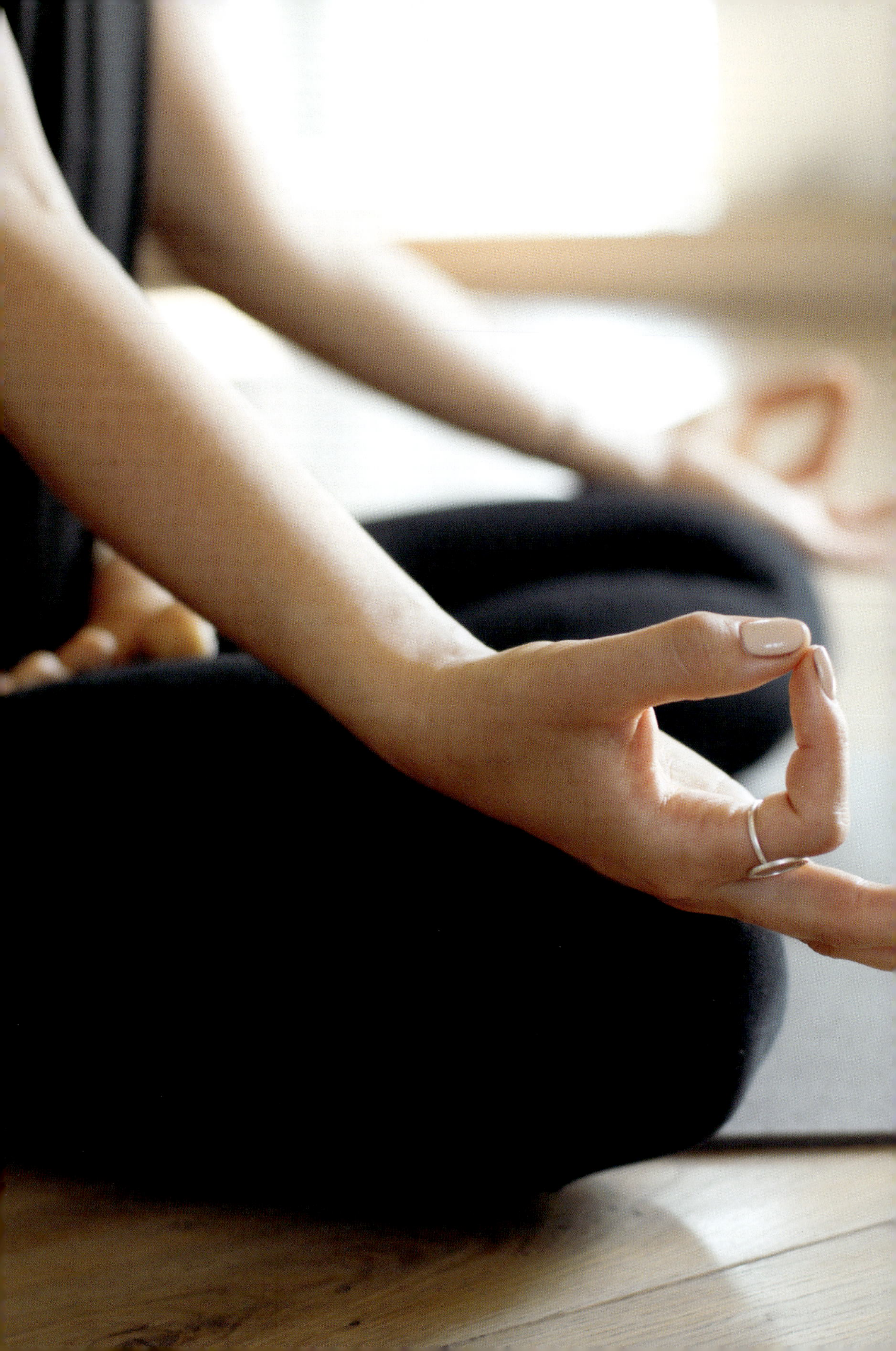

CHAPITRE 1

HISTOIRE ET TRADITIONS

UNE BRÈVE HISTOIRE DU YOGA

La si riche histoire du yoga mérite un livre à elle seule – mais je vais faire de mon mieux pour vous en dresser une frise en m'appuyant sur les textes sacrés majeurs. Mon but ici est de simplement replacer le sujet qui nous occupe dans son contexte. Après toute une période où nous nous sommes approprié le yoga en l'allégeant de tout ce qui paraissait trop étrange (ou trop étranger), il me semble que nous entrons dans une ère où il est de plus en plus juste de rendre les traditions aux peuples qui nous les prêtent.

De – 4500 à – 2500 : le yoga préclassique

Bien avant les premiers écrits sacrés, la tradition yogique naît avec les traditions orales. La période du yoga préclassique de l'ère animiste, chamanique jusqu'au début de l'ère du yoga classique, est marquée par la composition des Yoga-Sutras de Patanjali.

La civilisation indus-sarasvati, qui existait il y a plus de 3 000 ans, a laissé la trace de formes humaines dans des poses de yoga : les sceaux de Pashupati, taillés dans la roche.

Veda est un terme sanskrit (langue de l'Inde ancienne toujours utilisée dans les pratiques spirituelles) qui signifie « connaissance ». Par extension, ce terme rassemble les trois recueils de textes de plus de 20 000 vers comprenant des pratiques, des poèmes, des chants, des rituels, et même des sorts de magie.

Les Rishis, grands sages formant comme un pont entre ciel et terre, auraient été les premiers à entendre, recevoir, puis mettre en mots les enseignements des Vedas pour que nous, humains d'autrefois et d'aujourd'hui, puissions avoir accès à ce savoir précieux et universel.

La tradition veut que tous les enseignements se fassent par la voie orale – ce n'est donc que vers – 3200 que ces paroles sont mises à l'écrit par le Maharishi (« Grand Sage ») Vyasa. Ces textes sont le fondement de l'hindouisme et aussi de la plus grande partie de la philosophie et de la spiritualité indiennes. Il y a 4 Vedas :

» *Rig Veda : connaissance de la louange. Ce Veda donne une image du mysticisme sacrificiel de l'Inde ancienne. Les hymnes de ce Veda sont tous dédiés à Soma. Le dieu Soma est associé à la plante soma, dont l'extrait était offert en sacrifice.*

» *Yajur Veda : le sacrifice. Ce Veda contient les formules sacrificielles utilisées dans les rituels védiques.*

» *Sama Veda : connaissance du chant. Ce Veda est un manuel pour qui souhaite chanter les mantras sacrés.*

» *Atharva Veda : le terme* atharva *signifie « magie blanche » et ce texte est considéré comme la source du tantra.*

De – 2500 à – 1500 : l'ère védique

Les Upanishad sont une collection de plus de 200 textes. Ils sont considérés comme une évolution des Vedas, l'aboutissement de la révélation védique.

Les Upanishad se concentrent sur la découverte de la vérité derrière la réalité et sur la façon d'atteindre la libération de la souffrance, et décomposent ce cheminement en 4 concepts :

- *Karma : la causalité ;*
- *Punar-janman : la réincarnation ;*
- *Moksha : la libération et l'égalité entre Brahman, la conscience cosmique ;*
- *Atman : le soi non égotique.*

Le Mahabharata est l'un des deux principaux textes épiques sanskrits de l'Inde ancienne. Il est considéré comme le plus long poème jamais écrit. Il détaille une guerre entre le bien et le mal. La section la plus connue du Mahabharata est la Bhagavad-Gita, qui est un dialogue entre Krishna et le prince guerrier Arjuna avant une bataille.

La Bhagavad-Gita est un texte célèbre parmi les pratiquants de yoga plus expérimentés car il explique le concept du yoga. Krishna y représente l'Être suprême et Arjuna un être ordinaire, comme nous. À travers un dialogue entre les deux, nous découvrons comment suivre le processus du yoga, alors que Krishna enseigne à Arjuna le yoga des actions parfaites, le yoga de la dévotion parfaite, le yoga de la connaissance parfaite.

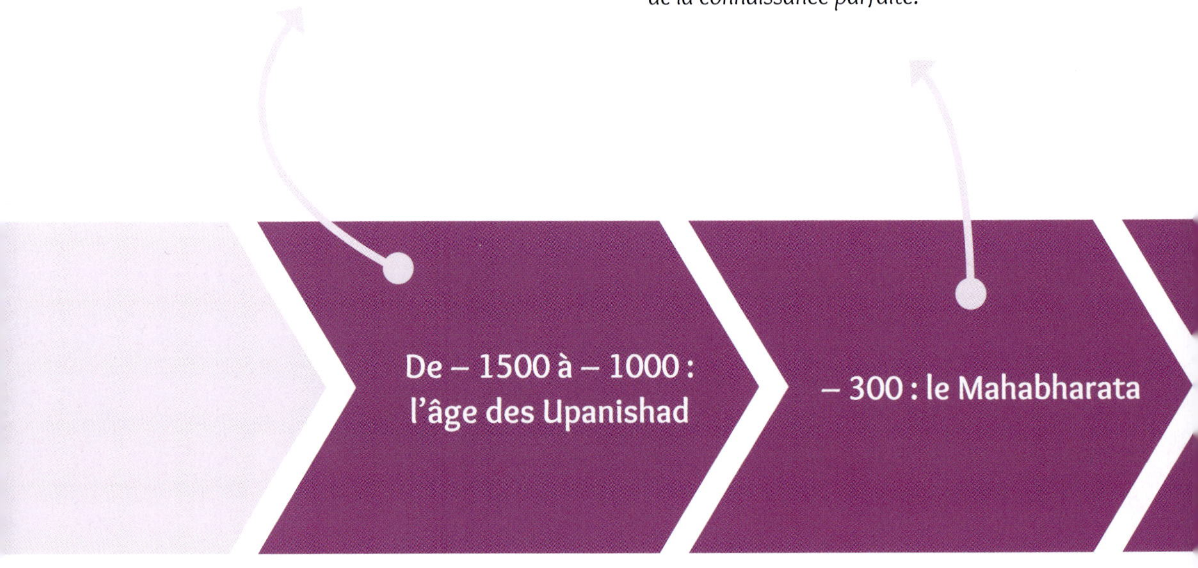

De – 1500 à – 1000 :
l'âge des Upanishad
– 300 : le Mahabharata

Vers – 200, il est dit que le sage Patanjali a compilé les Yoga-Sutras. Les Sutras sont des aphorismes, des phrases courtes et faciles à mémoriser. Ils sont découpés en 4 chapitres décrivant avec de plus en plus de détails les objectifs, la pratique du yoga, le développement des pouvoirs yogiques et, enfin, la libération.

Les Yoga-Sutras sont un joyau, ils contiennent l'essence même du yoga et le secret du bonheur, qu'ils nous décrivent comme étant l'installation progressive de l'esprit dans le silence. Ainsi, nous pouvons nous rappeler qui nous sommes vraiment, nous détacher de notre ego, du plaisir et de la douleur, et ne plus vivre dans la peur.

Patanjali a organisé la pratique du yoga en un chemin à huit branches, détaillant les étapes vers l'illumination. Nous le verrons plus tard.

Au XVe siècle paraît le Hatha Yoga Pradipika, écrit par Swami Svatmarama, qui remet les pratiques physiques du yoga au centre de la discipline en y décrivant en détail toute une variété d'asanas (postures), de respirations et de concentrations ayant pour but la libération des cycles de la souffrance.

On peut y voir déjà cette attention renforcée placée sur les postures, qui a perduré jusqu'à nos jours.

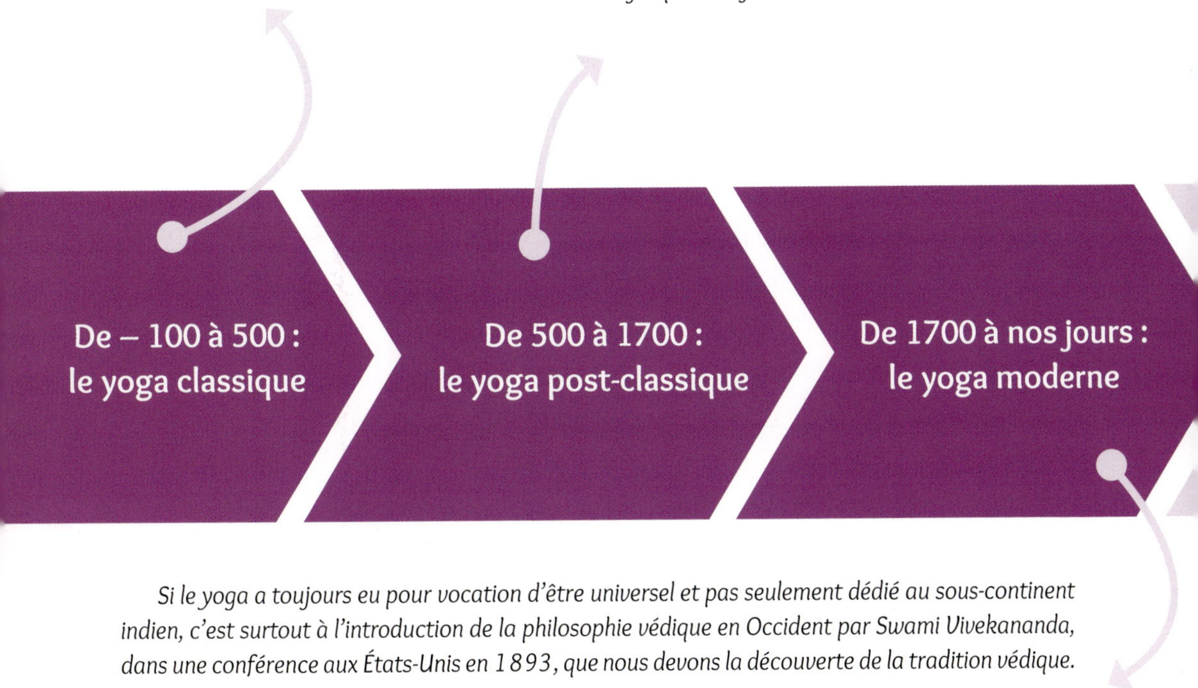

Si le yoga a toujours eu pour vocation d'être universel et pas seulement dédié au sous-continent indien, c'est surtout à l'introduction de la philosophie védique en Occident par Swami Vivekananda, dans une conférence aux États-Unis en 1893, que nous devons la découverte de la tradition védique.

Après lui, de grands noms continueront à enseigner le Hatha Yoga et à le décliner sous diverses formes, plus ou moins adaptées au monde occidental. Nous aurons l'occasion de reparler de ces grands gurus un peu plus tard lorsque nous évoquerons les différents types de yoga, mais j'aimerais tout de même citer Tirumalai Krishnamacharya, l'un des professeurs de yoga les plus influents du XXe siècle, et Indra Devi, qui a ouvert le premier studio de yoga en Californie et a continué de rendre le yoga populaire en Occident.

QUEL EST LE BUT ?

Le but du yoga est-il la souplesse du corps ? Le calme de l'esprit ? En partie. Car c'est un mental calme et un corps souple et fort qui permettront l'assise prolongée dans laquelle nous pourrons atteindre l'éveil.

Le but du yoga est-il les *siddhis*, ces pouvoirs surnaturels dont parle Patanjali et que peuvent atteindre les yogis et les yoginis (de naissance, par les plantes, par les mantras, par l'ascèse) ?

Les voici :

» Anima : revêtir une forme infime ou réduire le corps en atomes des plus ténus ;

» Laghima : devenir aussi léger qu'une plume ;

» Mahima : devenir immense ;

» Prapti : la supraperception et la capacité d'obtenir ce que l'on veut ;

» Prakamya : accomplir toute chose ;

» Vashitva : la volonté irrésistible ;

» Ishitva : la suprématie divine ;

» Kaamaavasaayitaa : le pouvoir de subjuguer ses passions.

Mais si l'acquisition de ces « pouvoirs » pouvait effectivement venir de la pratique, ne nous éloignerait-elle pas de la connaissance de nous-mêmes et du monde ?

S'il y a un but ultime à la pratique du yoga, ce n'est pas d'être fort physiquement, ni d'acquérir des pouvoirs supérieurs, ni de devenir meilleur que les autres. Le but ultime du yoga tient en un mot : *Moksha*. Ce mot signifie « Libération ».

Se libérer, c'est renoncer. Cela ne signifie pas que nous rendons les armes ou que nous abandonnons, mais que nous acceptons d'agir en offrant nos actions plus grandes que nous, sans chercher à en retirer des bénéfices personnels et égoïstes.

Mais de quoi voulons-nous nous affranchir ? Il nous faut explorer un peu plus la philosophie indienne pour mieux comprendre.

Comme toute spiritualité ancrée dans une civilisation ancienne, le yoga a sa cosmogonie, c'est-à-dire sa vision traditionnelle de la création. Celle-ci se nomme Samkhya. C'est une philosophie dualiste dans laquelle s'opposent la conscience et la matière.

À la base de tout est Purusha : la conscience universelle. Loin d'être un dieu anthropomorphisé, c'est un principe immuable, éternel, le macrocosme même. Les dieux sont des manifestations de cette conscience (TOUS les dieux).

Prakriti, c'est la création. Ce monde que nous pouvons voir, toucher, expérimenter.

Nous pouvons à ce moment-là rester dans « Maya », l'illusion que ce monde tangible est tout ce que nous connaissons, ou pencher du côté de « Lila » et voir cette création de la conscience qui souhaite expérimenter comme un

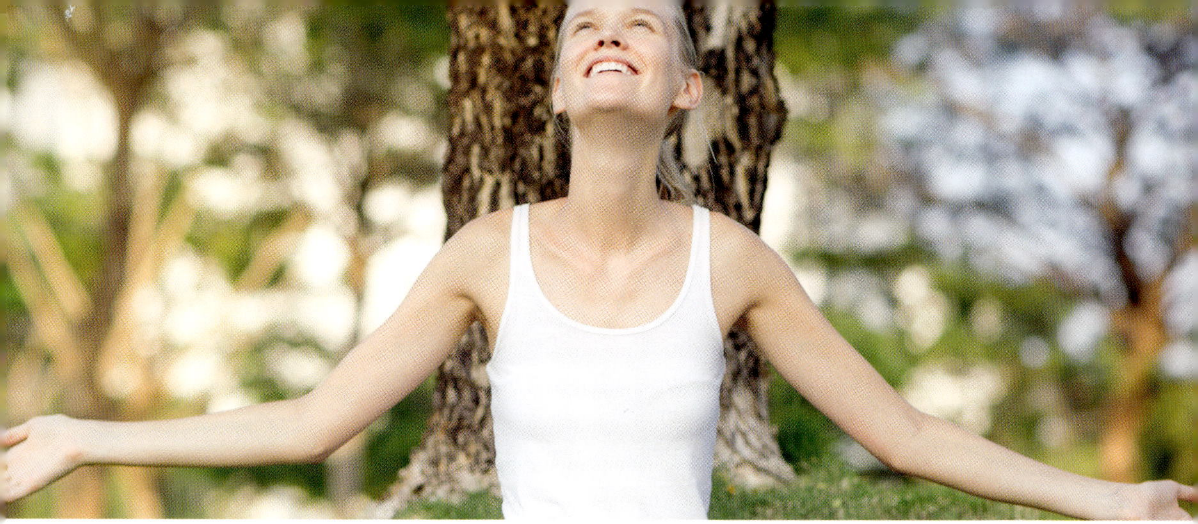

jeu joyeux avec le divin en nous, qui ne cherche qu'à s'exprimer.

Alors que vous commencez à vous dire qu'il faudrait plus d'une vie pour découvrir, appréhender toutes ces notions et les intégrer, voici qu'arrive la réincarnation. En effet, la vision indienne de la vie se fonde sur l'idée que le corps que nous occupons, vous et moi, en ce moment, n'est qu'une enveloppe temporaire pour ce que nous sommes réellement : notre conscience. Cette conscience, contrairement au corps, n'est pas soumise aux règles du temps humain. Elle est infinie, immuable, immortelle.

À notre mort physique, tout ce qui nous compose se dissout et retourne à la Terre, au Feu, à l'Air, à l'Eau et à l'Éther. Mais notre karma fait que ces choses se rassemblent à nouveau, pour que nous puissions résoudre finalement les nœuds que nous avons créés dans d'autres existences et réaliser notre destin : notre dharma, ce pour quoi nous nous sommes incarnés.

ॐ

Et après cette libération ?

Par les pratiques, on apaise l'esprit, de façon à atteindre Kaivalya, ce moment où on ne change plus, où on est pleinement heureux, totalement identifié avec la conscience éternelle en nous. Un état idéal où l'on ne souffre plus. Une façon d'être dans une solitude sereine, une indifférence bienveillante, comme nous le rappelait souvent notre professeure Sandhya lors de notre étude des Yoga-Sutras.

L'une des phrases majeures de ce texte est Chitta vrtti nirodah : *« Le yoga est la cessation des fluctuations du mental. » Si un mental agité, perturbé, changeant, nous fait nous identifier à notre ego et nous empêche de connaître notre vraie nature, un mental apaisé, lui, nous permettra de voir plus clairement notre lien avec la conscience supérieure. Ainsi, le yoga est à la fois le moyen et le but, et nous permet de nous connecter à notre Soi le plus intime et le plus élevé.*

En cela, il nous permet une belle ouverture mentale, mais également spirituelle.

YOGA ET SPIRITUALITÉ

Le yoga n'est pas une pratique religieuse et sa vocation est d'être universel. Cependant, beaucoup de ses pratiques, postures, gestes, chants, font appel aux divinités, sous forme d'archétypes. Pour leurs symboles, les qualités qu'elles incarnent, les valeurs qu'elles véhiculent. Ces choses existent déjà en nous : il nous faut essayer de les embrasser au quotidien ; les purifier, les faire grandir.

La trinité védique, tout d'abord, se compose d'Agni, dieu du Feu, Vayu, dieu du Vent, et Surya, dieu du Soleil. Globalement, les Vedas s'adressent énormément aux divinités naturelles : la terre, les rivières, etc.

La trinité hindoue, elle, est double : pour chaque dieu majeur de la Trimutri, il faut compter sa parèdre, sa divinité associée de la Tridevi (trois déesses). Ainsi se lient les notions de Shiva et Shakti : Shiva, le contenant, l'immobilité. Shakti, le contenu, l'énergie créatrice.

Bhrama est le dieu de la création. C'est le « A » dans *Aum*, celui qui est à l'origine du monde et de chaque chose. Il est souvent représenté avec quatre têtes, qui représentent chacune un aspect de la personnalité (esprit, intellect, ego et mental conditionné). Chacune récite l'un des Vedas. C'est lui qui crée le monde. Il est le sacré, l'absolu.

Sarasvati est sa *shakti*, sa parèdre : c'est la déesse de la Connaissance, de l'Apprentissage, des Arts. Elle aide Bhrama à se concentrer sur son ascèse et sur les textes sacrés.

Vishnu est le dieu du Maintien, de la Conservation. C'est le « U » dans *Aum*. Il protège la création, il empêche le monde de sombrer dans le chaos. Il est représenté comme un homme bleu, possédant quatre bras. Il a de nombreuses incarnations, de nombreux avatars, dont le grand Krishna.

Lakshmi est sa parèdre : c'est la déesse de la Beauté, de l'Abondance, de la Prospérité. Ses quatre bras représentent quatre qualités que toute vie humaine devrait rechercher : la vertu, le désir sincère, l'ambition et la libération.

Shiva est le dieu de la Destruction, mais il est vu comme un dieu clément, bienveillant, qui garde son troisième œil fermé afin de ne pas foudroyer ce qui croiserait son regard. C'est le « M » de *Aum*, la fin des temps, nécessaire pour que quelque chose de nouveau renaisse, dans un cycle incessant.

Bien que Shiva ait de nombreuses épouses selon les récits, on peut dire que Parvati est sa parèdre. Sa peau est noire et son seul attribut est la fleur de lotus qu'elle porte. Elle représente la luxuriance, la sensualité, et ses autres facettes sont les déesses Durga (la combativité) et Kali (la destruction).

Tout comme le calendrier grégorien s'articule autour des fêtes chrétiennes, le calendrier védique est la fondation des célébrations hindoues. Il permet aux yogis de montrer leur dévotion tout autant qu'il les aide à régler leur vie sur un rythme naturel et à la régir selon les astres.

Ce calendrier reconnaît comme le nôtre les jours de la semaine et les douze mois de l'année, mais pour le reste il ne suit pas la trajectoire du soleil et ses saisons. Il suit la lune et ses cycles de vingt-huit jours, ses phases croissante et décroissante. Les jours sont lunaires et durent le temps qu'il faut pour que l'angle longitudinal entre la lune et le soleil augmente de douze degrés. Les phases se décomposent en *Vaara* (jours de la semaine), *Tithi* (phases lunaires), *Karana* (un demi-cycle lunaire), et en *Yoga* (la distance changeante entre la lune et le soleil).

Chacune de ces composantes aide les Indiens depuis toujours à régir leur vie en leur indiquant les jours auspicieux, et ceux moins favorables au jeûne, aux unions, aux projets, aux rituels. Pour mieux les connaître, nombreux sont les Indiens qui consultent un astrologue lors des changements importants dans leur vie pour une lecture de leur carte du ciel. L'astrologie indienne se nomme Jyotish. Cette discipline est passionnante et, bien qu'elle ressemble en certains points à l'astrologie occidentale (la signification des plantes, les traits distinctifs des signes, les maisons astrologiques...), elle diffère également de celle-ci. Elle mérite un livre à elle toute seule (vous trouverez des références dans la bibliographie en fin d'ouvrage).

Les fêtes hindoues, également célébrées dans le monde du yoga, sont elles aussi soumises à ce calendrier, ce qui implique que leur date n'est pas fixe d'une année sur l'autre.

ॐ

Quelques exemples de célébrations :

» Navaratri, les « Neuf Nuits » de l'énergie divine créatrice, a lieu pendant les neuf premiers jours du mois d'Ashvin (entre septembre et octobre).

» Holi, la fête des Couleurs, correspond à peu près à l'équinoxe de printemps. Elle se tient après la pleine lune du mois de mars.

» Ganesh Chaturthi, la célébration de l'anniversaire du dieu éléphant Ganesh, a lieu pendant plusieurs jours du mois de Badhra, entre août et septembre.

» Diwali, la fête des Lumières où l'on célèbre le retour du roi Rama, se tient entre les mois d'Ashvin et de Kartik (entre octobre et novembre) – le quatrième jour de cette fête correspond au début de la nouvelle année.

Lors de ces célébrations ont lieu des *pujas*, c'est-à-dire des rites faits de chants et d'offrandes, ou des *homas*, des rituels autour du feu sacré. Ils ont un profond ancrage dans la vénération de la nature presque animiste qui ressort des Vedas.

Après avoir regardé vers les cieux pour contempler l'infiniment grand, il est temps de se tourner vers l'infiniment petit et tout aussi divin : l'être humain.

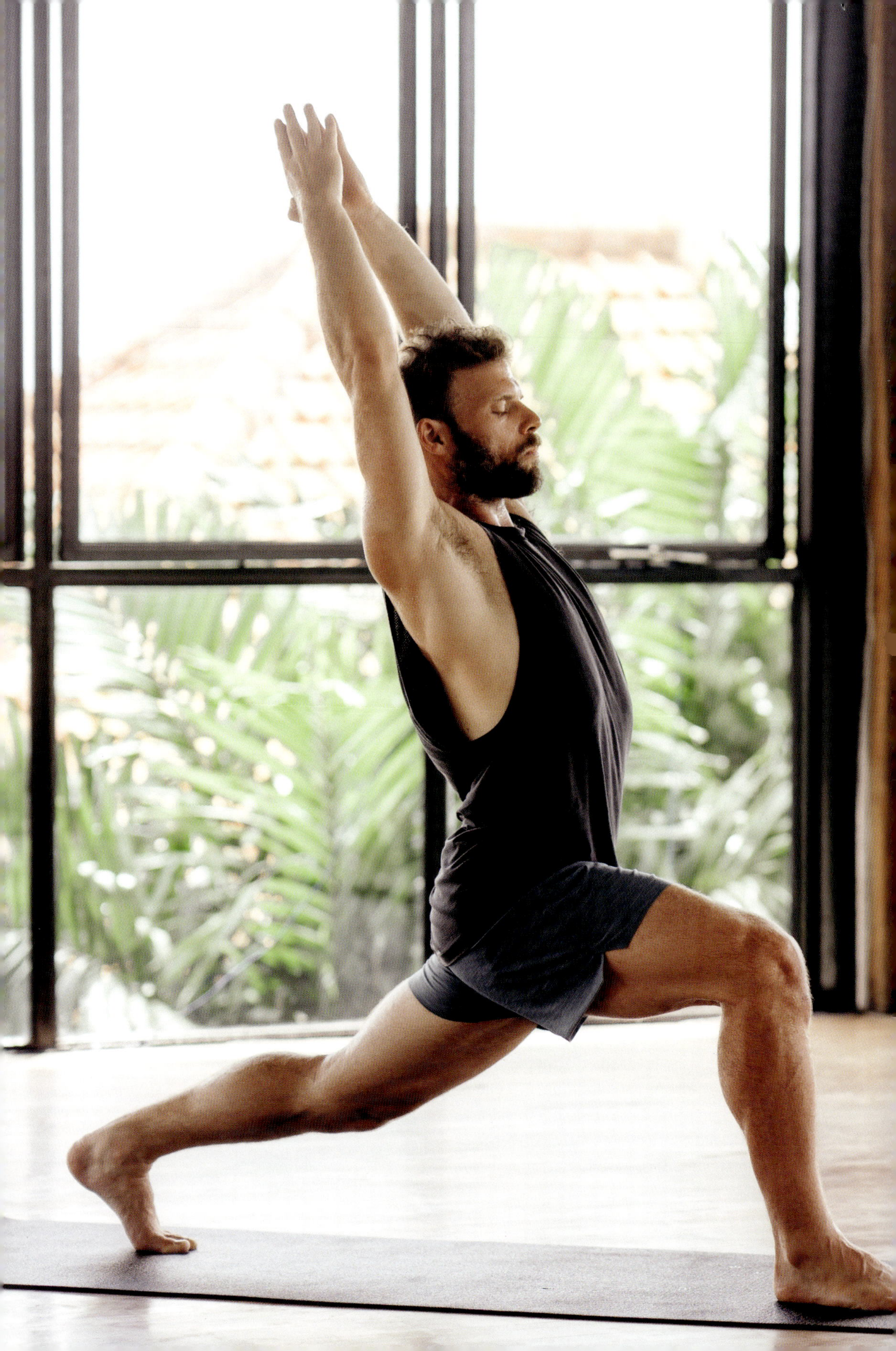

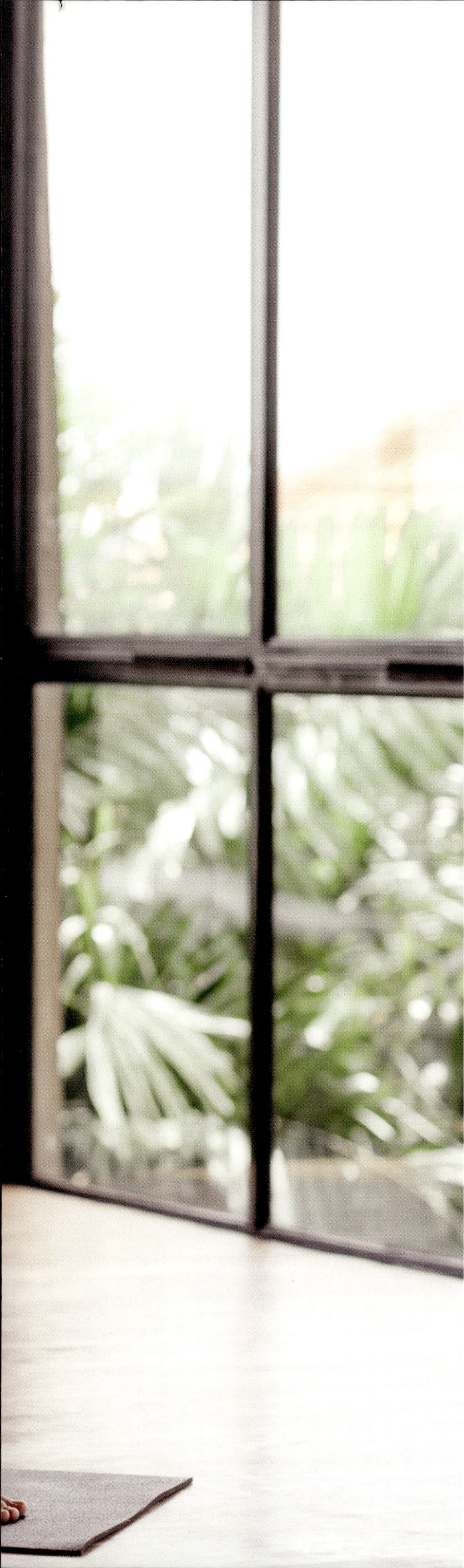

CHAPITRE 2

CORPS PHYSIQUE ET CORPS SUBTILS

Le yoga ne considère pas l'être humain comme un être seulement fait de chair et de mécanismes. Il prend certes en compte ce niveau grossier, car il nous fait prendre soin de notre vaisseau temporaire en ce monde, mais il nous rappelle que ce que nous pouvons voir, sentir, toucher, n'est qu'une infime partie de ce qui existe. Ci-dessous, je tente de décomposer pour vous ces parts invisibles qui sous-tendent notre être.

KOSHAS

Kosha signifie « enveloppe ». Il faudrait donc imaginer l'être humain possédant plusieurs couches – oui, oui, comme un oignon.

1. Annamaya Kosha – l'enveloppe « de nourriture » – le corps physique

De toutes nos enveloppes, c'est la plus grossière, la plus dense, la plus ancrée dans la matière. Pour la connaître un peu mieux, il faut se pencher sur la notion de *guna*.

GUNAS

La matière est comme une tapisserie, tissée de trois fils, trois composantes, trois « qualités » séparées, mais qui se contiennent les unes les autres. Tout est dans tout, et inversement. C'est ce qu'on appelle les gunas.

- Tamas est la matière ; c'est l'élément de l'inertie, du sommeil, de l'obscurité.
- Rajas est l'énergie ; c'est l'élément du mouvement, de l'action, du feu.
- Sattva est la conscience ; c'est l'élément de la légèreté, de la pureté, de la lumière.

Cultiver Sattva dans la matière et dans tous les autres corps est l'une des belles intentions yogiques que nous pouvons poser dès à présent dans notre pratique.

2. Pranamaya Kosha – l'enveloppe énergétique

Cette enveloppe, invisible, est celle qui concerne tout notre système énergétique. Ce qui compose notre énergie vitale, ce qui la transporte, ses différentes expressions, ses directions et ses nombreuses fonctions. Voici ses composantes majeures.

PRANA

L'infiniment grand et l'infiniment petit se reflètent, se répondent, se ressemblent intensément. La mythologie yogique parle du « grand souffle cosmique » qui anime l'univers, le Svara. Le prana en est l'équivalent, mais à notre échelle.

Le prana circule en tout être et toute chose de façon inconsciente, en permanence. Il est ce qui nous anime, l'énergie vitale qui circule dans notre corps *via* les canaux énergétiques dont nous parlerons plus bas. Tant que notre corps vit, le prana vit en nous. Chaque être vivant l'absorbe dans tout ce qu'il consomme : air, nourriture, eau, sons, relations, mais aussi et surtout, dans la lumière naturelle du soleil.

À travers le yoga, nous cherchons à développer, à éveiller ce grand souffle cosmique en nous. Et nous harmoniser avec l'univers.

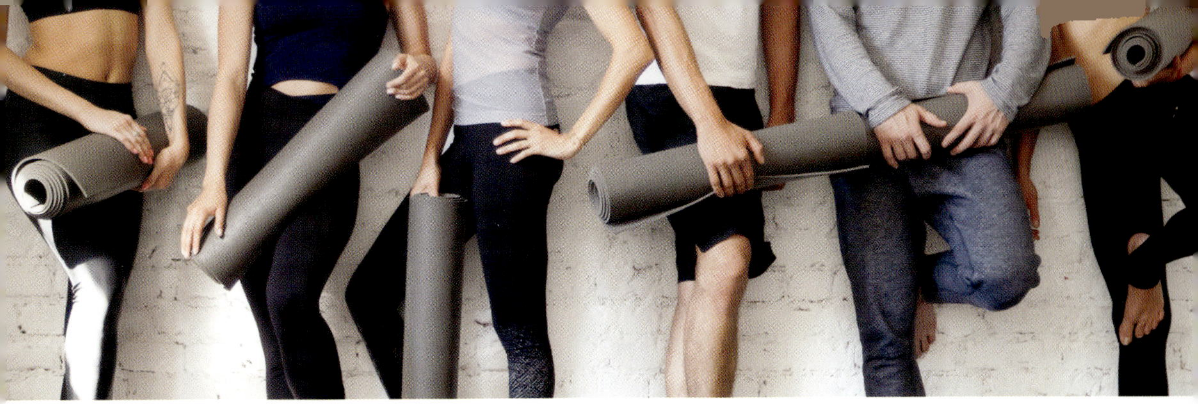

VAYUS

Mais savez-vous que le prana n'est pas la seule énergie qui nous anime ? Il se décompose ensuite en plusieurs « courants » d'énergie, pour inonder tout le corps. Dans notre corps énergétique, nous estimons qu'il existe des dizaines de fonctionnalités de l'énergie, et nous les appelons *vayus*, c'est-à-dire « vents ».

Certains contrôlent l'agilité, la force, le mouvement des yeux, la faim, la soif... Il en existe beaucoup plus, mais nous retiendrons 5 vayus majeurs, essentiels dans le fonctionnement du corps et de la pensée.

» Prana Vayu : l'énergie du souffle, l'énergie de la vie.

Correspondances : cœur, Anahata Chakra, élément air

» Apana Vayu : permet l'élimination physiologique.

Correspondances : anus, Muladhara Chakra, élément terre

» Samana Vayu : énergie de la digestion (physiologique, énergétique, mentale).

Correspondances : ventre, Manipura Chakra, élément feu

» Udana Vayu : expression, montée d'énergie.

Corrrespondances : tête et gorge, Ajna et Vishuddha Chakra, élément éther

» Vyana Vayu : aura, fait tout circuler dans le corps, connecte tout, coordonne tous nos sens.

Correspondances : corps entier, Svadisthana Chakra, élément eau

ॐ

Par nos pratiques, nos postures et nos concentrations, nous allons essayer de nous connecter à chacun de ces souffles intérieurs, pour rééquilibrer, harmoniser, nourrir de plus en plus notre énergie et ainsi atteindre un mieux-être physique, émotionnel et mental.

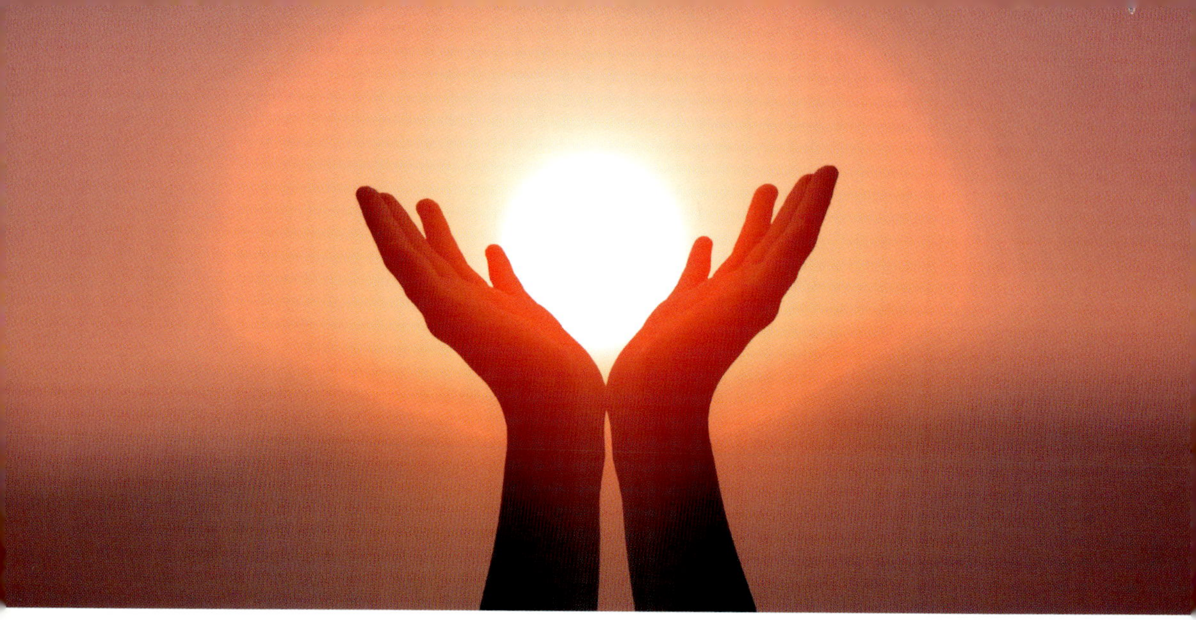

NADIS

Les canaux de circulation du prana dans le corps énergétique se nomment *nadis* (« rivières »). Les 3 principaux sont Pingala Nadi, Ida Nadi et Sushumna Nadi. Ida et Pingala sont deux canaux remontant en spirale de la base de la colonne vertébrale jusqu'au point entre les deux sourcils. Ils correspondent à deux qualités de l'énergie qu'il nous faut équilibrer par la pratique.

» Pingala se situe à droite de l'axe central. C'est le conduit de l'énergie solaire, liée à l'action, au feu, à la chaleur, à la vie, à l'extériorité.

» Ida se trouve à gauche et incarne l'énergie lunaire, liée au mental, à l'eau, à la nuit, à la mort, à l'intériorité.

» Sushumna prend sa source dans la base de la colonne et remonte jusqu'à 10 centimètres au-dessus de la fontanelle. C'est l'axe central dans lequel remontera la kundalini, lors de notre ascension vers l'éveil – ou dans la mort.

Dans la journée, l'énergie circule dans ces 3 canaux : dans le canal lunaire pendant une à deux heures, dans le centre pendant quelques secondes, dans le canal solaire une à deux heures, et ainsi de suite. Vous aurez peut-être remarqué cela à votre souffle : selon les moments, le souffle va passer plus par la narine droite, la gauche, ou être dans les deux. Si vous notez un déséquilibre, c'est peut-être qu'il y a un dysfonctionnement. Les techniques de pranayama permettront, entre autres, d'harmoniser le passage du souffle (et donc, du prana), dans les deux canaux de droite et de gauche, car c'est lorsqu'ils sont équilibrés que le prana peut librement monter dans la Sushumna.

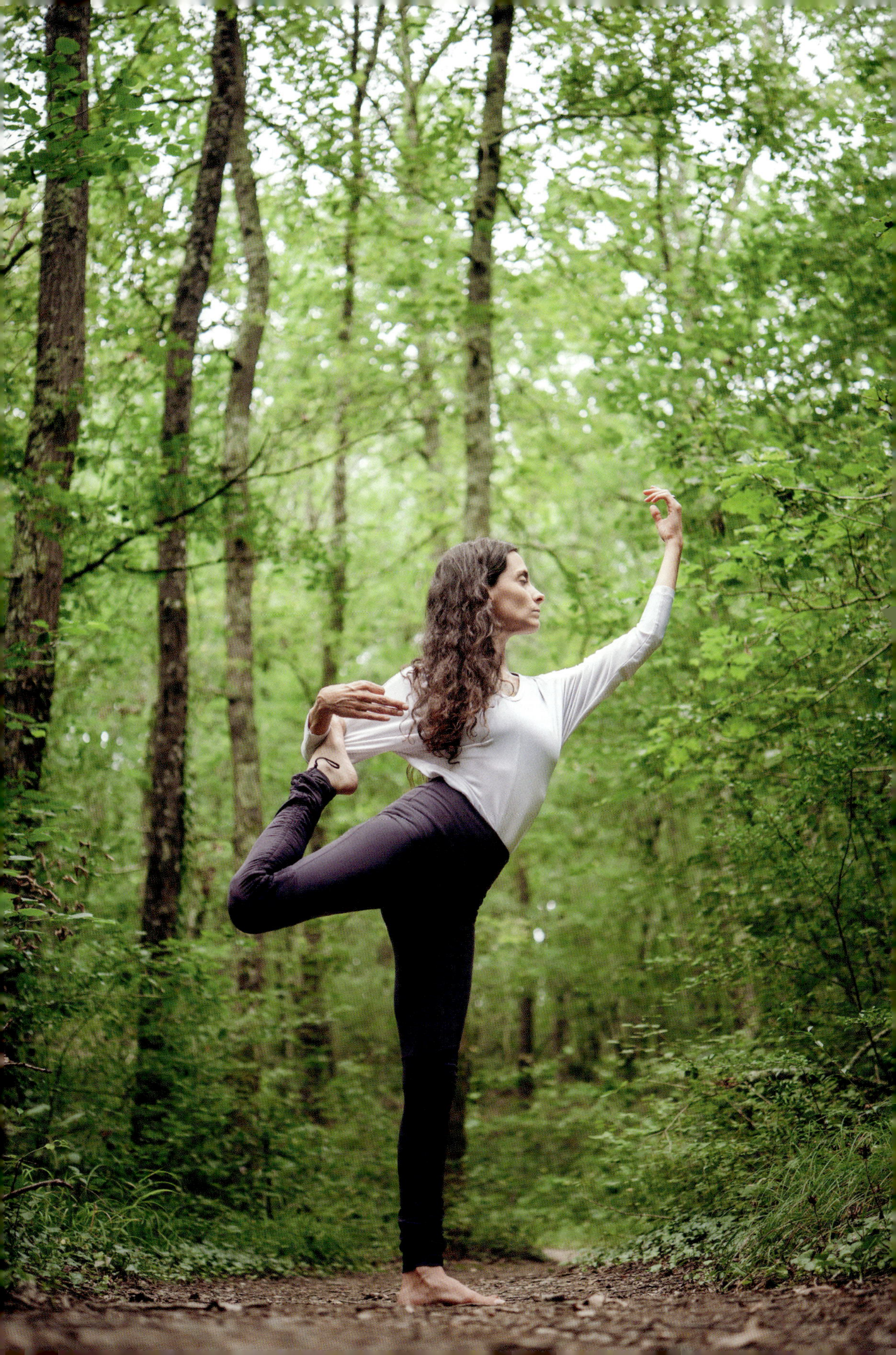

Chakras

Là où les deux nadis principaux se croisent, se situe un centre d'énergie, appelé *chakra* (en sanskrit, « roue »), un vortex. Mais si nos pratiques se concentrent autour de 6 ou 7 chakras principaux, les traditions s'accordent à nous attribuer un nombre immense de ces centres énergétiques. Ils sont invisibles à l'œil nu, impalpables, et pourtant ils sont intrinsèquement liés à nos fonctions physiques, mentales, émotionnelles, relationnelles... Ils agissent comme des distributeurs d'énergie vitale. Lorsqu'elle circule en eux librement, l'énergie nous permet une bonne santé à tous les niveaux. C'est pourquoi nos pratiques quotidiennes se penchent tant sur ce système. À chaque chakra sont associés une couleur, un symbole, ainsi qu'un son : un « bija mantra », un mantra « graine », éveillant les qualités de son élément dominant.

Toutes les caractéristiques citées pour chaque chakra principal nous indiquent quoi visualiser pour le soutenir au quotidien, pour l'équilibrer, afin que l'énergie y circule librement.

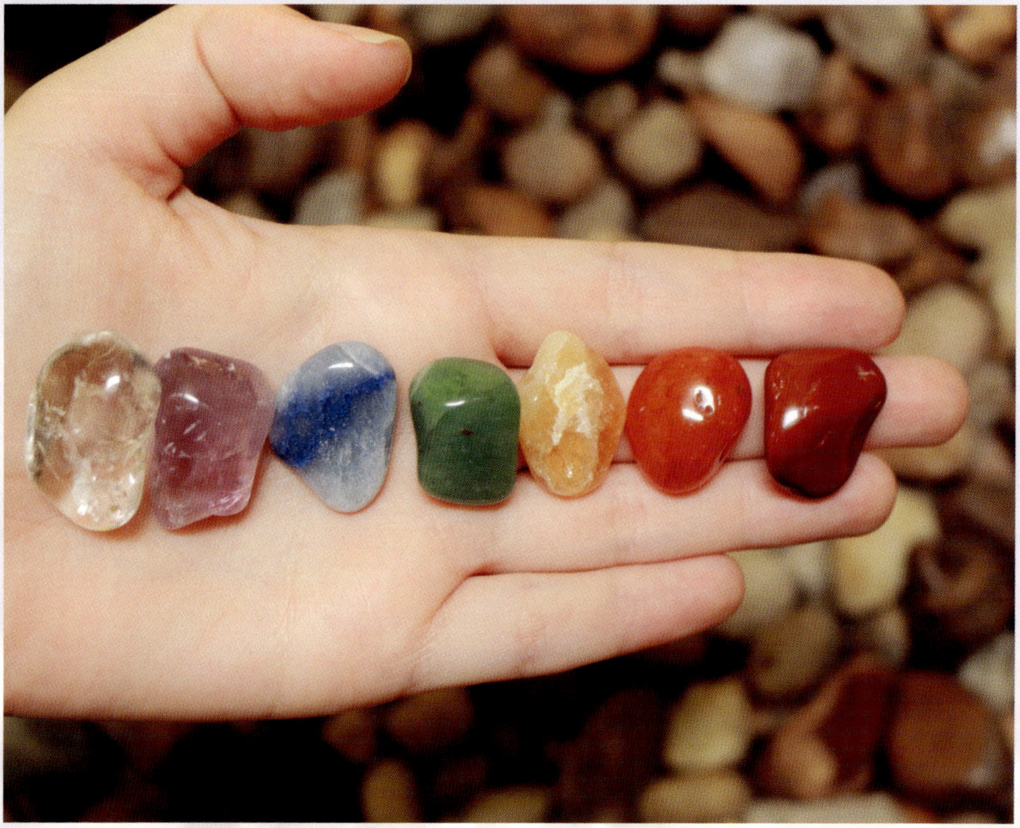

Muladhara Chakra

Dit chakra racine, de la base ou premier chakra, son nom signifie « racine » d'un côté, et de l'autre « maintien, support, soutien ».

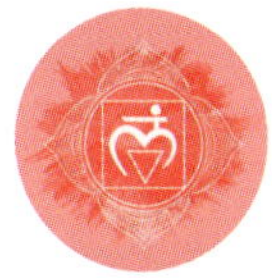

Muladhara Chakra a son siège dans la base de la colonne vertébrale, le coccyx, le périnée.

Il régit les besoins vitaux : la nourriture, le sommeil, la sécurité, la reproduction.

Son élément est la terre, il est donc profondément lié à l'ancrage, à la présence, mais aussi à la Terre Mère et à la nature.

Son sens est l'odorat ; il gouverne le bas du corps, les organes génitaux et le rectum. Il est associé aux glandes vestibulaires.

Son yantra (sa représentation symbolique) est un lotus à 4 pétales rouges, orné d'un carré et du bija mantra de son élément : Lam.

Svadhisthana Chakra

Dit chakra sacré ou deuxième chakra.

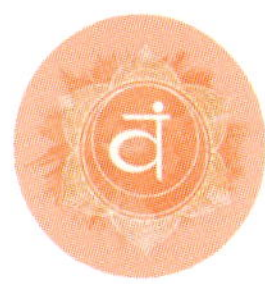

Svadhisthana Chakra est la roue du lieu de l'incarnation.

Il se situe entre le pubis et le sacrum et régit les désirs.

Son élément est l'eau ; il apporte donc nettoyage, fluidité dans nos émotions. Il est intrinsèquement attaché à la lune.

Son sens est le goût ; il gouverne les systèmes reproducteur, urinaire et d'élimination. Il est associé aux gonades.

Son yantra représente un lotus orange et noir à 6 pétales, orné d'un croissant de lune et du bija mantra de son élément : Vam.

Manipura Chakra

Dit chakra solaire, du plexus solaire ou troisième chakra.

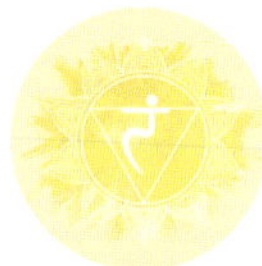

Manipura Chakra est la roue de la ville aux joyaux.

Localisé quelques centimètres au-dessus du nombril, il régit notre ego et notre rôle dans la société ainsi que la digestion physique et énergétique.

Son élément est le feu : il symbolise donc la transformation.

Son sens est la vue ; il gouverne les organes de digestion, le pancréas, l'estomac, le foie, l'intestin grêle, la vésicule biliaire. Il est associé aux glandes surrénales.

Son yantra est un lotus à 10 pétales jaunes, orné d'un triangle et du bija mantra de son élément : Ram.

Anahata Chakra

Dit chakra du cœur, cardiaque ou quatrième chakra.

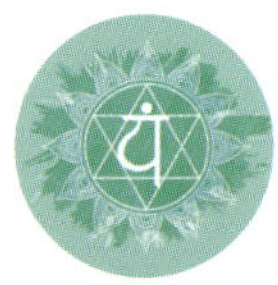

Anahata signifie « non frappé ».

C'est le chakra qui réside dans le thorax. Son élément est l'air, il est lié au mouvement.

Son sens est le toucher ; il régit le cœur et les poumons. Il est associé au thymus.

Son yantra est un lotus à 12 pétales, dans lequel apparaissent deux triangles : celui tourné vers le haut symbolise Shiva, le principe masculin. Celui tourné vers le bas symbolise la shakti, l'énergie créatrice. Le bija mantra de son élément est Yam.

<table>
<tr><td colspan="2">Vishuddha Chakra
Dit chakra de la gorge, laryngé ou cinquième chakra.</td><td>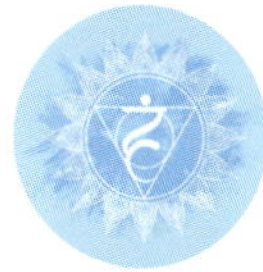</td></tr>
<tr><td>Son nom signifie « centre de purification ».</td><td>C’est le chakra qui réside dans la gorge. Son élément est l’éther, il est lié au son.</td><td>Son sens est l’ouïe ; il régit les oreilles, les cordes vocales, la communication. Il est associé à la thyroïde.</td></tr>
<tr><td colspan="3">Son yantra est un lotus à 16 pétales sur lequel figure un croissant d’argent dans un cercle blanc, un triangle bleu ciel pointant vers le bas et le bija mantra de son élément : Ham.</td></tr>
</table>

<table>
<tr><td colspan="2">Ajna Chakra
Dit chakra du troisième œil ou sixième chakra.</td><td>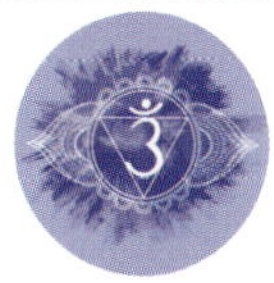</td></tr>
<tr><td>Son nom signifie « centre de commande ».</td><td>C’est le chakra qui réside dans le front. Son « élément » est la lumière.</td><td>Il est associé à la glande pituitaire (hypophyse).</td></tr>
<tr><td>Son sens est le temps, ou le sixième sens ; il régit le manas (le mental).</td><td colspan="2">Son yantra représentatif est un lotus à 2 pétales, figurant un triangle pointe vers le bas entouré d’un cercle, et le bija mantra de son élément : Om.</td></tr>
</table>

<table>
<tr><td colspan="2">Sahasrara Chakra
Dit chakra coronal, couronne ou septième chakra.</td><td>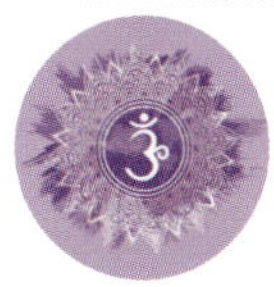</td></tr>
<tr><td>Son nom parle d’un lotus au nombre de pétales infini.</td><td>Ce chakra n’a plus de lien avec le corps physique, il est au-dessus du sommet du crâne, à environ 10 centimètres au-dessus de la fontanelle.</td><td>Cependant, il est associé à la glande pinéale (épiphyse).</td></tr>
<tr><td>Il est associé aux notions de paix, d’éveil, de divinité.</td><td colspan="2">Son yantra est un lotus aux « 1 000 » pétales, sur lequel figure le bija mantra Om.</td></tr>
</table>

GRANTHIS

Les granthis sont eux aussi présents dans Pranamaya Kosha, le corps énergétique. Ce sont des nœuds d'énergie, qui détiennent en eux tout le sens de la vie, de l'être. Ce sont eux qui nous maintiennent attachés à la matière, aux préjugés sur le fonctionnement du monde.

Chez tout humain, les granthis sont dans un premier temps si solidement établis qu'ils échappent à notre attention et nous maintiennent dans l'ignorance de notre vraie nature, dans nos limites et notre souffrance. Invisibles, ils nous paraissent être la seule réalité possible, celle perceptible par nos sens, nos jugements, notre mental.

Dès lors que l'on porte notre attention sur eux, que nous assimilons leur jeu, que nous les comprenons, ces nœuds se défont et l'énergie change ; nous nous libérons.

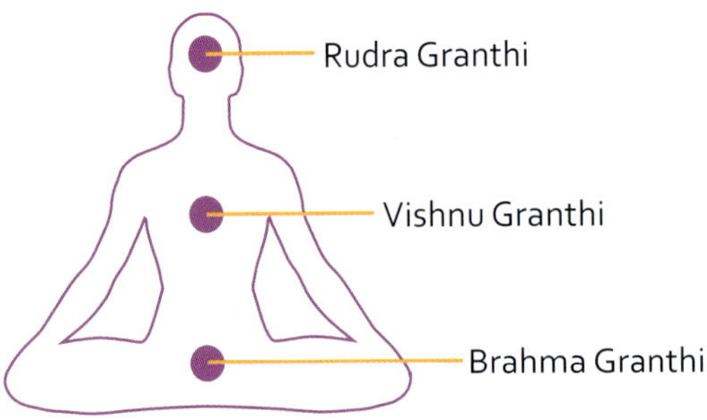

- Brahma Granthi est situé dans le chakra de la base. Nœud de la création, il nous lie à la croyance que nous sommes notre corps et nous pousse à le préserver par-dessus toute autre considération : c'est le nœud de l'instinct animal, de la préservation de l'espèce, de la satisfaction de nos besoins primaires : nourriture, abri, reproduction.

  Lorsque nous parvenons à le défaire, nous nous détachons de notre bestialité et nous voyons notre corps physique comme le temple où se déroule le grand processus de l'énergie.

- Vishnu Granthi se trouve dans l'espace du cœur. Nœud de l'ego, de la personnalité, il nous lie fermement à nos conditionnements, à notre entourage, à nos rôles, à nos désirs.

  Lorsqu'il est défait, nous nous libérons de nos attachements et nous pouvons nous connecter à notre intuition pure, divine, au-delà des *a priori*.

- Rudra Granthi est le nœud localisé dans le front ; c'est celui de la raison, de la morale, de l'intellect et de la pensée dialectique. Il nous lie à nos préconceptions du bien et du mal, à cette vie et à ce monde que nous croyons être réels et durables. Il est important ici de se détacher de ces idées, qui ne sont que des projections de notre ego, et de dépasser la conscience individuelle, qui cache la vérité de la conscience universelle.

KUNDALINI

Dans le chakra racine de chaque être humain sommeille le potentiel d'une énergie appelée kundalini. Elle est symbolisée par un serpent enroulé et endormi, attendant le moment de son éveil (ou bien celui de notre mort). Lorsqu'elle sommeille, elle distille le venin de l'illusion dans le corps. Mais lorsqu'elle se dresse, elle devient une douce énergie, précieuse. C'est comme un réservoir d'énergie insoupçonné, qui souhaite être barattée pour son épanouissement et celui de son hôte.

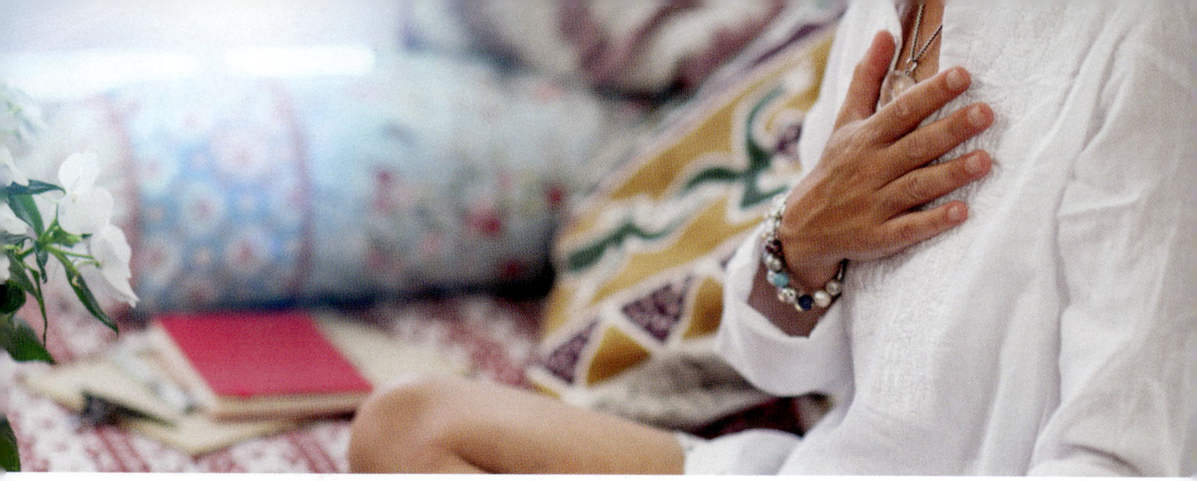

Par la pratique, le yogi ou la yogini cherche à éveiller cette énergie et dissoudre les obstacles sur son chemin : les granthis (nœuds) se déferont, les chakras s'harmoniseront... La kundalini remontera alors dans la Sushumna et lorsqu'elle atteindra le chakra couronne, la libération de l'être arrivera et sa conscience s'en retrouvera étendue, illimitée.

3. Manomaya Kosha – l'enveloppe du mental et des sens

Manas est le mot sanskrit pour dire « mental ». Ici, le mental comprend non seulement les pensées, mais aussi tout ce que nos cinq sens absorbent comme informations et toutes les émotions, tous les jugements, souvenirs qui en découlent. C'est donc une connaissance subjective qui réside ici.

4. Vijnanamaya Kosha – l'enveloppe de la connaissance supérieure, de l'intuition

Dans Vijnanamaya Kosha, en revanche, la connaissance se fait objective, sage. Elle se fait sans passer par la pensée discursive ou analytique, c'est notre part d'intuition.

5. Anandamaya Kosha – l'enveloppe de la félicité

Ce corps est le plus subtil mais aussi le plus vaste, qui se fond dans tous les autres. C'est lui qui contient notre vraie nature, appelée Atman ou Brahman selon les traditions : l'amour inconditionnel, la joie pure, la paix la plus complète. Il faut avoir fait tomber toutes les autres illusions pour espérer le percevoir.

ॐ

Les pratiques yogiques dans leur ensemble (postures, souffle, concentration, chants, dévotion...) seront autant de moyens de travailler sur ces différentes enveloppes, d'en prendre conscience, de les équilibrer. Bien sûr, cela demandera une pratique régulière, une attention toute particulière, mais aussi d'être conscient des différents obstacles sur ce chemin pour mieux les dépasser.

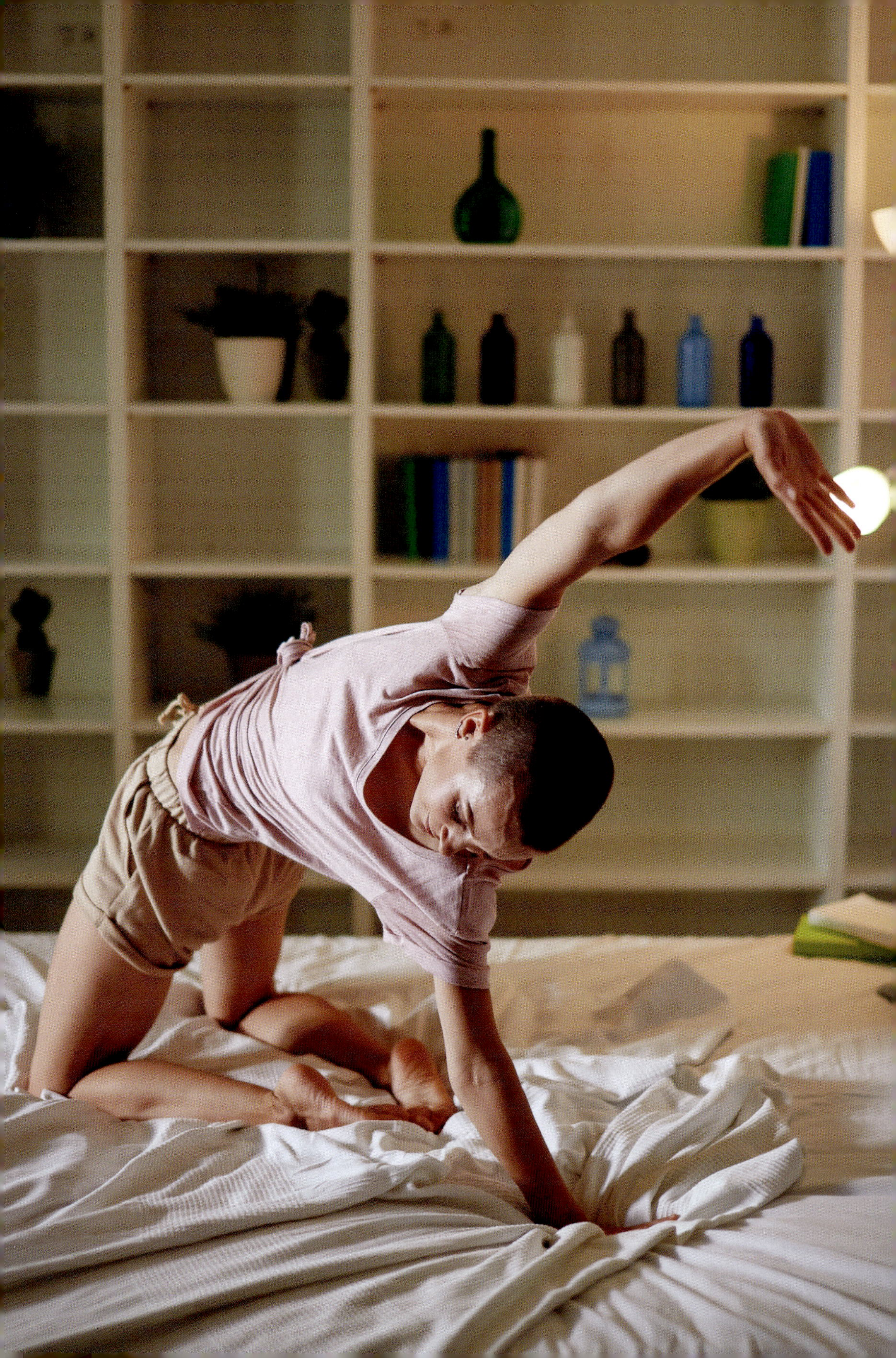

ANTARAYA : 9 OBSTACLES SUR LE CHEMIN

Sur le chemin vers l'éveil, tout n'est pas que lumière et bien-être. Cette image que l'on voit de la pratique sur les réseaux est peut-être attirante, mais elle est bien loin de la vérité. Le yoga est une discipline au sens fort du terme : elle demande un vrai engagement, et présente de nombreux obstacles qu'il vous faudra sans cesse faire tomber. La philosophie du yoga dénombre 9 façons dont notre mental peut montrer qu'il est troublé, sans oublier de nous donner les clefs pour en ouvrir les verrous, bien sûr.

1. VYADHI : MALADIE

Dans la yoga thérapie et l'ayurvéda, on met l'accent sur le fait que la plupart des afflictions sont psychosomatiques : que toute maladie a une source, une empreinte dans le corps mental et le corps énergétique. Ainsi, ces disciplines nous donnent beaucoup plus de pouvoir sur certaines afflictions, que nous pourrons alors mieux gérer avec la pratique.

2. STYANA : DÉSINTÉRÊT, PERTE D'ENTHOUSIASME

Ceci est le signe d'une prévalence de Tamas dans notre énergie. Les pensées sont lourdes, on tend à la dépression, à l'abattement.

C'est un cercle vicieux qu'il est bien difficile de briser, un état difficile à dépasser. Mais la pratique pourra permettre de dépasser cet état, doucement, sans se brusquer.

3. SAMSHAYA : DOUTE, INDÉCISION

La difficulté à faire des choix peut nous paralyser face à des problématiques cruciales comme à des choses très banales de la vie.

Sur le tapis, parfois, on ne saura pas quoi pratiquer, on sera perdu devant le trop grand nombre de pratiques possibles, tous les types de yoga existants. Bien s'observer et apprendre à se connaître sont des étapes cruciales pour s'aider.

4. PRAMADA : NÉGLIGENCE

Cela arrive lorsque nous sommes distraits et peinons à nous concentrer. La pratique reste de surface, futile.

S'appuyer sur la concentration et la méditation, aussi difficile que ce soit, constituera le parfait moyen de contrer cet obstacle.

5. ALASYA : PARESSE

La léthargie qui envahit parfois le mental impacte aussi les niveaux énergétique et spirituel : nous ne voulons plus rien, nous n'avons plus envie de pratiquer, la sadhana passe au second plan, après des activités aux récompenses plus directes.

Il nous faudra ici nous rappeler nos sensations la dernière fois que nous avons pratiqué. Nous souvenir aussi de notre intention de départ, de ce qui nous a fait venir sur le tapis la première fois. Qu'est-ce qui a changé ? Comment pouvons-nous retrouver cet élan ?

6. AVIRATI : MANQUE DE DÉTACHEMENT

Cela arrive lorsque, consciemment ou malgré nous, nous nourrissons une passion, une obsession : pour la nourriture, les relations, les possessions, voire la pratique du yoga elle-même !

Nous nous rappellerons alors qu'il faut « pratiquer le détachement, tout en nous détachant de la pratique ».

7. BHRANTIDARSHANA : FAUSSE COMPRÉHENSION

Il s'agit des croyances qui nourrissent bien souvent notre ignorance et nous poussent à faire des erreurs de jugement. Elles sont à l'œuvre lorsque nous nous faisons des illusions, lorsque nous pensons pouvoir prendre des raccourcis pour atteindre nos buts.

Ici, on nous met en garde contre les idées magiques. Si effectivement il est bon de ne pas pratiquer dans le but seul d'acquérir quelque pouvoir *(siddhi)*, j'adhère moins au terme de « fausse compréhension », personnellement, car ce qui paraît « ésotérique » à un groupe d'individus sera la force motrice d'un autre.

8. ALABDHABHUMIKATVA : INCAPACITÉ À CONSERVER LES FRUITS DE LA PRATIQUE

Le but, ici, n'est jamais atteint, on perd les bénéfices de la pratique en ayant une sadhana morcelée, un rythme très irrégulier.

Ce n'est pas pour rien que toutes les traditions conseillent une pratique quotidienne : c'est pour nous permettre de préserver et profiter au mieux de ce qu'elle a à nous offrir (si votre pratique n'existe pas, elle ne peut rien pour vous).

9. ANAVASTHITATVA : INSTABILITÉ

Ce dernier antaraya concerne l'impossibilité de maintenir une pratique, l'inconsistance dans ses choix spirituels. Cela arrive lorsque nous changeons sans cesse de chemin. C'est pourquoi nombre de pratiques ne sont jugées « maîtrisées » qu'après un certain temps d'initiation (souvent, 40 jours minimum). Cela rappelle l'importance des gurus, de la lignée, et pourquoi, souvent, les adeptes d'antan se limitaient à une voie, une tradition yogique.

Si nous parvenions à nous satisfaire de notre routine, et nous y établir confortablement, avec fidélité, nous pourrions dépasser cela, sans diluer nos connaissances et notre attention.

Ces obstacles prennent leur source dans des déséquilibres de l'énergie, du mental et du spirituel. Nous subissons tous à un moment ou à un autre ces déséquilibres, à différents degrés.

Mais les antidotes existent. Ils sont : la foi, l'énergie, l'étude, la connaissance véritable et intuitive.

KLESHAS, LES 5 ENNEMIS DE LA PAIX INTÉRIEURE

Toute vie humaine est sous-tendue par la même intention : être heureux. Et pourtant, dans notre expérience, nous sommes voués à ressentir tout un panel d'émotions, à vivre de multiples événements, à rencontrer une multitude d'autres êtres dont les actions ne s'accorderont pas forcément avec les nôtres. Nous abandonnerons notre pouvoir régulièrement, nous identifiant à ces émotions et événements. Nous oublions que nous ne sommes pas nos pensées, nos émotions, nos expériences. Nous essaierons donc de retrouver de la puissance au détriment des autres. En nous se créeront un karma et des samskaras, des empreintes qui nous lancent dans le cycle éternel de souffrance.

1. L'IGNORANCE (AVIDYA)

Avidya, c'est l'ignorance de notre véritable nature – immuable, paisible, heureuse. Cette affliction-là est capitale. Effacer l'illusion dans laquelle nous berce Avidya depuis notre naissance, et ouvrir grand ses yeux et son cœur pour voir derrière le rideau de la scène de théâtre... serait un moment déterminant pour notre bonheur.

2. L'ÉGOÏSME (ASMITA)

Voici l'histoire qu'une de mes professeures, Sandhya, nous a transmise à ce propos. Imaginons un bébé renard dans la jungle indienne, petit, faible, abandonné par sa famille. Tout malin qu'il est, il va se rapprocher d'un félin âgé et lui aussi esseulé, pour profiter de ses bons plans de chasse, en toute discrétion. Peu à peu, les herbivores prennent peur à l'approche du renard. Et le renard, lui, s'en enorgueillit. Il se croit puissant ! Mais il ignore – ou peut-être a-t-il oublié – que cette puissance ne vient pas de lui, mais bien du grand félin invisible qui l'accompagne chaque jour. Et que s'il meurt, notre renard ne tiendra pas longtemps.

Le renard, c'est notre ego. Cette personnalité illusoire qui s'est forgée au fil des années et que l'on croit être soi. Le félin, c'est notre âme, notre centre. La véritable source de notre conscience et de notre pouvoir. L'idée n'est pas de tuer le renard, mais bien de reconnaître que ce qui nous anime... c'est la puissance du félin.

3. L'ATTACHEMENT (RAGA)

Raga est le désir, l'amour aveugle. Autant il est facile de voir la peur et la haine comme des poisons, autant l'amour se dérobe un peu plus à cette définition.

Jeunes, nous souhaitons souvent tout avec passion. Nous pensons que sans un enthousiasme débordant, sans un appétit illimité pour toute chose, la vie ne vaut pas d'être vécue. Cela nous coûte, plus tard, de réaliser que notre amour pour les personnes, les activités, les lieux, n'est qu'un symptôme de l'attachement que nous leur portons. Et que cet attachement mènerait tôt ou tard à la souffrance. Car les choses, les lieux, les gens, changent. Ils partent, ils évoluent, parfois ne sont pas d'accord. Et puis, ils meurent.

Mais nous pouvons déraciner la peur du changement, la haine de ceux qui nous quittent, jouer consciemment avec nos désirs. Amusons-nous d'eux sans en être esclaves. Libérons-nous de nos attachements, un lien à la fois, jour après jour. Les gens sont libres.

Ce qui reste de nous après ce grand jeu est immuable.

4. L'AVERSION (DVESHA)

Dvesha, c'est l'opposé de Raga : c'est la haine aveugle. Ici, il est assez simple de réaliser à quel point la haine peut être un poison pour le mental, un obstacle à la joie. Vous connaissez ce dicton, je pense : *Haïr, c'est boire le poison en espérant que l'autre en meure*... Dvesha, c'est tout ce que nous rejetons chez l'autre – et donc chez nous-mêmes.

Ne nous blâmons pas, beaucoup de ces réactions nous ont été transmises *via* notre histoire ou celle de nos ancêtres. Beaucoup nous viennent de peines, douleurs, souffrances que l'on nous a infligées par le passé. Il est juste de ressentir ce que nous ressentons à cette seconde.

Mais nous ne sommes pas victimes de nos circonstances, nous en restons les auteurs. Observons-nous en méditation. Observons nos ombres. Ce qui nous dégoûte chez l'autre nous montre ce que nous avons à guérir en nous. Une fois ces ombres repérées, nous pouvons les éclairer sous un nouveau jour et faire le travail nécessaire pour qu'elles s'évanouissent.

5. LA PEUR (ABHINIVESHA)

Lorsqu'on se tourne vers nos ombres, vers ce qu'on refuse de voir en nous, on peut craindre ce que l'on va trouver. Suis-je une mauvaise personne ? Quels traumas vais-je ramener à la surface ? Quelles empreintes de mes vies passées ?

La philosophie indienne nous rassure tout de suite : quoi que nous trouvions, nous avons toujours le pouvoir d'observer, accueillir puis arracher cette herbe à la racine. Si au contraire nous ne portons pas notre attention sur elle, elle va en profiter pour pousser, pousser, jusqu'à ce qu'il soit très difficile de s'en occuper (ex. : l'anxiété que je ressens depuis mes 11 ans mais qui ne m'a été diagnostiquée qu'à 24 ans...).

N'ayons pas peur de regarder en nous. N'ayons pas peur de la Grande Peur – celle de mourir, de disparaître. Parce qu'il existe quelque chose en nous d'immuable : notre Soi, notre âme, notre énergie… Ce qui persiste, même si cela change de forme. Une fois que nous aurons intégré notre nature immortelle et celle de nos proches, peut-être alors n'aurons-nous plus peur…

ॐ

Heureusement, ces kleshas, comme autant de petites graines semées sous nos pas chaque jour, peuvent être déracinées avant de devenir trop envahissantes et créer de la souffrance. C'est notre lot à tous, et notre travail vers le bonheur.

Il nous faut pratiquer une sadhana régulière pour apprendre, comprendre d'où viennent les kleshas, comment elles apparaissent, et comment, chaque jour, prendre les bonnes décisions, tâcher de faire mieux que la veille, sans se juger, sans se culpabiliser.

La philosophie du yoga ne nous laisse pas seuls sur le chemin. Voici maintenant les attitudes à adopter, les règles à observer, les pratiques diverses à réaliser qu'elle nous propose pour avancer joyeusement.

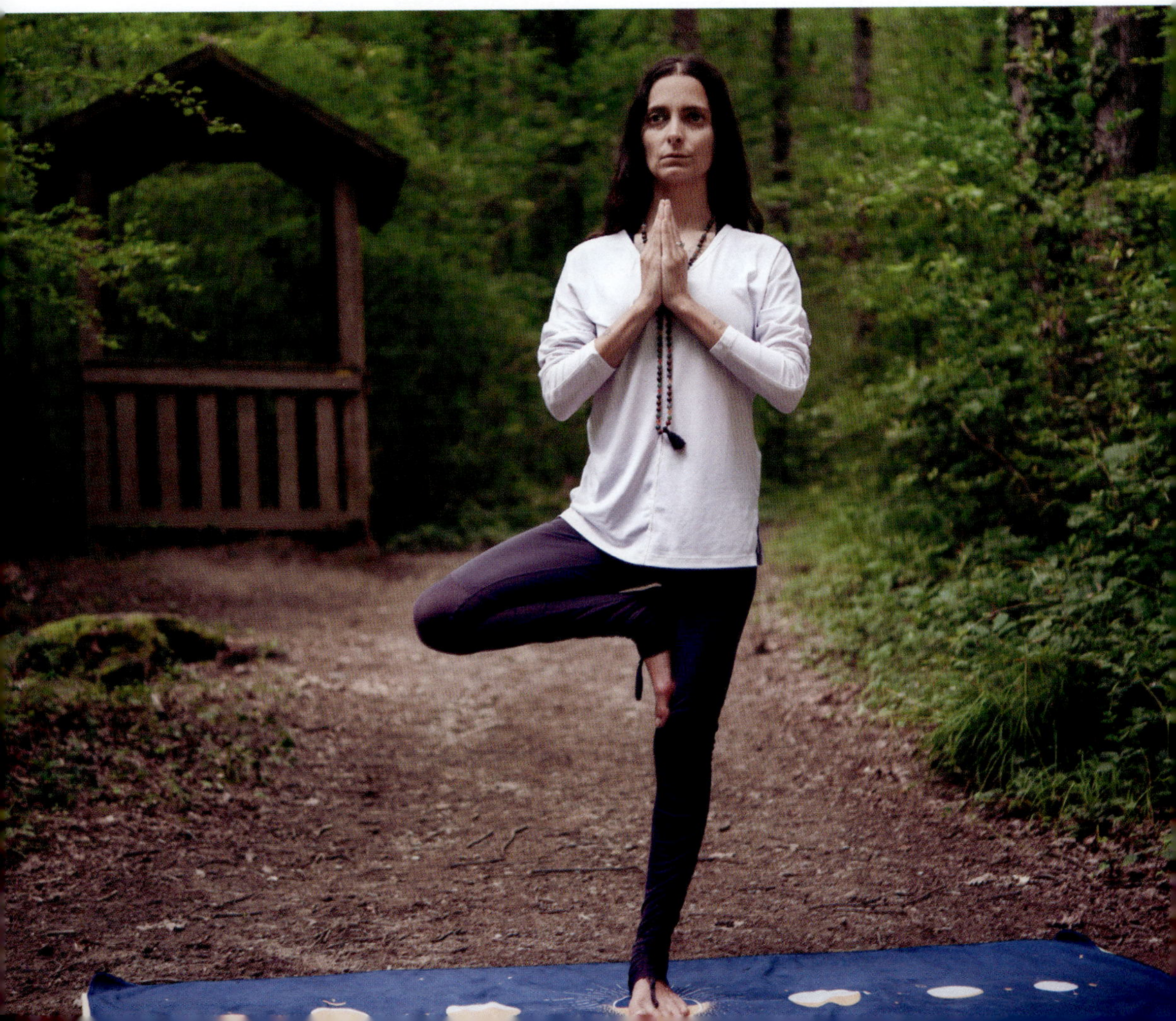

Les 4 attitudes yogiques bénéfiques

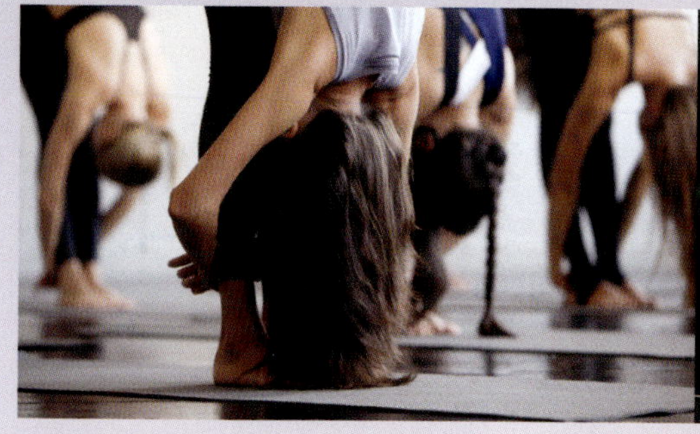

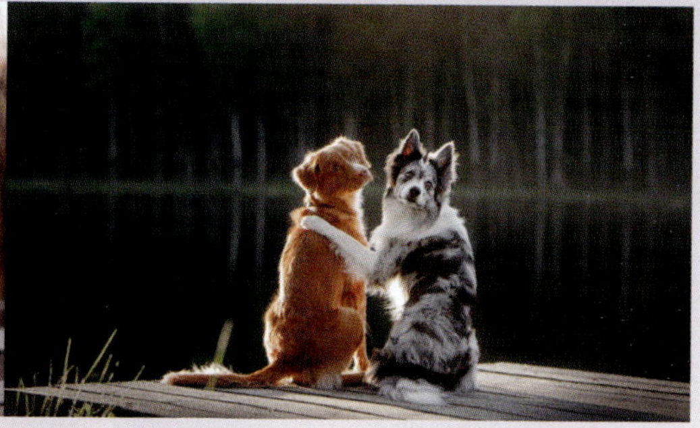

Je sais. Les paragraphes précédents représentent beaucoup de barrières, comme autant d'avertissements et de signes que nous nous aventurons sur un chemin semé d'embûches.

Mais ne prenez pas peur ; ces ennemis ne sont pas imbattables, ces obstacles ne sont pas infranchissables. Le yoga est justement là pour nous aider à faire tomber nos limites imaginaires les unes après les autres. À passer avec courage et ténacité du côté lumineux de la Force.

Il ne nous laisse jamais sans guidance. Sur la route, nous ne sommes jamais seuls. Les textes nous livrent des outils précieux. Parmi eux, les 4 Brahmaviharas, les comportements qu'un yogi ou une yogini devrait chercher à cultiver au quotidien afin d'atteindre le bonheur. Ces saines attitudes sont les suivantes :

MAITRI : L'AMITIÉ, LA BIENVEILLANCE, LA BONTÉ

Plus qu'une simple affection, c'est une façon de considérer l'autre avec un doux respect, de l'accepter sans jugement aucun. De lui être fidèle, de lui porter une attention profondément sincère et lui souhaiter de trouver le bonheur. Ressentir de la gratitude pour son existence et sa présence dans notre vie.

KARUNA : LA COMPASSION

C'est déjà un grand accomplissement dans ce monde de savoir reconnaître la souffrance lorsque nous la voyons, et de ne pas s'en détourner. Mais la notion de Karuna n'est pas passive : elle nous exhorte également à invoquer en nous la volonté d'agir pour changer les choses. Puis de mettre cette intention à exécution et véritablement faire quelque chose pour apaiser cette souffrance ou la transmuter en une expérience positive.

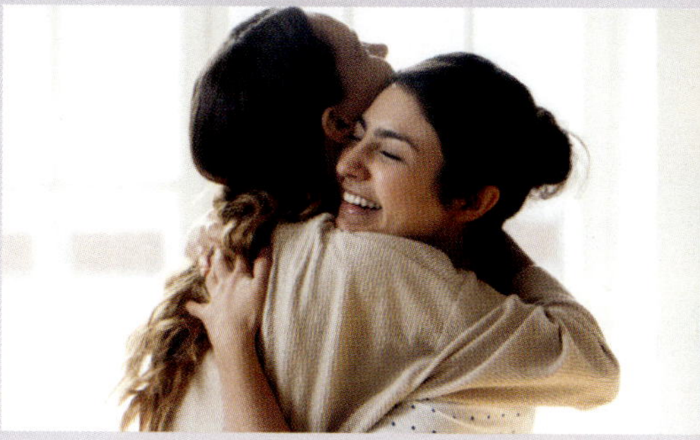

MUDITA : LA JOIE

C'est une joie pure, qui vient du cœur. Une joie naissant de l'amour véritable qui nous envahit lorsque nous permettons à cet espace de s'ouvrir avec curiosité, mais surtout sans peur. Une joie communicative, presque contagieuse, comme un doux fou rire permanent, comme l'étincelle dans les yeux d'un enfant qui accueille la vie avec un regard tout neuf, curieux de tout, appréciant même les petites choses les plus simples.

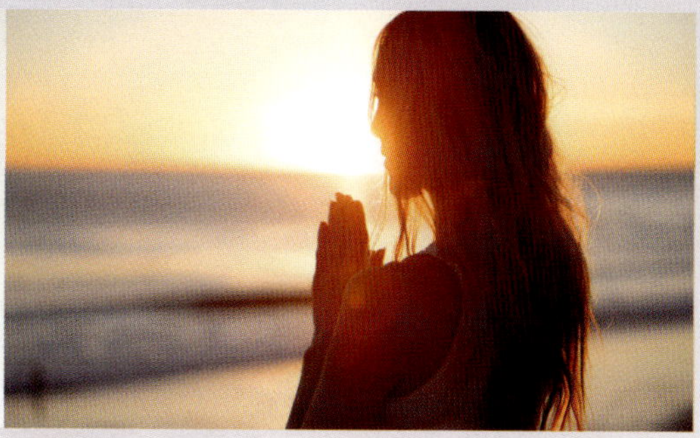

UPEKSHA : L'ÉQUANIMITÉ

C'est la capacité de se détacher des émotions pour tendre vers la constance, des sentiments pour tendre vers la non-possessivité, des désirs vers le désintéressement. Loin de nous rendre apathiques ou indifférents, Upeksha nous libère des montagnes russes du mental et du cœur, nous permettant d'être heureux, pour soi et pour les autres.

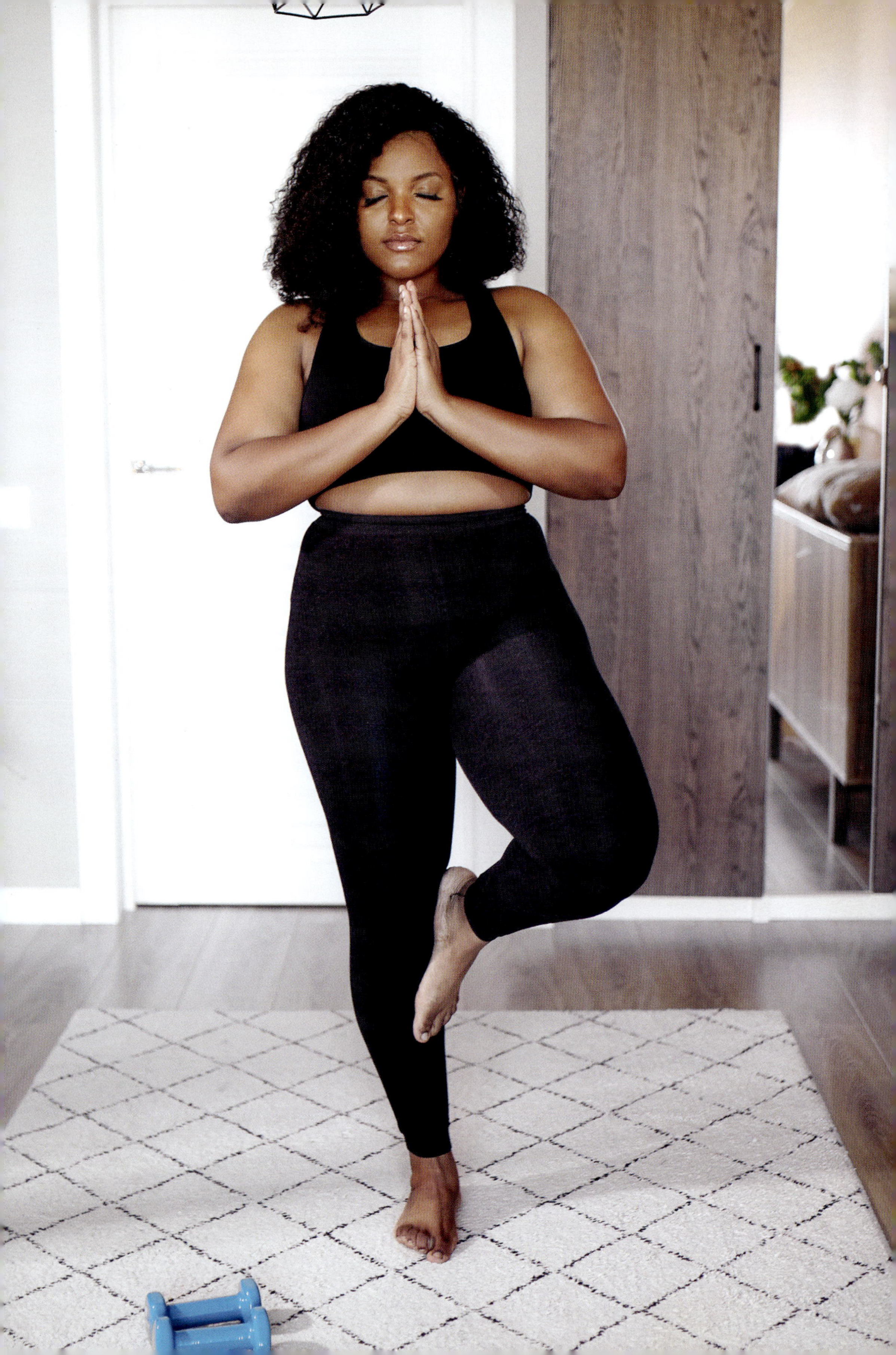

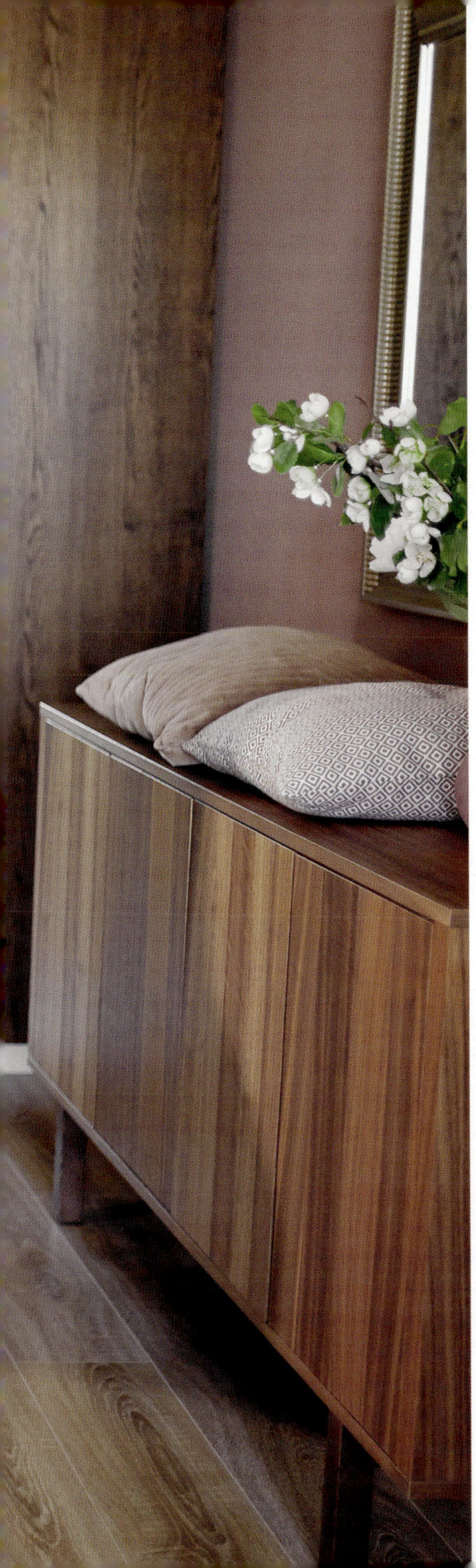

CHAPITRE 3

ASHTANGA : LES 8 PILIERS DU YOGA

Les piliers du yoga sont de grands principes nous guidant sur la voie du yoga, vers une meilleure santé physique, mentale, énergétique et spirituelle. Ils ont été décrits par le sage Patanjali il y a plusieurs milliers d'années dans les Yoga-Sutras dont je vous parlais plus haut. En sanskrit, il s'agit d'*ashtanga* (*ashta* = « huit », *anga* = « membres »). S'il n'y a aucune obligation de respecter quoi que ce soit, il faut savoir que certains principes sont nécessaires au suivant, conduisent à lui. Par exemple, les asanas préparent le corps au travail du souffle. Le retrait des sens facilite la concentration. Sans concentration, pas de méditation et sans méditation, pas d'absorption.

Ces 8 piliers sont une méthode très efficace pour éliminer toute source de souffrance dans notre vie : celles qui nous sont infligées par les autres, celles que le monde nous inflige, mais aussi les souffrances auto-infligées.

Ainsi, il nous faut essayer de les observer au mieux, selon nos possibilités, chaque jour. Vous verrez, en les lisant, que vous êtes à des stades différents de progression pour chacun d'entre eux. Ne vous jugez pas, partez simplement de là où vous êtes !

I. YAMAS

Les yamas sont les préceptes moraux du yoga. Ce sont les règles de vie que nous devons nous efforcer de respecter si nous souhaitons avancer sur notre chemin spirituel en respectant le monde, nous compris, du mieux que nous pouvons. Nous pourrions les négliger et passer directement à la pratique des postures, mais... que serions-nous sans éthique ?

Les yamas sont au nombre de 5. Je vais tâcher de vous les décrire ci-dessous et de vous montrer comment les inviter sur votre tapis, mais aussi dans votre vie de tous les jours.

1. AHIMSA : NON-VIOLENCE

Ahimsa signifie qu'il faut éviter à tout prix la haine, mais aussi l'agressivité (*himsa* = « violence », *a* = préfixe privatif). Qu'il ne faut pas faire de mal aux autres êtres vivants – humains, et animaux, par nos pensées, nos paroles et nos actions. Mais cela signifie avant tout de s'impliquer dans l'équation. Faire ce qu'il faut pour survivre et se préserver : le plus important est la non-violence que l'on s'accorde. Sur le tapis, il nous faut ne pas forcer, ne pas épuiser notre corps, essayer d'être doux avec nous-mêmes. Au quotidien, essayer de ne pas laisser son esprit sombrer dans la négativité, le stress, l'anxiété et les ruminations.

Résultat : si on pratique parfaitement Ahimsa, toute violence en nous et autour de nous se dissipera.

En lien : si les anciens sages hindous mangeaient effectivement de la viande, on peut se demander, à notre époque et dans notre pays, si continuer à se nourrir de produits animaux est vraiment compatible avec Ahimsa...

2. SATYA : VÉRITÉ

Satya, c'est le souhait d'être honnête dans ses pensées, ses paroles et ses actes. Satya demande beaucoup de sagesse et de discernement pour distinguer le vrai du faux autour de nous et en nous. Entre ce qu'on se dit et ce qui est réel. Entre ce qu'on perçoit et ce qui est. Entre ce que nous murmure notre ego et ce que nous sommes vraiment. Il est important d'être honnête avec ce qu'on ressent

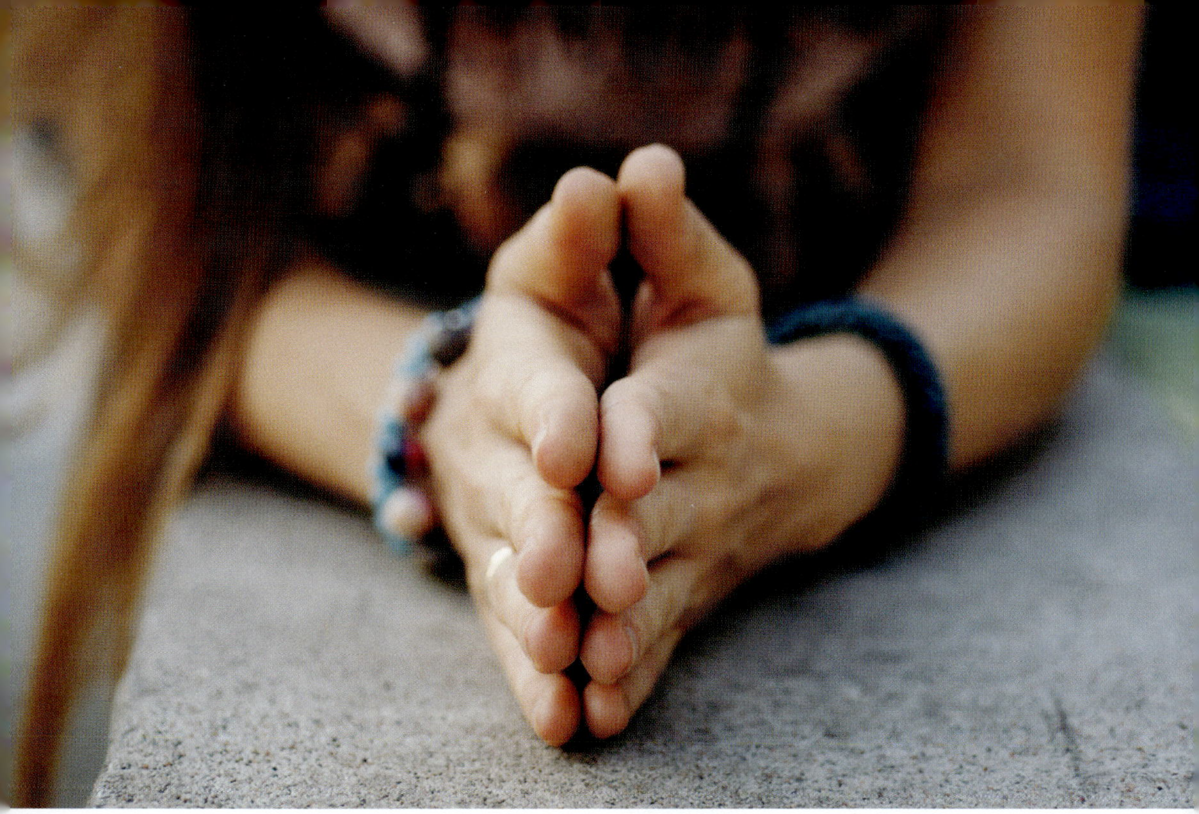

pour mieux l'accepter. Sur le tapis, cela peut vouloir dire de ne pas nous aventurer dans des postures qui ne seraient pas bonnes pour nous aujourd'hui. Il est important de dire la vérité, et donc de ne pas mentir, pas même pour faire plaisir à quelqu'un – mais il est aussi important de faire attention à la façon dont on exprime cette vérité : ce que je vais dire est-il juste ? Judicieux ? Bienveillant ? Ahimsa, avant Satya !

Résultat : je reçois le véritable fruit de mon effort.

En lien : avant de dire quelque chose, il peut être bon de se rappeler le premier accord toltèque. « Que ta parole soit impeccable. »

3. ASTEYA : PROBITÉ

Asteya, c'est ne pas voler autrui (*steya* = vol, *a* = préfixe privatif). Ne pas prendre ce qui ne nous appartient pas. Cela comprend bien sûr les objets, mais pas seulement. Il faut aussi s'attacher à ne pas voler les idées, le temps, ou la paix des autres. Ne pas reprendre pour soi les pensées ou les mots des autres, sans leur rendre hommage. Toujours se demander si quelque chose qu'on pense, dit ou fait nous appartient réellement. Asteya peut aussi nous amener à observer ce que l'on vole à soi-même : des instants de présence en pensant à demain ; de la quiétude en ressassant les erreurs du passé.

Résultat : les autres ont foi en moi.

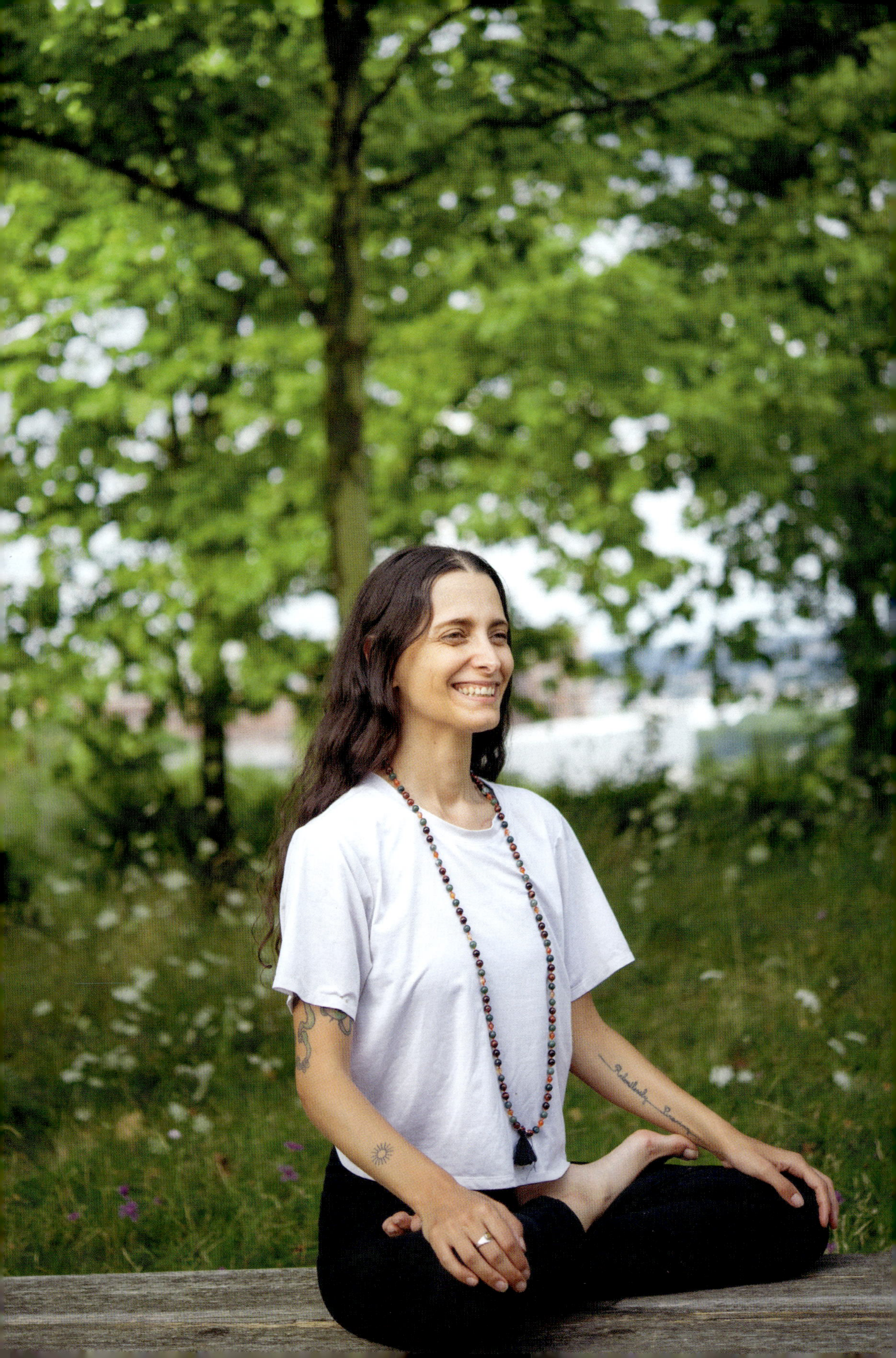

En lien : je vous parlais d'appropriation culturelle, dans le premier chapitre de ce livre. En respectant Asteya, nous ne nous rendrions jamais coupables de cela.

4. BRAHMACHARYA : CÉLIBAT, MESURE

Le brahmacharin peut être un moine (*brahman* = être suprême, *charya* = « aller vers »). Dans ce cas, ce yama le poussera au célibat et à l'abstinence. Il peut être un enfant qui étudie les textes sacrés auprès d'un maître et qui, au vu de son jeune âge, est célibataire. Il peut être aussi un yogi ou une yogini qui ne s'est pas retiré du monde, et qui fait simplement vœu de modération de ses désirs et de contrôle de son énergie, sexuelle ou vitale, qu'il ou elle cherchera à ne pas dilapider. Il s'agira d'éviter les excès d'émotions, de paroles et d'actions. De chercher dans nos relations une mesure saine et respectueuse, à tous les niveaux.

Résultat : je conserve mon énergie et j'augmente ma force vitale.

En lien : Lagom, la notion suédoise de juste milieu, nous enseigne à nous contenter d'une vie équilibrée, afin de limiter l'agitation physique et mentale.

5. APARIGRAHA : NON-POSSESSION

Aparigraha est cette belle notion : le non-attachement (*parigraha* = « possession », *a* = préfixe privatif). Ne pas s'attacher aux choses et ne pas posséder plus que ce dont on a besoin, en privilégiant la qualité à la quantité. Ne pas s'attacher aux personnes et les savoir libres à chaque instant. Ne pas s'attacher aux lieux, tout autant soumis aux changements. Ne pas s'attacher aux expériences en les accumulant à tout prix pour gonfler son ego. Ne pas s'attacher au résultat de nos actions, ne pas avoir d'attentes particulières. Ne pas s'attacher ni à nos pensées, ni au personnage que nous jouons ici sur terre. Nous pouvons toujours lâcher quelque chose pour faire plus de place et nous rapprocher de qui nous serions, sans tout ce que nous croyons posséder.

Résultat : comprendre l'objectif de sa vie, rendre son destin clair.

En lien : Aparigraha peut se rapprocher du minimalisme, cette philosophie qui invite à posséder le moins de choses possible et à simplifier son mode de pensée, d'action, de vie.

II. NIYAMAS

Là où les yamas se tournaient vers l'extérieur, les niyamas, eux, se pratiquent dans l'introspection. Ce sont les disciplines, les observations, les actions à mener envers soi pour s'améliorer, se développer, s'élever. On pourrait les voir comme des contraintes, mais ils sont de vraies chances de se rappeler que nous sommes maîtres à bord et responsables de notre bien-être sur le tapis.

1. SAUCHA : PURETÉ, PROPRETÉ

Saucha est une notion très simple : il s'agit d'une part de prendre soin de notre corps à l'extérieur afin d'arriver propres sur le tapis, et, d'autre part, de prendre soin de lui à l'intérieur, en l'aidant à se débarrasser des toxines avec des techniques de nettoyage, des pratiques de yoga qui purifieront le corps et l'esprit. Nous ne sommes pas nos pensées, nous ne sommes pas notre corps. Ce corps, temporaire, va bien vite dépérir sans entretien. Il est alors vain de vénérer notre personnalité ou notre apparence. Mais, pendant le temps où nous empruntons ce corps et ces pensées, il faut bien les prendre en compte dans notre expérience, et les respecter. Pour cela, il nous faut faire attention à comment nous nourrissons tous nos sens et à ce que nous consommons chaque jour comme aliments, boissons, mais aussi comme idées, sensations, émotions. Saucha est une invitation au bien-être holistique, tant physique, psychique, qu'énergétique et spirituel.

Résultat : Saucha nous maintient dans un état où nous sommes toujours prêts à être joyeux, nous prépare à accueillir la vision de la Conscience éternelle en nous.

En lien : la fameuse maxime *Mens sana in corpore sano*, soit « Un esprit sain dans un corps sain ».

2. SANTOSHA : CONTENTEMENT

Avec Santosha, nous touchons à un véritable pouvoir magique, au secret du bonheur. Nous verrons bien vite que la colère, la tristesse ou la frustration ne peuvent pas coïncider avec le contentement, qui les efface instantanément. Nous sommes invités ici à chercher à accepter les choses telles qu'elles sont – ou telles qu'elles ne sont pas – et à lâcher prise sur ce que nous ne pouvons contrôler. Santosha nous apprend à vivre joyeusement l'instant, en observant le passé sous un nouveau jour, et sans rien attendre du futur. Ce niyama nous donne l'immense pouvoir d'accepter que la seule chose que nous contrôlons réellement est la façon dont nous réagissons à notre environnement. La merveilleuse faculté de créer en nous un espace où réside le contentement, où dort la joie, et d'y puiser sans attendre dès qu'on en a besoin.

Résultat : un bond en avant vers la paix intérieure, vers un bonheur pur et inégalé.

En lien : la pratique de la gratitude chaque jour est une merveilleuse façon de toucher ce bonheur du bout du doigt.

3. TAPAH (OU TAPAS) : ENGAGEMENT, DISCIPLINE

Tapah, c'est l'ascétisme, qui est bien souvent oublié dans nos pratiques modernes. Si on se laisse aller à ne rechercher que le plaisir, nous risquons de nous heurter à de la déception sur le chemin. Et de perdre le vrai but de la pratique, qui est l'élévation vers le Soi et la libération de la souffrance – du cycle infernal de la réincarnation. Ce but final passe par un don de soi, un véritable engagement dans sa sadhana – ce souhait de nourrir le feu intérieur avec dévouement et sincérité. Tapah peut changer de personne en personne, et de jour en jour. L'important est de faire du mieux qu'on peut, aussi souvent qu'on le peut.

Résultat : maîtrise du corps et des sens, brûler le mauvais karma des vies passées.

En lien : encore un des accords toltèques, le quatrième : « Faites toujours de votre mieux. »

4. SVADHYAYA : ÉTUDE (DE SOI)

Ce niyama nous propose de nous plonger dans les livres, un peu comme nous l'avons fait quelques chapitres plus tôt. Les textes sacrés du yoga sont nombreux, et ont tous tellement à nous apprendre : Vedas, Mahabharata et Bhagavad-Gita, Yoga-Sutras... Autant d'œuvres fondatrices qui suggèrent que le yoga se pratique, bien sûr, mais se lit aussi. Et il permet surtout de lire en soi. Dans l'introspection, nous pourrons mieux nous connaître, afin d'identifier nos samskaras (nos « empreintes », nos traumas) et de mieux déraciner en nous les kleshsas (les 5 grands ennemis de la paix du mental, que nous avons vus plus haut).

Résultat : on peut ainsi trouver la forme de « divin » la plus proche de nous (un ou plusieurs dieux/déesses, la nature, un principe sacré…).

En lien : *Lectio Divina*, la lecture sacrée pratiquée par les moines chrétiens depuis des siècles et qui consiste à extraire quelques mots d'un passage qu'on est en train de lire, les contempler quelques instants, laisser venir ce qui nous vient comme réflexions, comme émotions, comme résonances dans notre propre vie ou dans le monde, et y voir matière à absorber une sagesse nouvelle.

5. ISHVARA PRANIDHANA : FOI

Ici, un rappel est important : non, le yoga n'est pas une pratique religieuse. Oui, le yoga est hautement spirituel, en ce sens qu'il considère l'être humain non pas comme un esprit pensant dans un corps physique, mais bien comme un être multidimensionnel. Que vous croyiez en un dieu, plusieurs, que vous fassiez confiance au destin, à la science ou au chaos le plus total, que vous ayez foi en l'Univers, la Nature ou quoi que ce soit d'autre, essayez d'être dans le non-jugement des croyances des autres. Mais prenez grand soin des vôtres, sinon chaque jour, le plus régulièrement possible. La pratique quotidienne du yoga vous permet d'offrir votre sadhana à ces forces qui vous portent. D'honorer leur présence, de les remercier et de demander le renouveau de leur soutien.

Résultat : Samadhi, l'absorption, huitième et dernier pilier du yoga (car si certains piliers doivent nécessairement s'appuyer sur le précédent, d'autres se construisent dans un même temps, ou s'alimentent dans un cercle vertueux).

En lien : avez-vous déjà ressenti l'état de *flow* ? Ce moment d'inspiration quasi divine qui nous inonde lorsque nous sommes corps et âme plongés dans une activité qui nous ravit ?

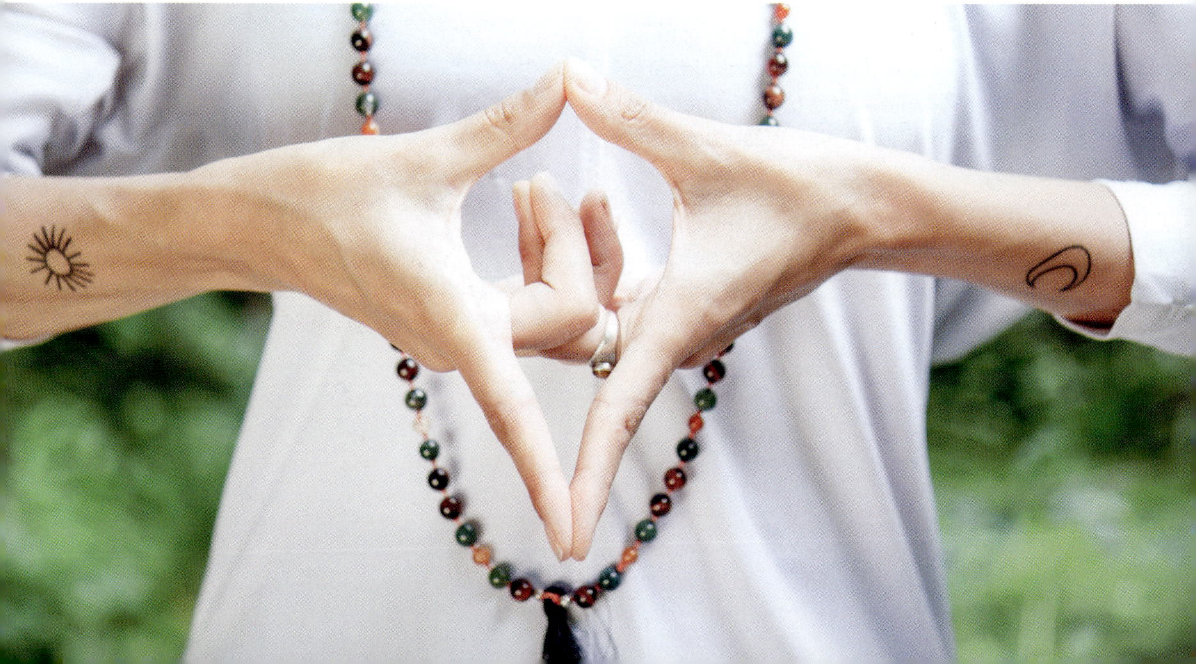

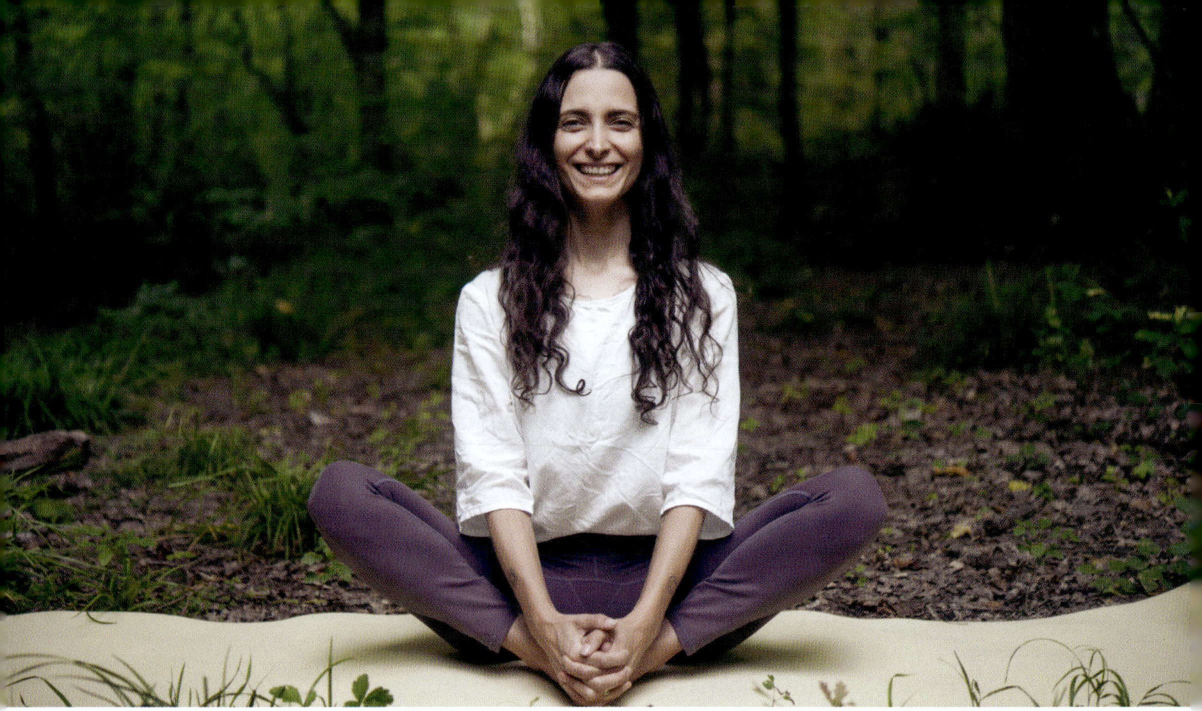

III. ASANAS

Qu'est-ce qu'une asana ?

Sthira sukham asanam : « La posture assise doit être stable et confortable. »

Sthira, « la fermeté », signifie qu'une asana nous demande une certaine discipline, pour y être présent, revenir s'y concentrer, rester immobile tant dans le corps que l'esprit.

De l'autre côté, *Sukha*, « l'aise », nous rappelle que si la posture est tremblante, gênante, difficile à tenir plus de quelques secondes d'affilée, elle n'est pas une asana.

Il s'agit donc de trouver, dans chaque posture pratiquée, la variante qui vous permettra de vous sentir tout à la fois dans la maîtrise et le lâcher-prise, le contrôle et la détente, l'effort et le confort.

La pratique des asanas est une constante demande de consentement entre notre corps physique, notre énergie du jour, notre mental et nos émotions. S'écouter paraît difficile au début, quand l'envie de se dépasser, l'empressement ou la déconnexion de ses sensations sont forts. Mais plus vous pratiquerez, plus votre sensibilité et votre empathie envers vous-même seront accrues. Et votre pratique saura s'adapter à votre énergie, votre humeur, votre besoin du jour.

Explorez vos possibilités et cherchez celle avec laquelle vous pouvez tenir plusieurs souffles sans vous ajuster, celle où des tensions inutiles ne se créent pas.

IV. PRANAYAMA

Toutes les techniques de contrôle et d'allongement du souffle existent pour permettre de remplir les canaux énergétiques de prana, maintenant qu'ils ont été nettoyés par les postures.

L'énergie dépensée par les activités physiques, l'agitation mentale, les cinq sens, se retrouve comme « mise à niveau ». Le prana emplit tout le corps mais pas seulement : il l'enveloppe et vibre tout autour de nous, comme il vibre en chaque chose.

V. PRATYAHARA

Ici, on parle du retrait des sens. Les cinq sens, outils de perception du mental, sont dans la vie quotidienne toujours tournés vers l'extérieur, à grappiller de quoi se nourrir et à grignoter. Or, pour faciliter l'étape suivante, qui est la concentration en un seul point, nous avons besoin de guider nos sens à nouveau vers l'intérieur. Nous pouvons pour cela leur rappeler, longtemps et souvent, que nous avons déjà tout ce qu'il faut à l'intérieur. Et que ce qu'il se passe autour de nous n'est ni positif ni négatif. Car la matière est neutre, elle existe, simplement. C'est notre appréciation, à travers nos jugements, qui lui donne une valeur.

VI. DHARANA

La pratique de Dharana est bien souvent appelée « méditation » par erreur, car elle n'en est que le point de départ. Il s'agit d'accorder son entière attention à un objet (flamme, image, symbole, chakra…) pendant une période définie à l'avance par vous ou votre professeur. Et lorsque vous perdez la concentration, sans jugement, sans plus de cérémonie, de revenir vous focaliser sur votre objet. Car c'est là qu'est la vraie pratique. Peu importe combien de fois vous vous déconcentrerez. Ce qui compte, c'est le nombre de fois où vous vous reconcentrerez.

VII. DHYANA

Dhyana est en fait un état, que vous atteindrez après un temps plus ou moins long de concentration. Bien souvent, lorsque vous remarquerez que vous êtes parvenu à cet état méditatif, le simple fait de le constater vous en fera sortir. Mais là aussi, c'est le temps et la pratique qui rendront cela plus évident et plus aisé.

VIII. SAMADHI

Cette étape finale est l'absorption dans l'objet de notre méditation. Finale, vraiment ? Oui, mais elle se décompose en plusieurs niveaux. D'abord, je me rends compte que je suis absorbé ici, je suis encore actif. Peu à peu, au fil des pratiques, je réalise que je suis tout à la fois la personne qui montre la lune, le doigt, l'idiot qui regarde le doigt ainsi que la lune elle-même. Puis je suis absorbé. Je suis la conscience en train de s'observer, de se découvrir. C'est quelque chose qui m'arrive et mon identité propre n'a plus d'importance. Je n'ai plus de mémoire, plus d'empreintes, plus de karma. Je suis libre.

Après Samadhi bien sûr, certains éveillés quittent ce monde, mais bien d'autres restent pour aider les autres à trouver la voie. Ils mènent alors en apparence une vie tout à fait banale, simple et sereine, dans la joie d'être et de transmettre.

Mais alors, pour nous, humbles aspirants yogis, quelle sera la voie à suivre ?

LES 4 VOIES

Traditionnellement, le yoga comprend 4 grandes voies, qui doivent être pratiquées conjointement pour amener les adeptes à une évolution à tous les niveaux : physique, énergétique, émotionnel, mental et spirituel.

Le Karma Yoga est la voie de l'action désintéressée. Transmis par Krishna à Arujna dans la Bhagavad-Gita, ce yoga de l'action demande à son pratiquant de transcender ses désirs et son ego dans tout ce qu'il fait afin d'offrir chaque chose à plus grand, plus vaste que lui.

Le Bhakti Yoga est la voie de la dévotion, de l'amour pur. On y pratique des rituels, on prie, on chante, que ce soit pour soi (*japa* : pratique de répétition d'un mantra) ou en groupe (*kirtan*, *bhajan* : pratique de mantras répétés en chœur au son d'instruments joués en direct). C'est une voie où l'émotion peut s'exprimer librement, où la communion avec son prochain devient communication avec le divin.

Le Jnana Yoga est la voie du savoir. Nous y apprenons que la connaissance extérieure, dans les livres ou à travers les autres, n'est en fait qu'un moyen de mieux se connaître, soi – et donc de parvenir à voir au-delà de l'ego pour connaître notre Soi supérieur.

Le Raja Yoga est la voie dite « royale ». C'est la voie où l'on retrouve le plus de points communs avec le Hatha Yoga. Les postures, les exercices de souffles, la concentration puis la méditation sont des pratiques énergétiques puissantes pour dépasser les corps physique et mental.

Voilà donc la preuve que le yoga dépasse largement les bords de nos tapis, et qu'il peut se trouver dans toute action faite avec foi, présence et conscience : lectures, études, arts, activités diverses...

Passons donc à ce qu'il nous propose de pratiquer !

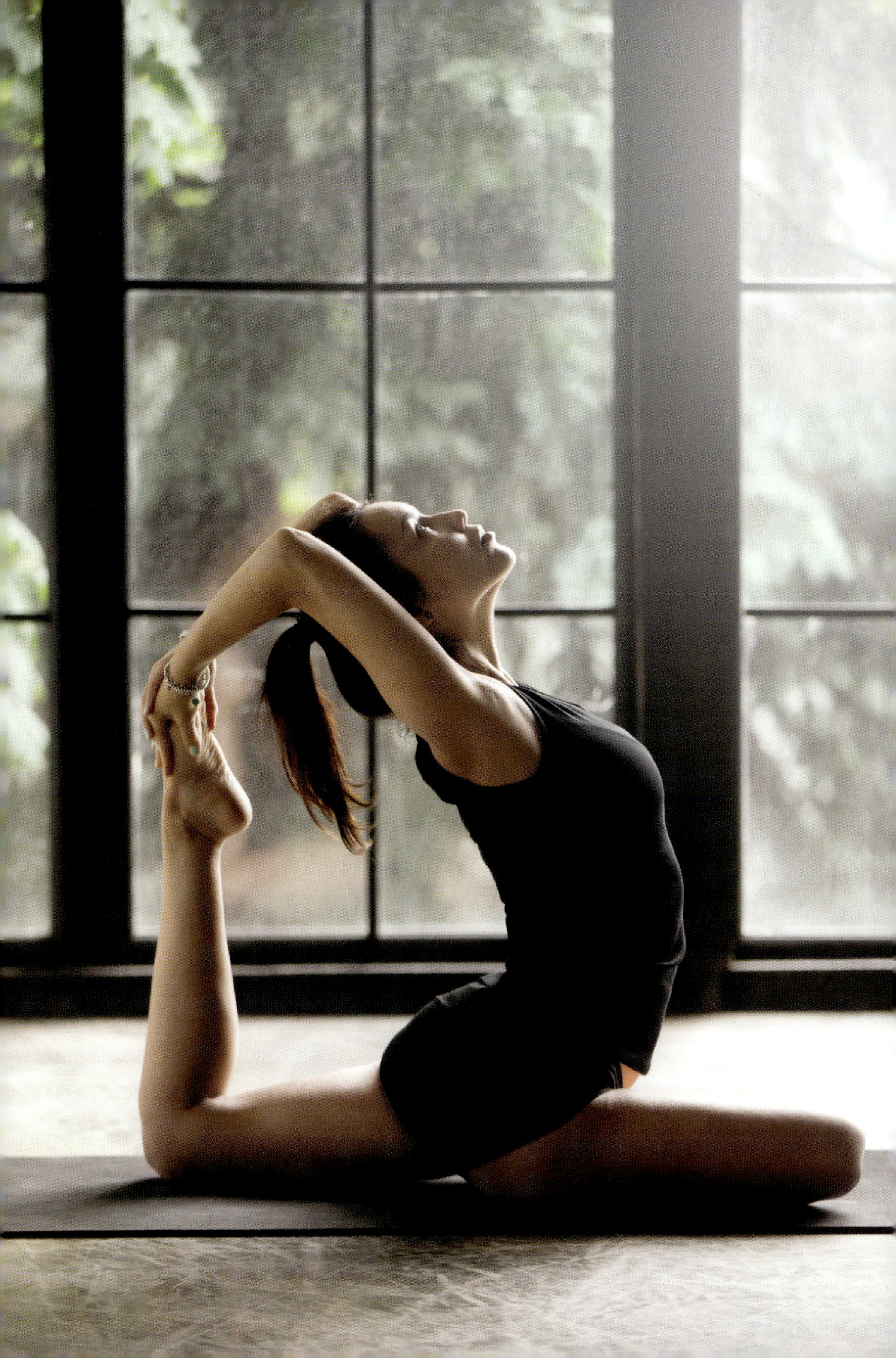

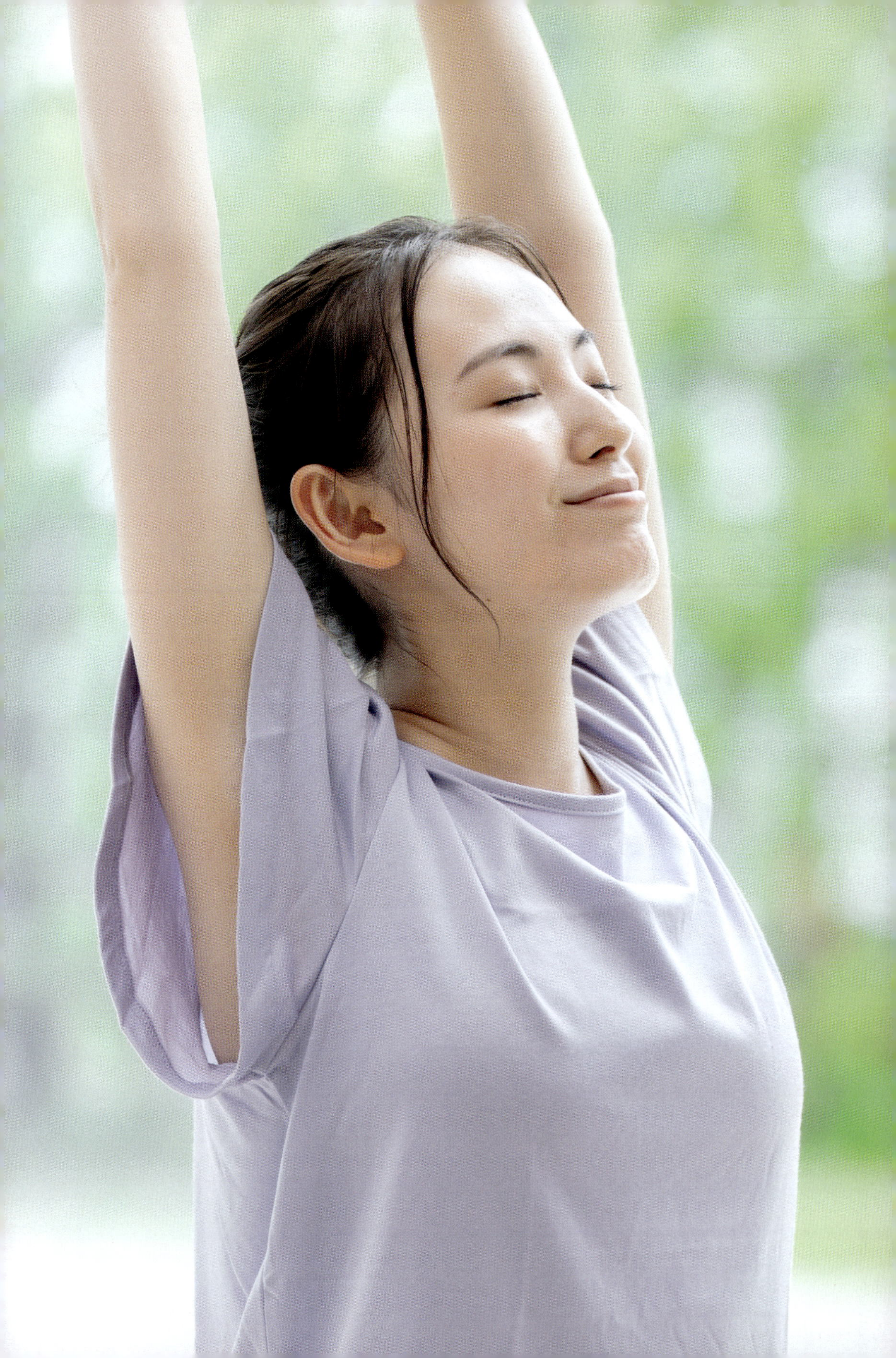

2
PARTIE

PRATIQUE

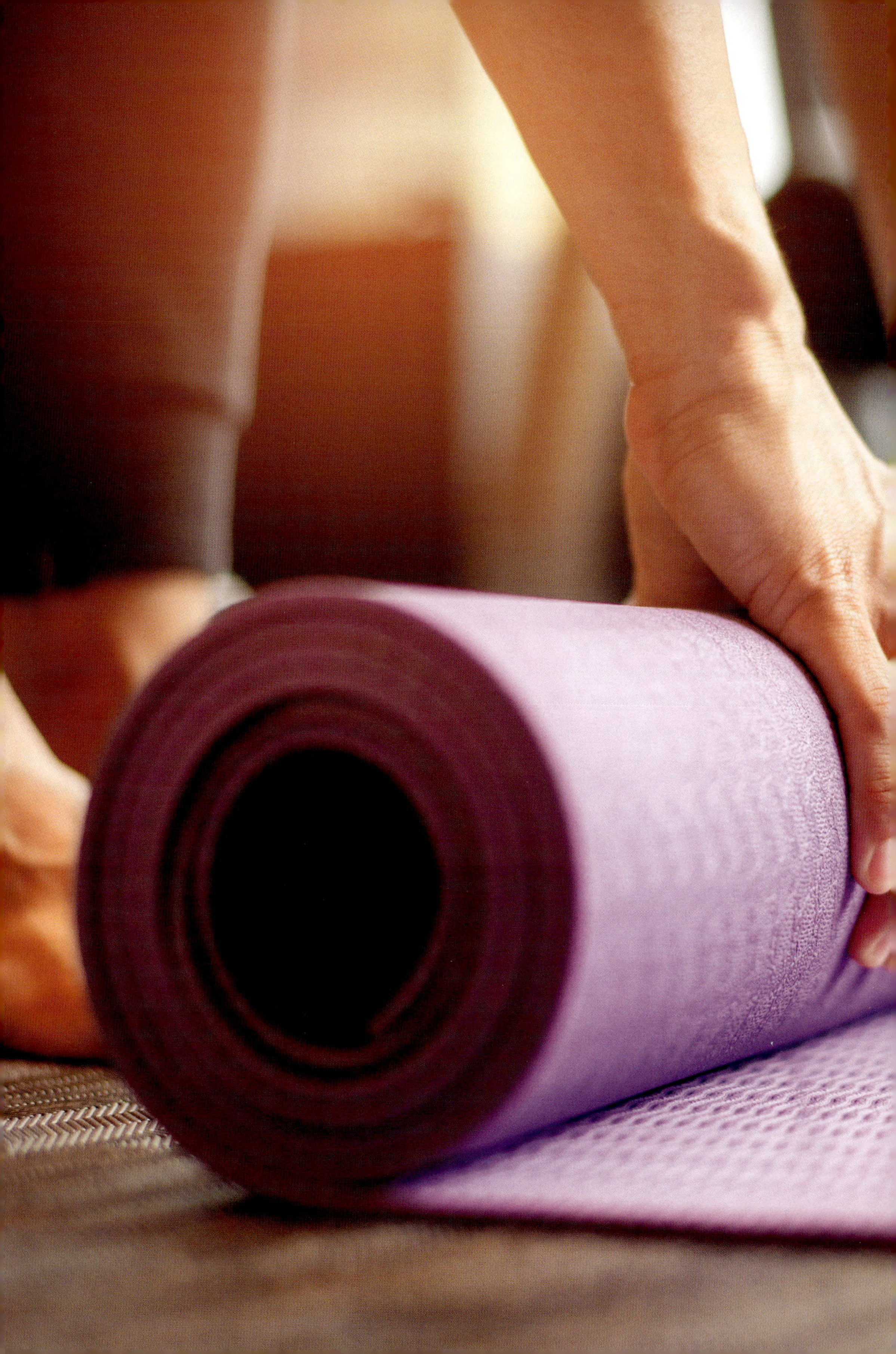

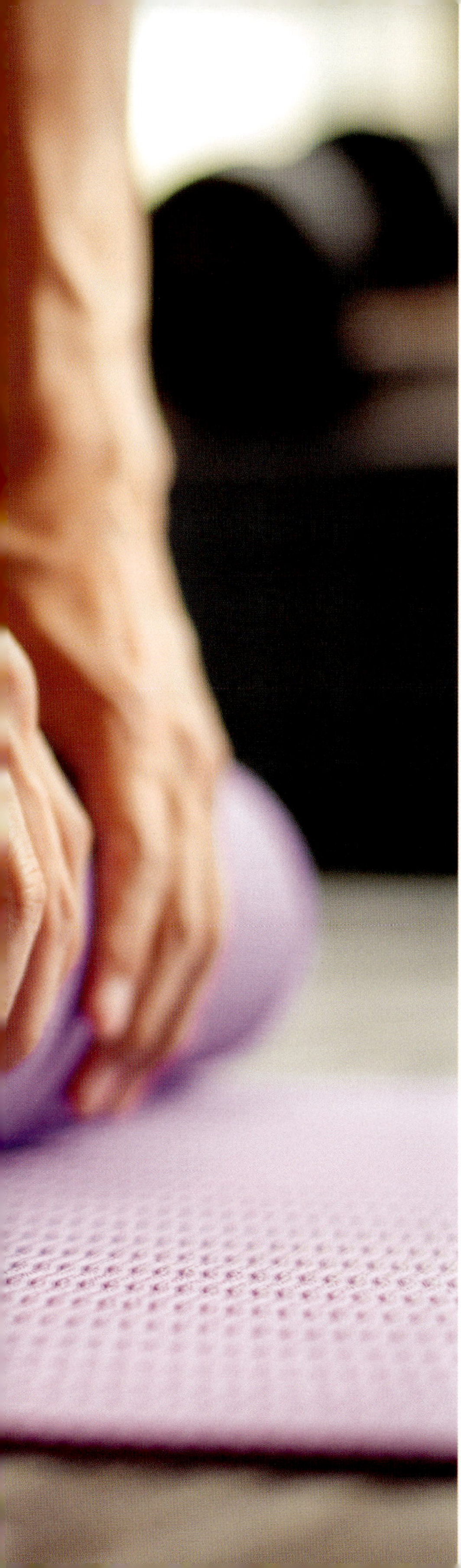

CHAPITRE 4

BIEN DÉBUTER

PRÉCAUTIONS

Si le yoga est souvent présenté comme un art très accessible et qui s'adapte à tous, et que je crois personnellement que tout le monde peut (et devrait) l'intégrer dans sa vie... il est important de rappeler que certaines techniques ne sont pas anodines :

» Si vous avez subi une opération ou si vous avez été malade récemment, bien sûr, autorisez-vous une période sans postures physiques. Nous allons voir tout au long de ce livre que le yoga est bien plus que cela. Même en convalescence, il y a quelque chose de yogique à faire, ne serait-ce que pratiquer un souffle, manger en conscience, lire les textes sacrés... Et si vraiment il vous est impossible de faire quoi que ce soit, vous pouvez demander à quelqu'un de vous faire la lecture, écouter des chants de mantras... Les possibilités sont infinies !

» Pendant la grossesse, le yoga prénatal saura ajuster les postures aux besoins de chaque trimestre et préparer le corps à l'accouchement.

» Prothèses ou problèmes d'articulations vous demanderont une attention toute particulière envers ces zones.

» Certaines conditions médicales vous inviteront à limiter les inversions intenses : glaucome, hypertension...

» Si vous souffrez du dos, demandez conseil à votre médecin ou à votre kinésithérapeute concernant les mouvements utiles et ceux à éviter : flexions avant, arrière, torsions, peuvent faire plus de mal que de bien lorsqu'elles ne sont pas adaptées ou qu'elles sont exécutées de façon trop intense.

» De la même façon, prudence si vous avez des problèmes de cœur récents ou héréditaires, des hernies ou des ulcères, si vous faites de l'hyperacidité...

Nous évoquerons plus loin tous les accessoires à votre disposition pour ajuster les postures. N'oubliez jamais que Ahimsa, la non-violence, commence par la bienveillance que vous vous accordez à vous-même. Ce n'est pas à vous de vous adapter à la posture. C'est à la posture de devenir stable et confortable pour votre corps, votre mental, votre énergie du jour.

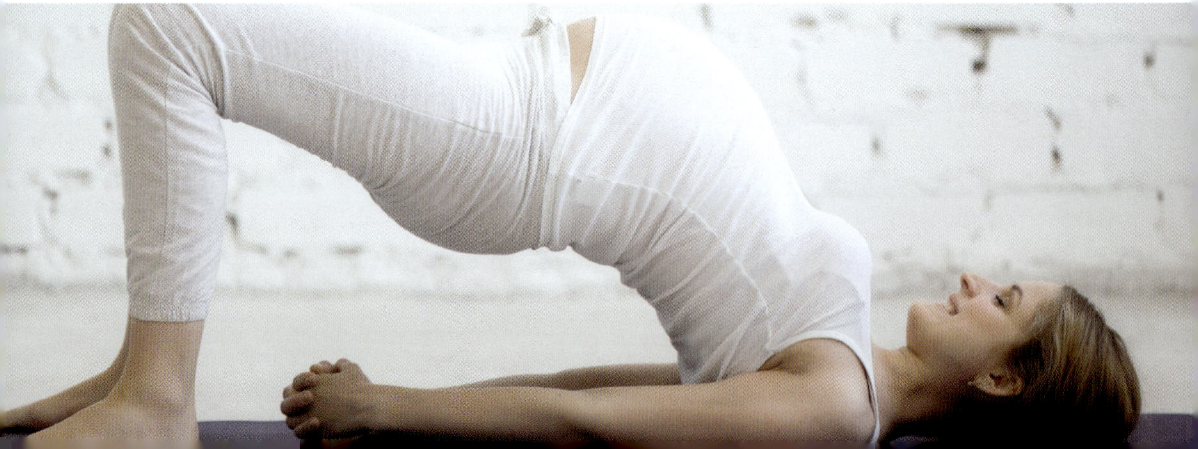

Pourquoi pratiquer ?

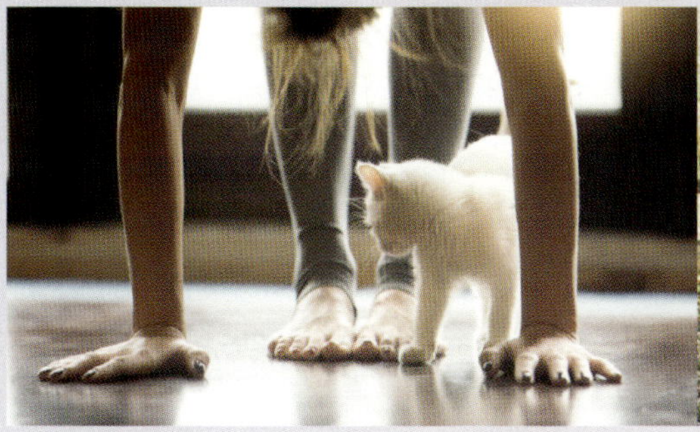
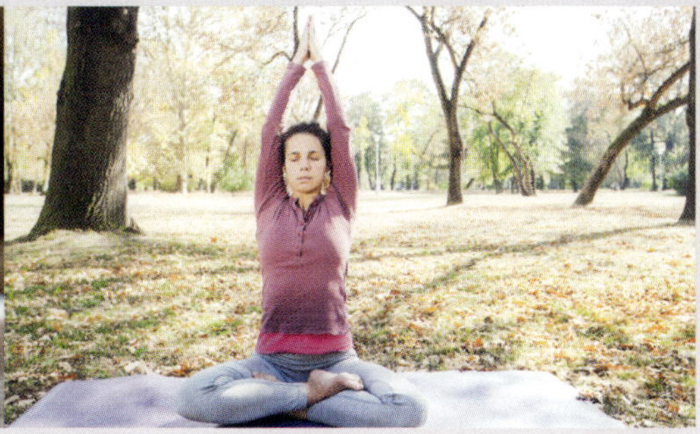

Soyons honnêtes. Nous n'arrivons pas tous sur le tapis avec l'éveil comme but premier. Beaucoup de mes élèves sont là pour apaiser leur mental. D'autres recherchent les bienfaits physiques de la pratique. D'autres encore voient le yoga comme un excellent complément à leurs activités sportives ou professionnelles. Et c'est tout à fait légitime.

Peu importent les circonstances qui vous amènent au yoga ; quels que soient les pas qui vous guident sur le tapis, cela ne sera pas vain.

Le yoga est universel, il devrait à ce titre viser tous les âges, toutes les classes sociales, toutes les morphologies, tous les genres.

En revanche, il nous faut respecter cette pratique en nous rappelant son but ancestral : l'éveil spirituel. L'ouverture de notre conscience à notre véritable nature. La réalisation profonde de notre immortalité au-delà du corps physique et notre lien inaliénable avec tout ce qui nous entoure.

N'oublions pas que les postures, qui occupent une majeure partie des cours en Occident, préparent traditionnellement le corps à l'assise prolongée, qui est la plus grande ascèse du yogi et de la yogini. Cette immobilité, concentrée dans l'intériorité, est l'espace dans lequel la magie du yoga commence. Où le champ des possibles grandit, où nous pouvons observer ce qui se trouve au-delà des pensées, au-delà de l'ego, au-delà de la matière même. Où l'infiniment grand et l'infiniment petit se répondent et où nous nous connectons au divin en nous et offrons notre pratique à l'univers tout entier.

Bien au-delà de l'esthétisme des postures et des acrobaties auxquelles vous voudriez plier votre corps dans plusieurs semaines, loin de ce que votre corps était capable de faire lorsque vous étiez enfant et souple comme de la guimauve, essayez de penser qu'être dans le processus est déjà parfait. Est-ce que vous parvenez à apprécier ce que votre corps peut faire aujourd'hui ?

J'espère de tout mon cœur que plus vous avancerez dans votre pratique, plus vous découvrirez la richesse spirituelle de ce mode de vie, et que vous en percevrez le pouvoir transformateur, bien au-delà de la discipline physique.

Alors, quelles que soient vos croyances, quelles que soient vos raisons, pratiquez, pratiquez, pratiquez.

QUAND PRATIQUER ?

Si vous vous engagez dans une sadhana, vous vous engagez dans un véritable cheminement spirituel qui vous demandera de pratiquer aussi souvent que possible.

ॐ

Idéalement, les yogis pratiquent tôt le matin. Pourquoi ? Parce que les deux ou trois heures juste avant le lever du soleil sont les instants propices à la montée de l'énergie. On appelle ce moment Amrit Vela, *« l'heure du délicieux nectar », et si nous le consacrons pleinement à notre sadhana, au divin qui nous accompagne et au divin en nous, qui sait quels merveilleux bienfaits nous aurons le privilège de savourer ?*

Si cela vous paraît difficile à tenir, ou un trop grand sacrifice à fournir, laissez-moi vous parler de Preya et Shreya : deux types de bonheur tout à fait différents.

- Preya, c'est le bonheur immédiat des sens. Une joie temporaire qui va les satisfaire mais qui aura probablement pour résultat des conséquences bien amères. Par exemple, la consommation de sucres qui fait du bien sur le moment, mais vous donnera des caries ; un achat compulsif qui comblera un manque apparent, mais vous rendra coupable ou vous créera des problèmes d'argent.
- Shreya, au contraire, peut être amer au début, car ce bonheur demande de l'engagement, de l'effort, une certaine discipline. Mais les fruits qu'il donnera seront si sucrés... Économiser pour acquérir un bien qui va véritablement améliorer votre vie, savoir endurer de longues années d'études pour obtenir un diplôme...

Tous les textes insistent sur ce point : si l'on veut des résultats, il faut être patient, et pratiquer régulièrement. Pour certains d'entre vous, cela signifiera effectivement dégager du temps le matin parce que c'est le seul moment où vous pouvez être tranquille ; pour d'autres, il s'agira de s'isoler sur son lieu de travail pour faire quelques souffles et postures.

Pour votre sadhana, il est évidemment plus favorable de dégager un temps dont vous ferez un rituel, ainsi qu'un lieu sacré dédié que vous pourrez infuser de votre énergie, de votre dévotion, dont vous pourrez prendre soin.

Mais rappelez-vous que « sacrifier » 15 minutes chaque jour pour une pratique adaptée à votre environnement et votre énergie sera toujours plus bénéfique que mettre les pieds sur le tapis pour 2 heures intensives de temps en temps.

C'est la régularité, l'habitude quotidienne qui est importante pour se construire en tant que yogi ou yogini, non l'intensité absolue. Pas de pression, pas d'injonction ici – au contraire, un grand encouragement, car j'ai expérimenté les bénéfices de la pratique quotidienne, et si j'ai réussi, il est évident que vous réussirez aussi !

COMMENT PRATIQUER ?

Tout dépend des circonstances. Il y a tellement de façons de pratiquer ! En cours collectif ou individuel, en visioconférence ou en présentiel, avec un cours écrit ou en vidéo...

Il est toujours bon d'être accompagné par un professeur qualifié, surtout lorsqu'on débute. C'est important pour ne pas risquer de prendre de mauvaises habitudes qui fatigueraient inutilement votre corps.

Si vous pratiquez pour la première fois avec un professeur, n'hésitez pas à le lui dire. Cela lui permettra d'être à l'écoute de vos besoins. N'hésitez surtout pas à le ou la prévenir d'éventuelles conditions physiques qui pourraient vous empêcher de faire certaines postures.

Nous avons tous probablement vécu ou vivrons cela : mauvais état d'esprit, mauvaise indication au mauvais moment, un studio ou une ambiance qui ne nous convient pas... et nous pensons que le yoga n'est pas pour nous. Trop spirituel ou pas assez, trop d'indications ou pas assez d'ajustements, nous tombons tous un jour sur un cours qui déclenche en nous quelque chose de fort désagréable, voire insupportable. Cela veut-il pour autant dire que le yoga n'est pas pour nous et qu'il nous faut renoncer ?

Pour moi, la réponse est un grand non. Je fais partie de ces personnes qui pensent réellement qu'il existe un type de yoga pour chaque personne sur cette Terre et que, quelle que soit la porte d'entrée que vous choisirez, quel que soit le temps que vous mettrez à trouver votre approche, cela sera forcément pour le mieux.

Certains obstacles méritent vraiment d'être dépassés. Toute la beauté de la pratique réside dans le fait de s'accrocher. Si nous persistons, et nous laissons le temps de trouver le yoga, la personne, le lieu qui nous convient le mieux à ce moment du voyage, quelles belles transformations nous attendent !

Vous trouverez dans les professeurs qui vous accompagneront sur ce chemin de vrais guides, qui sauront faire tomber vos résistances sans vous brusquer, qui vous motiveront à mettre les pieds sur le rectangle sacré de votre tapis. Votre pratique évoluera avec le temps, avec vos expériences, vos lectures, mais aussi avec vos rencontres : bien des amitiés se nouent entre deux tapis côte à côte, dans les commentaires d'une séance en ligne, lors de retraites spirituelles. Vous évoluerez conjointement et vous grandirez aux côtés de votre sangha (communauté), de votre kula (famille), de votre cercle yogique.

ॐ

N'hésitez pas à poser des questions à votre professeur. S'il n'a pas les réponses à l'instant T, il pourra revenir vers vous avec ses propres expériences, avec des informations précieuses ou de merveilleuses recommandations d'exercices yogiques.

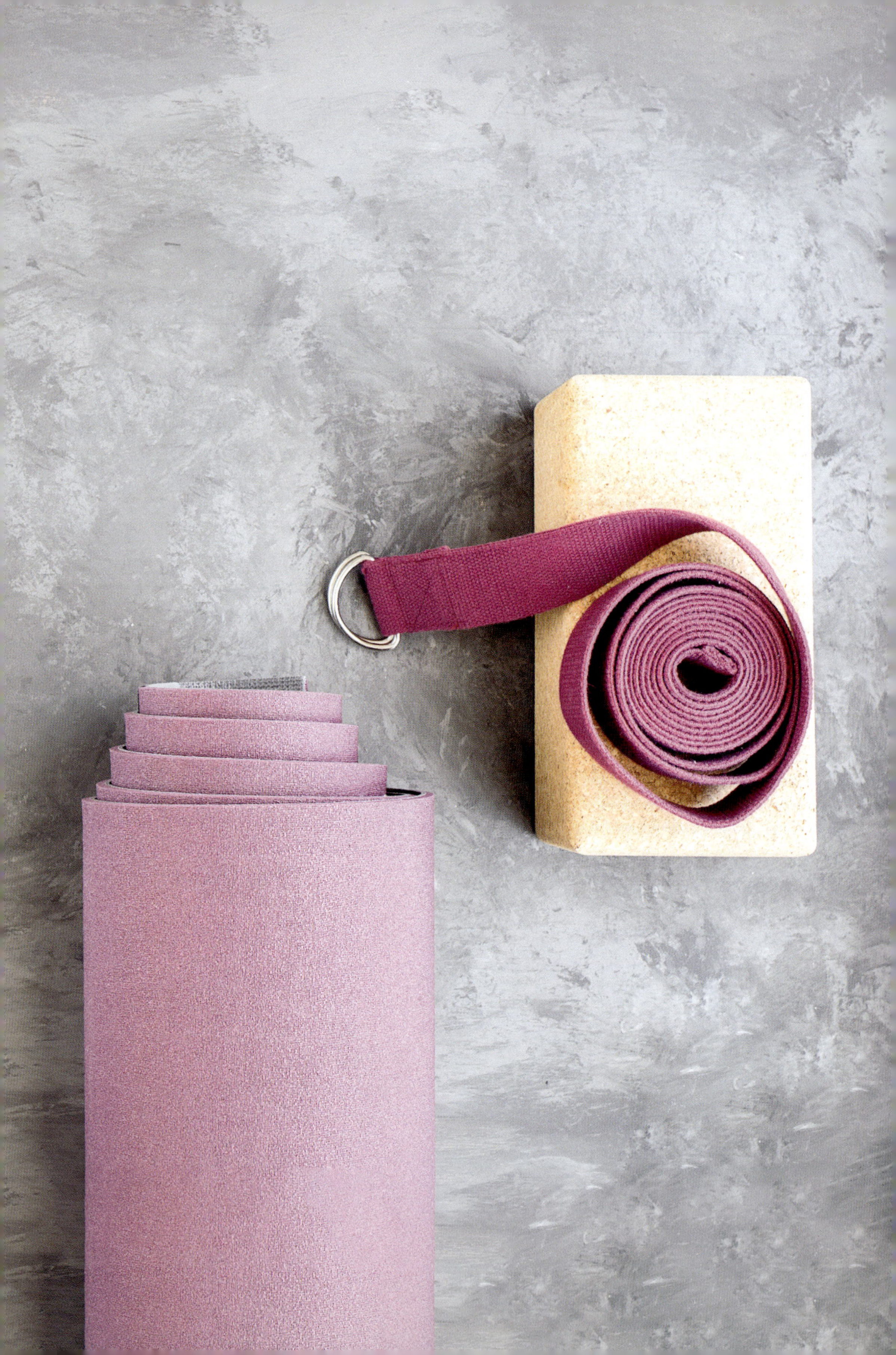

AVEC QUOI PRATIQUER ?

Théoriquement, pour commencer une séance de yoga, vous n'avez besoin de RIEN. Juste vous, votre corps, votre souffle et votre dévotion à la sadhana.

Mais comme nous sommes des aspirants yogis et yoginis qui vivons avec notre temps, nous avons accès à de multiples accessoires visant à nous aider dans notre pratique, au moins au début. Je vais vous en parler un peu ici.

VOTRE TAPIS

C'est probablement le plus important. C'est lui qui vous soutiendra chaque jour. Peut-être que vous l'emporterez partout avec vous et qu'il deviendra votre meilleur ami. Il faut donc bien le choisir. Plusieurs critères sont à prendre en compte.

» La taille : il faut qu'il soit suffisamment long et large pour que vous teniez dessus allongé, jambes et bras écartés.

» La matière : il faut qu'il adhère suffisamment – selon si vous transpirez ou non, certains revêtements pourraient ne pas vous correspondre.

» En ce qui concerne l'épaisseur, tout dépend de l'intensité de votre pratique : les tapis épais s'accordent bien avec les personnes aux articulations fragiles ou aimant les pratiques très douces comme le Yin Yoga ou le yoga restauratif. Le Vinyasa ou l'Ashtanga Yoga, en revanche, vous demanderont un bel ancrage, et donc, un tapis plus fin pour assurer un meilleur équilibre.

LES VÊTEMENTS

Non, vous n'avez pas besoin d'une tenue de fitness complète à 150 euros pour faire du yoga. Il vous faut simplement des vêtements assez fluides, dans lesquels vous vous sentez bien. Prévoyez peut-être simplement plusieurs couches en haut car vous aurez probablement chaud pendant la séance, mais vous vous refroidirez pendant la relaxation et la méditation immobiles. Vous verrez souvent les yogis en blanc – certaines traditions, comme le Kundalini Yoga, l'exigent – car cette couleur représente la qualité pure, lumineuse, légère de l'énergie que nous recherchons sur le tapis. Si vous le sentez, faites le test de porter des couleurs claires pendant votre sadhana !

LE COUSSIN DE MÉDITATION

Parfois nommé *zafu* en référence à la pratique du Zazen, le coussin de méditation est aussi utile dans toutes les assises immobiles du yoga. Il permet de le rendre plus confortable et d'adopter tout de suite le bon réflexe de posture bien droite afin que le son, le souffle et l'énergie circulent au mieux dans la colonne vertébrale.

LES BRIQUES OU « BLOCS » DE YOGA

En mousse, en bois, en liège... Fines, épaisses, biseautées... les briques sont des supports très utiles pour remonter le sol à nous dans les postures qui nécessitent de poser la tête ou les mains, pour éviter de forcer. C'est un accessoire aux utilisations multiples, qui vous permettra aussi de mieux aligner le bassin et le dos dans les postures assises en vous installant dessus ; ou de maintenir un bon alignement en la tenant entre vos cuisses ou entre vos mains...

À noter : les briques peuvent aisément être remplacées par de gros livres de type dictionnaire.

LA SANGLE

Là aussi, c'est un accessoire qui nous aide à pallier notre manque de souplesse, particulièrement quand on débute. Elle vous permettra d'attraper vos pieds dans nombre de postures (assises, allongées, d'équilibre...) sans forcer sur la colonne vertébrale et en vous donnant une longueur de bras supplémentaire... Pourquoi dire non ?

À noter : on peut tout aussi bien utiliser une ceinture de peignoir ou un foulard assez long.

LE BOLSTER

C'est le partenaire idéal du yoga restauratif ou de la relaxation. Il remonte le sol à nous et nous laisse nous déposer entièrement, nous relâcher profondément. Il en existe des ovales ou des cylindriques.

À noter : vous pourrez utiliser plusieurs coussins ou des couvertures empilées à la place.

LE COUSSIN POUR LES YEUX

Souvent rempli de grains ou de graines, ce petit coussin rectangulaire a deux avantages : il bloque la lumière comme le ferait un masque de nuit et appuie très légèrement sur les yeux pour que nous les fermions sans effort.

À noter : il peut au besoin être remplacé par un foulard ou un masque occultant.

LA COUVERTURE

Après avoir pratiqué longuement les postures physiques, lorsque vous vous placerez en assise pour vos exercices de souffle, votre méditation, ou allongé pour votre relaxation finale, vous risquez de vous refroidir vite.

LA CHAISE/LE FAUTEUIL

Très bénéfique pour un yoga thérapeutique, la chaise sera une très bonne alliée pour les personnes enceintes, les seniors ou tout simplement pour permettre aux personnes immobilisées de pratiquer malgré tout (mouvements ou pas : respirations, concentrations...). Elle soutiendra tantôt l'assise, tantôt les jambes, tantôt les bras, pour une session facile à organiser, même dans peu d'espace.

LE MUR

Oui, vous m'avez bien lue. Je considère le mur près de mon tapis comme un accessoire. Je lui ai même donné un nom. Arthur. Arthur, le mur. Il me pare lorsque je tente des inversions. Il me rattrape dans les équilibres. Il soutient mon dos en méditation si je suis fatiguée. Il me procure à la fois courage et humilité.

À noter : il peut être remplacé par un meuble à proximité... ou un partenaire, consentant bien sûr.

LA GOURDE : OUI OU NON ?

Vous verrez beaucoup de vos camarades yogis poser leur gourde juste à côté de leur tapis pendant un cours. Or, saviez-vous qu'il vaut toujours mieux pratiquer ventre vide ? Sans nourriture en train d'être digérée, sans eau en train d'être éliminée. Nous évitons ainsi tout inconfort dans l'estomac et l'œsophage et nous permettons à notre corps d'être complètement tourné vers la pratique ; à l'aise dans toutes les postures, y compris les inversions et les torsions.

Ainsi, boire un bon verre d'eau deux heures environ avant votre cours devrait suffire. Si vraiment il fait chaud ou si vous avez besoin de boire très régulièrement, essayez de siroter quelques gorgées pendant la séance – tout est dans la modération et dans le fait de trouver votre confort.

En revanche, après le cours, et entre deux cours, n'hésitez pas à vous hydrater : vous aiderez votre corps.

Après avoir évoqué les accessoires les plus courants et accessibles, nous allons toucher maintenant aux belles inventions de notre monde moderne et capitaliste pour vous faire croire que vous avez besoin de consommer pour pratiquer. Je ne cautionne pas forcément l'achat à outrance d'objets censés vous aider et qui vous détourneront un temps d'une véritable conversation avec votre corps. Mais puisque cela existe, vous allez peut-être vous poser des questions. Alors, je vous en parle.

LE TABOURET D'INVERSION

Pourvu d'une surface molletonnée pour accueillir vos épaules et de montants en métal ou en bois pour que vous puissiez vous tenir, le tabouret d'inversion a été pensé pour les personnes qui redoutent de tenter les postures d'inversion plus ou moins intenses comme la posture sur la tête, le trépied, le scorpion. Il vous permet de vous inverser sans poser la tête ou les bras au sol, et sans risquer de basculer. Ainsi, il rassure, et protège les articulations sensibles que sont les poignets et les cervicales.

LA ROUE DE YOGA

C'est un des accessoires vraiment loin d'être indispensables, mais aux utilisations amusantes et diverses : dans des *flows* dynamiques ou dans des postures de pure relaxation où le dos vient s'étirer de façon passive en se déposant entièrement sur le support. Elle peut parfois remplacer la brique et s'avère également utile pour progresser dans les inversions.

LE HAMAC OU TRAPÈZE DE YOGA

Encore une fois, voici un accessoire censé faciliter votre capacité à vous inverser. On pourrait légitimement se demander si on est un bon yogi sans mettre sa tête à l'envers (la réponse est OUI). Mais si vous voulez bénéficier des effets de ces postures sans risquer la bonne santé de vos cervicales, et si vous avez un plafond solide ou de bonnes poutres chez vous, pourquoi ne pas installer un de ces grands morceaux de tissu, qui vous permettra de flotter dans l'air comme par magie ? Le yoga aérien peut procurer de belles sensations d'apesanteur et de fluidité. Cherchez peut-être un cours avec un professeur certifié avant d'investir…

À quoi s'attendre ?

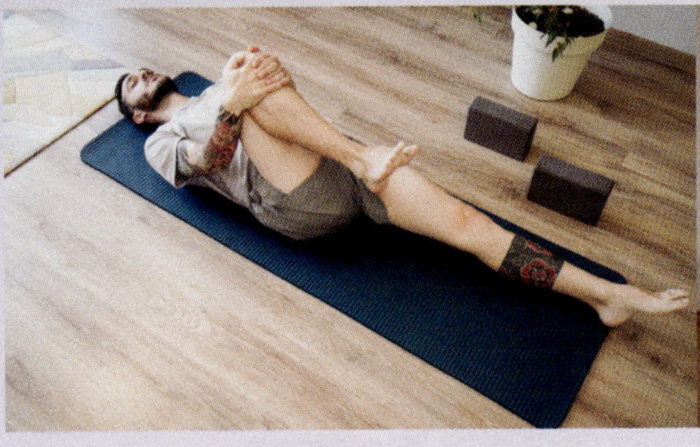

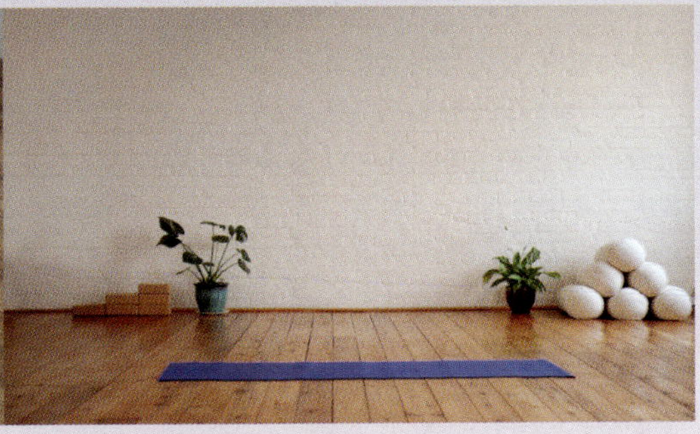

À quoi s'attendre lorsqu'on débute le yoga ? À rien.

À quels progrès s'attendre lorsqu'on continue le yoga ? Une infinité – et aucun à la fois.

C'est normal d'arriver sur le tapis avec un but en tête. Se muscler, s'assouplir, se détendre, travailler sur son énergie, avancer vers l'éveil spirituel… Nous avons tous une idée de ce que le yoga pourra nous apporter, presque avec une approche de consommation. Mais vous verrez que la pratique vous invitera, de plus en plus, à lâcher vos attentes et à accepter ce qui vient, ce qui EST.

Fatigué ? Laissez-vous surprendre par l'énergie subtile qui continue pourtant à circuler dans votre corps. En colère ? Canalisez l'émotion dans vos postures, sans espérer forcément en être guéri à la fin de la séance. Triste ? Le tapis vous soutient, pour mieux vous donner l'occasion d'accueillir cette sensation. Car si vous arrivez sur le tapis avec une volonté, une idée en tête, vous vous exposez plus facilement à la déception, donc à la souffrance, et vous risquez plus de vous détourner du chemin du yoga.

Il nous faut lier deux notions dans notre pratique : Abhyasa et Vairagya. Toutes deux apparaissent dans les Yoga-Sutras de Patanjali et ont été abordées mille fois depuis par les maîtres et professeurs pour guider leurs élèves, comme je les partage avec vous aujourd'hui.

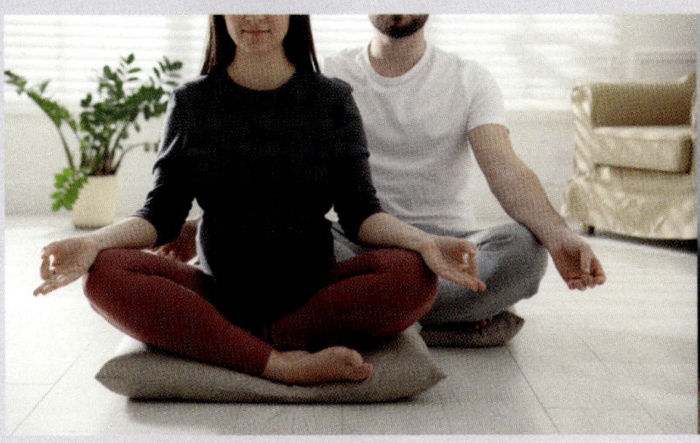

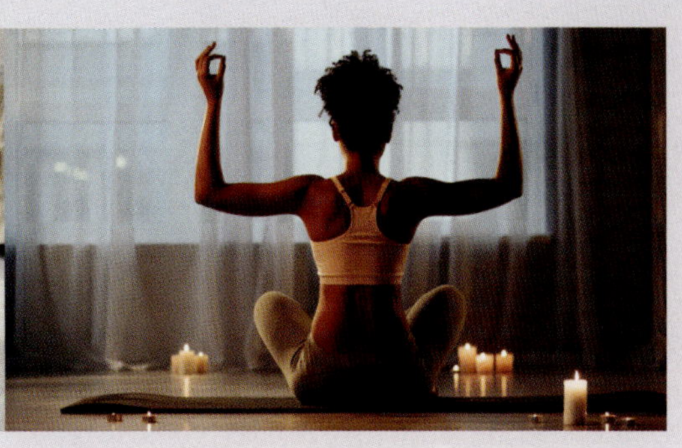

» Abhyasa, c'est la nécessité d'une pratique assidue, quotidienne du yoga et de tous ses piliers, pour espérer obtenir un quelconque « résultat ». Avant toute chose, sur le tapis et le coussin de méditation, il nous faut nous engager dans notre sadhana chaque jour : mantras, postures, souffles, concentration… Parce que c'est le seul moyen d'avancer sur le chemin. Parce que, je le répète, si votre pratique n'existe pas, elle ne peut rien pour vous.

» Ensuite vient le concept de Vairagya : la nécessité de se détacher de cet éventuel résultat. C'est l'abnégation, la prise de distance, qui permet une sadhana qui portera ses fruits, puisqu'elle ne sera pas égocentrée, mais une offrande à quelque chose de bien plus grand que nous.

L'une et l'autre de ces notions ne peuvent être bénéfiques seules. Abhyasa seule ne sera qu'une répétition mécanique de techniques qui peut-être nous rendra forts, souples et en contrôle, mais qui manquera de liberté. Vairagya seule peut nous rendre apathiques, désabusés, voire déprimés. Il s'agit une fois de plus d'équilibrer les énergies solaire et lunaire en nous, et de pratiquer régulièrement, sans nous attendre à quoi que ce soit. Pratiquer pour la pure joie que procure l'instant de pratique.

Notre yoga pourra alors quitter le tapis et déborder sur notre vie, dans chacune de nos actions, de nos relations, de nos projets, pour plus de sérénité, pour nous rapprocher de la félicité.

QUE PRATIQUER ?

DIFFÉRENTS TYPES DE YOGA

On se moque souvent des nouveaux types de yoga qui semblent naître de nulle part et partout à la fois. Mais, vous allez le voir, c'est quelque chose qui n'est ni rare, ni nouveau, si bien qu'il est parfois difficile de s'y retrouver quand on débute. Je vais essayer de vous lister quelques courants du yoga afin que vous puissiez faire votre choix.

TANTRA

Cette philosophie et spiritualité repose sur l'acceptation de notre lumière tout comme de nos ombres. Transmise pendant longtemps à l'oral, cette pratique est occulte en beaucoup de points, et donc méconnue. Certes, elle s'appuie sur l'énergie sexuelle résidant en chaque individu, mais pas plus que d'autres types de yoga. L'énergie sexuelle est tout simplement l'énergie créatrice, la shakti, la kundalini... Peu importe la tradition, c'est bien d'elle que l'on parle.

Le tantra repose sur un certain nombre de postures et mouvements, accompagnés de souffles, de visualisations ainsi que de mantras. Chaque posture est accompagnée d'un ou plusieurs bija mantras permettant d'activer un élément et le chakra qui lui correspond, et ainsi d'en optimiser les effets.

HATHA YOGA

Ha signifie « soleil » en sanskrit, tandis que *tha* signifie « lune ». Le soleil représente le côté droit du corps : le canal énergétique Pingala Nadi, le jour, l'activité... La lune, elle, symbolise la gauche du corps : Ida Nadi, la nuit, le calme, l'introspection... Le Hatha Yoga est donc fondé sur l'équilibre de ces deux polarités en nous, et vise à l'atteindre par chacun des 9 piliers du yoga tels que décrits par Patanjali.

KUNDALINI YOGA

Il est dit que ce yoga de l'énergie et de la conscience est né de très anciennes croyances et pratiques connues de plusieurs peuples et tenues secrètes plusieurs milliers d'années. C'est yogi Bhajan qui, en exportant aux États-Unis en 1969 cette discipline ésotérique, en aurait brisé le secret. Le Kundalini Yoga se rapproche du Hatha en ceci qu'on y retrouve les asanas, les pranayamas et la méditation. Mais il a ses spécificités qui en font vraiment une pratique à part. Les aspects prédominants sont les chants, et les *kriyas* : une technique de méditation active accompagnée de mudras et de pranayamas intenses.

Le but du Kundalini Yoga est de libérer l'énergie dormante au niveau du chakra racine et de la faire remonter dans l'axe central jusqu'à la couronne, afin d'espérer atteindre l'éveil spirituel et la libération. C'est un yoga puissant.

YOGA NIDRA

Ou « sommeil yogique ». *Nidra* signifie bien « sommeil », mais il ne s'agit ici pas de somnoler sur son tapis (bien que si cela vous arrive, c'est que vous en aviez besoin).

Le yoga nidra est une technique de sommeil éveillé qui, lorsqu'elle atteint son but, nous plonge dans un état modifié de conscience, dans lequel nous sommes plus perméables à recevoir des informations cruciales pour notre bien-être physique et mental. Nous y utilisons là aussi une résolution, un *sankalpa* : une graine qui, dans ce terreau propice, pourra germer à son aise. Plusieurs phases composent cette technique très codifiée et, pour en profiter, il faut être guidé. Étant donné sa puissance proche de celle de l'hypnose, il est assez important de le pratiquer avec quelqu'un en qui vous avez confiance.

ASHTANGA VINYASA YOGA

L'Ashtanga Yoga tire son nom des 8 piliers décrits dans le texte fondateur : les Yoga-Sutras de Patanjali. *Ashta* en sanskrit veut dire « huit » et *Anga*, « membre ». Il découle de l'enseignement donné à Mysore en Inde par Tirumalai Krishnamacharya, le père du yoga moderne, dans les années 1920-1930. Il s'agit d'un yoga postural dynamique, fondé autant sur la philosophie et la spiritualité du yoga que sur ses bienfaits thérapeutiques. Il a été reçu par d'illustres élèves, dont Sri Krishna Pattabhi Jois qui l'a ensuite popularisé en Occident dans les années 1960.

Vinyasa est le terme sanskrit pour indiquer que le souffle est synchronisé sur le mouvement. Par extension, ce mot en est venu à désigner la succession de postures réalisée entre deux postures tenues dans l'Ashtanga Yoga, soit : Phalakasana, Chaturanga Dandasana, Urdhva Mukha Svanasana, Adho Mukha Svanasana.

Les séances durent une heure et demie. Elles sont certes physiques, mais aussi très encadrées par le professeur. Les élèves y répètent à leur rythme la même série de postures jusqu'à ce que le maître juge qu'ils sont prêts à progresser vers la prochaine – et ainsi de suite jusqu'à un total de 6 séries d'environ 50 postures chacune.

L'Ashtanga a ses propres mantras, dont un chant dédié à Patanjali en ouverture. On y pratique en continu Ujjayi Pranayama, le souffle victorieux, et on utilise dans chaque posture une fixation oculaire particulière pour développer l'attention et la concentration.

VINYASA YOGA

Comme son nom l'indique, ce type de yoga découle du précédent. Il s'agit de la création d'élèves de Sri Krishna Pattabhi Jois ayant voulu se défaire de la rigidité de ces séquences, tout en conservant la fluidité et le dynamisme de son enseignement.

YOGA IYENGAR

Bellur Krishnamachar Sundararaja (BKS) Iyengar a lui aussi été élève de Sri Krishnamacharya. Il a donné naissance à un yoga contenant la notion d'un alignement du corps rigoureux et précis, tout en s'adaptant à la morphologie des élèves grâce à de multiples accessoires : brique, sangle, chaise... Avec le souffle et les postures telles qu'enseignées dans le Iyengar, le corps et le mental gagnent en vitalité, mais aussi en détente.

YOGA RESTAURATIF

Voici également une technique qui serait issue des enseignements de Sri Krishnamacharya – bien que Iyengar soit plus souvent crédité comme son créateur. La vérité est qu'il est parfois difficile de dater l'apparition d'une branche du yoga en particulier, avant que quelqu'un n'y appose une étiquette – voire, dans certains cas, un copyright. Cependant, comme le yoga Iyengar, il est vrai que le yoga restauratif propose l'utilisation de multiples accessoires, afin de rendre les postures au sol (assises ou allongées) complètement accessibles à tous. Le but étant une détente profonde, les postures doivent être tenues sur de très longs moments, et ce, sans aucun effort du corps. Ce yoga est parfait pour les personnes en convalescence, celles ayant besoin d'un grand repos, et plus globalement, tous les âges, toutes les morphologies, tous les corps. Vous verrez que passé le stade où l'esprit semble s'emballer et le corps se demander pourquoi, soudainement, nous nous arrêtons, le temps passe très vite. Et, qui sait, peut-être que vous en redemanderez ?

VINIYOGA

Cette école a été fondée par Tirumalai Krishnamacharya Venkata (T.K.V.) Desikachar, élève et fils de – oui, encore – Krishnamacharya. Du précepte de son père qui voulait que le yoga s'adapte à tous, il a tiré une discipline vouée au cours particulier. Ainsi, le professeur peut apporter une routine thérapeutique très personnalisée pour chacun. C'est un courant du yoga où les postures, les souffles, la méditation, les chants sont au service de l'élève, quels que soient son âge, sa condition, ou son genre.

Desikachar a ainsi contribué à l'ouverture du yoga aux femmes dans les années 1970. Quand il crée en 1976, à Chennai, l'institut « Krishnamacharya Yoga Mandiram », beaucoup de professeurs sont des femmes. Cependant, en 2002, il a été accusé d'abus sexuels et d'intimidations sur certains de ses suivants.

Il est étonnant de se rappeler que nombre de ses confrères, comme lui, ont été aussi accusés de ce genre de crimes (Swami Muktananda, Yogi Bhajan, Bikram Choudhury...). Et il est tristement amusant de voir qu'en 2021 en Occident, la majorité des enseignants, ainsi que des pratiquants de yoga, sont des femmes.

YOGA SIVANANDA

Ce courant tire son nom de Swami Shivananda Saraswati, mais c'est l'un de ses disciples qui en est à l'origine dans les années 1960 : Swami Vishnudevananda. Il insiste sur le fait que le yoga est un véritable mode de vie, en intégrant dans ses enseignements des notions d'alimentation végétarienne, de relaxation et de mentalité positive. Il promeut une pratique régulière et engagée, pour un bien-être général.

YOGA INTÉGRAL

Sri Aurobindo est le créateur du yoga intégral et le fondateur, avec sa compagne spirituelle surnommée « la Mère », de la cité d'Auroville, en Inde. Là où d'autres visions parlent de faire « monter » l'énergie dans l'axe central qu'est la

Sushumna, Aurobindo, lui, évoque une « descente de la Force » et regroupe ce qu'il appelle nos « centres de conscience » (nos chakras) en 4 zones principales : le *supraconscient* correspond au chakra couronne. Le *mental* réunit le chakra du troisième œil et celui de la gorge. Le *vital* rassemble le chakra du cœur, celui du plexus solaire et le chakra sacré. Et enfin, le chakra racine réside dans la zone du *physique* et du *subconscient*. Les pratiques, alors, visent à éveiller ces centres du haut vers le bas. De commencer donc par « ouvrir » les centres les plus légers et lumineux, vers les plus denses et ancrés dans les émotions, les désirs, la matérialité. Le yoga de Sri Aurobindo permet une évolution consciente, sans besoin de renier le monde autour, puisque selon sa pensée le divin doit s'immiscer dans toutes les parts de la vie.

Il existe de bien nombreux autres types de yoga que je ne pourrai pas lister ici, mais je vous fais confiance pour faire la part des choses entre yoga tourné vers l'extérieur et yoga tourné vers la transformation intérieure. Je crois en votre discernement pour distinguer les professeurs abusifs et manipulateurs des gurus humbles, conscients d'être humains.

Mais surtout, je compte sur vous pour continuer les recherches et trouver VOTRE yoga, celui qui vous parlera et vous touchera en plein cœur. Car peu importe la forme, quand vous l'aurez trouvé, il saura vous montrer que vous n'avez pas à avoir peur de lui, des autres ou de vous-même. Il saura vous envelopper d'amour, quelles que soient les circonstances, et il vous transformera sans même que vous vous en rendiez compte...

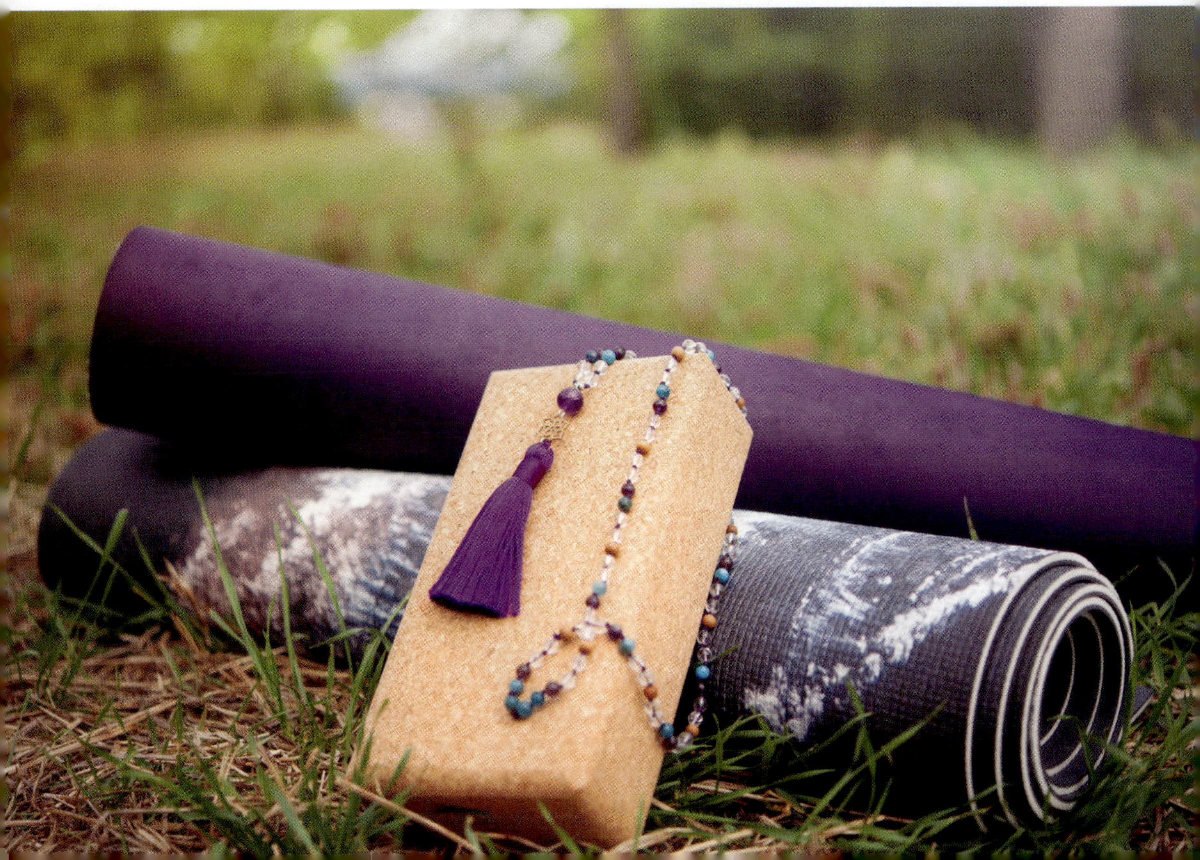

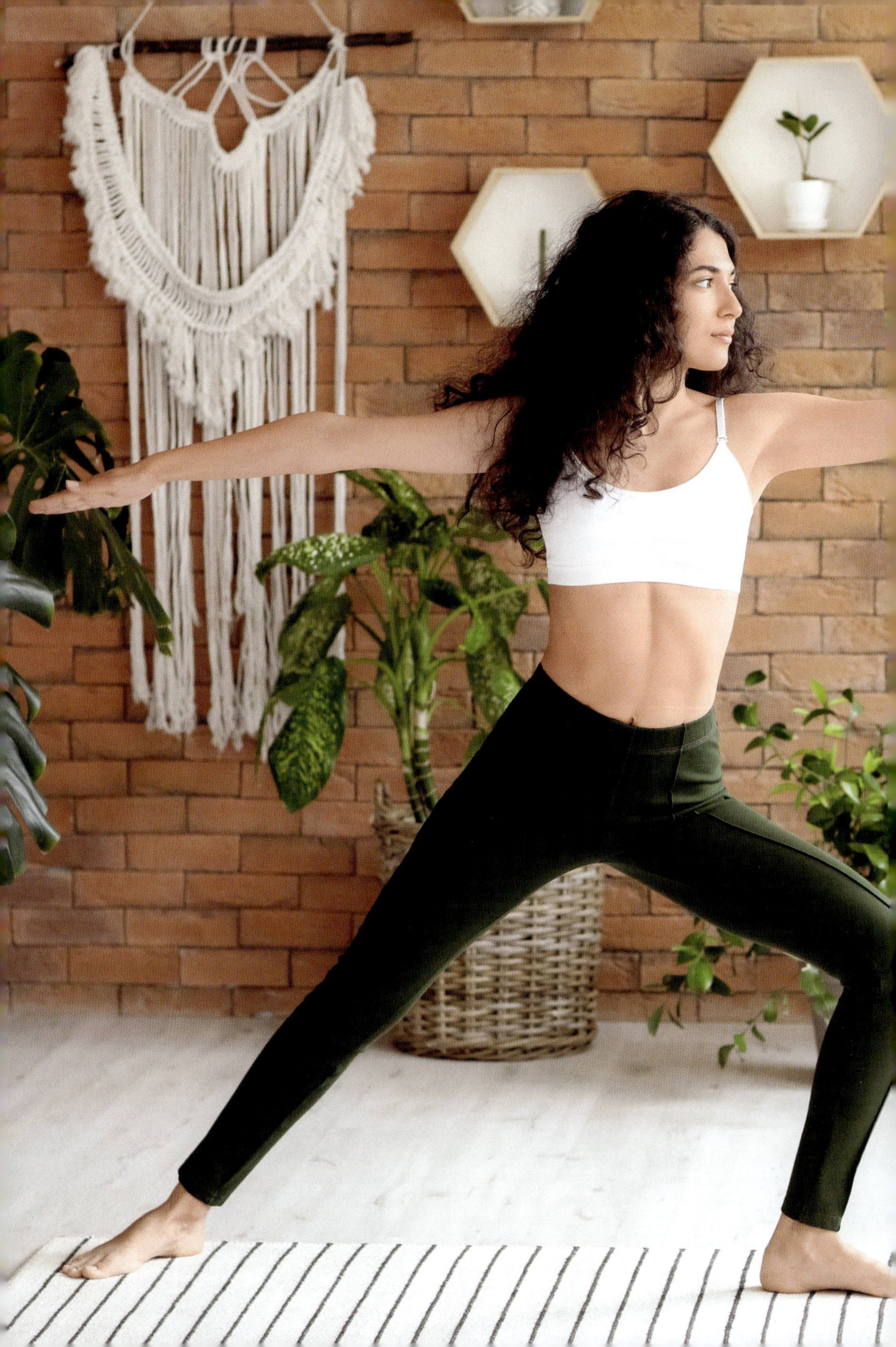

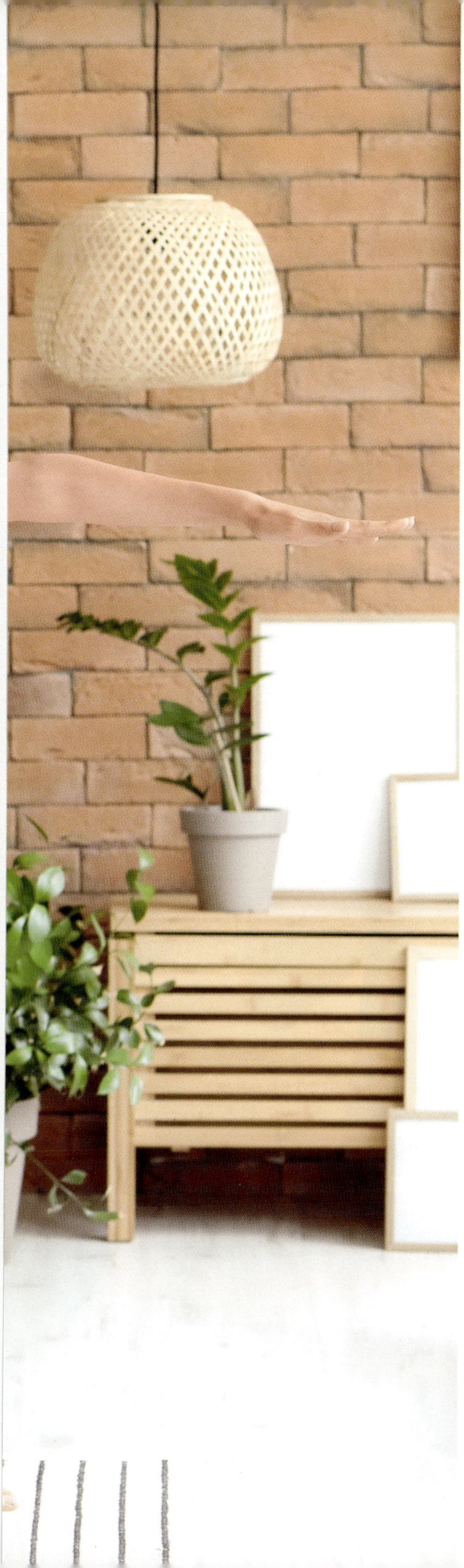

CHAPITRE 5

ASANA – LES POSTURES

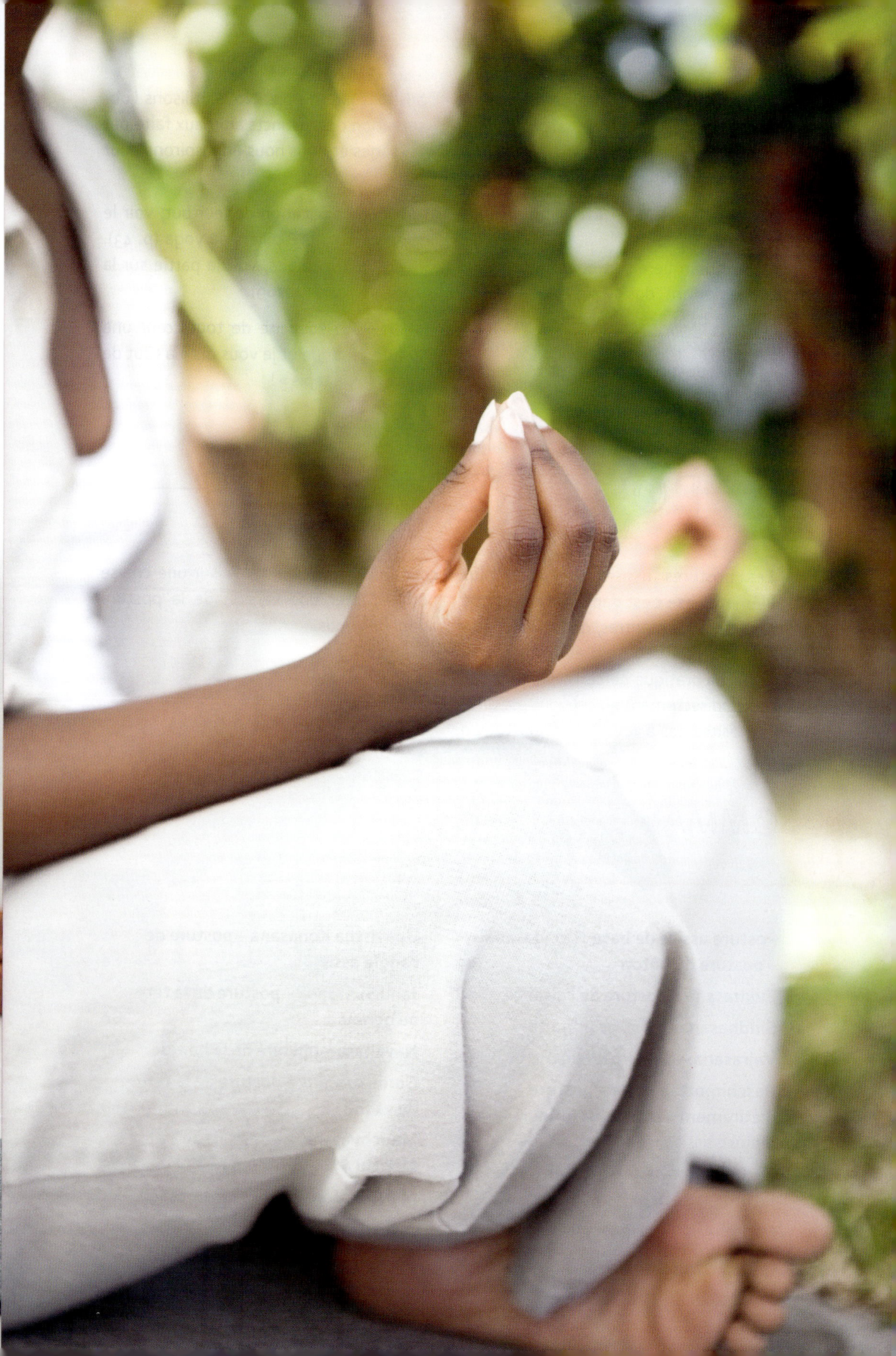

POSTURE ASSISE DE BASE : DANDASANA – POSTURE DU BÂTON

Dans cette posture, on tend les jambes devant soi et on pose les mains au sol de chaque côté des hanches, le dos bien droit et le regard fixe vers l'horizon. On peut presque imaginer qu'on essaie de se soulever du sol en activant les muscles. Cette posture assure un bon ancrage et un bon positionnement de la colonne vertébrale pour toutes les assises que nous pratiquerons ensuite.

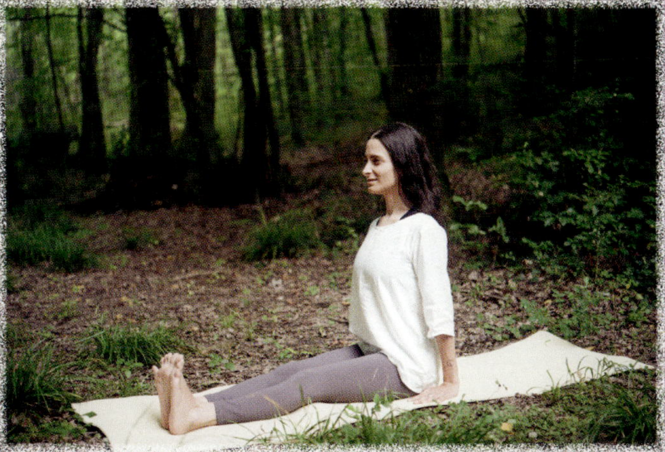

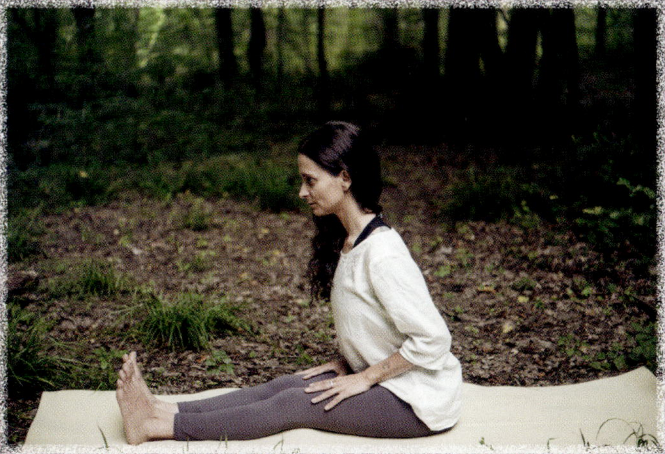

SUKHASANA – POSTURE DE L'AISANCE

Pour un pratiquant du yoga, la plus grande ascèse, c'est l'assise. L'aisance d'être, simplement. Car c'est dans une assise stable et confortable que nous pouvons nous concentrer le plus longuement, et atteindre d'abord un état méditatif, puis un état d'éveil. Sukhasana se prend souvent au début d'une pratique, pour s'installer dans l'espace sacré du tapis, puis à la fin, comme un sas de décompression vers le monde.

1. Asseyez-vous en tailleur, jambes pliées, chaque pied sous le genou opposé.
2. Laissez votre colonne s'allonger dans les deux directions : coccyx lourd vers le sol, sommet du crâne léger vers le ciel. Les deux côtés du corps se détendent équitablement et les mains se posent sur les jambes, ou se rejoignent devant le cœur (les mains peuvent aussi adopter d'autres gestes, appelés hasta mudras, que nous verrons plus bas).

Pensez bien à répéter la posture sur la même durée de l'autre côté. En effet, nous avons tendance à toujours placer la même jambe en dessous. Or, il est important de toujours tendre vers l'équilibre !

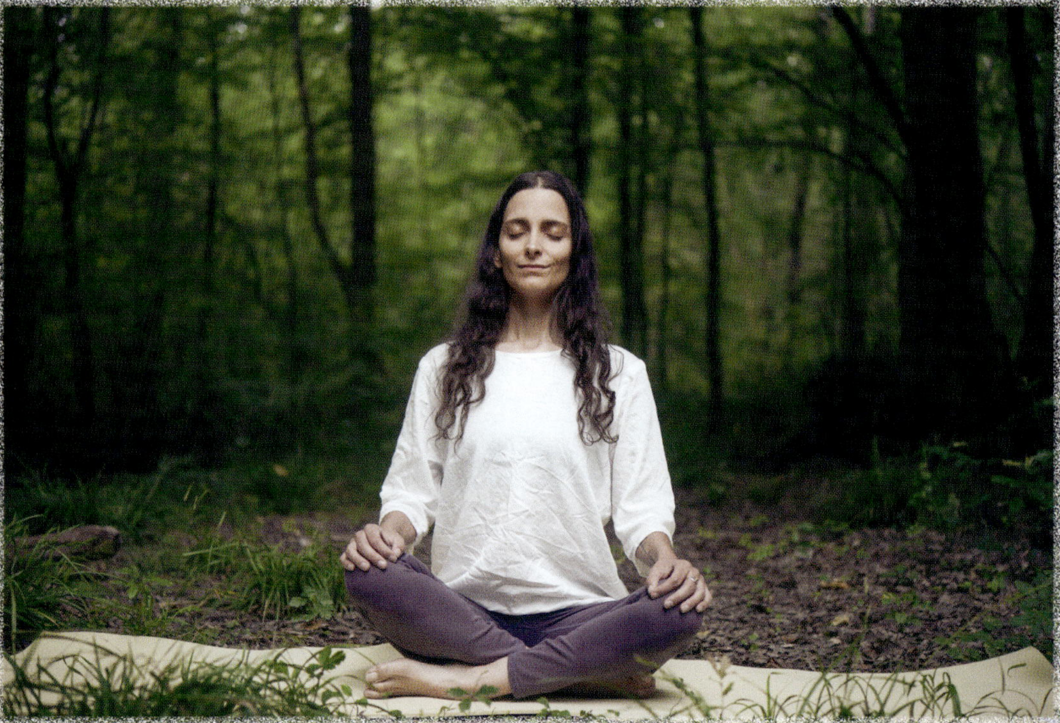

SIDDHASANA – POSTURE PARFAITE

C'est effectivement la posture « parfaite » pour méditer. Les siddhis, qui lui donnent son nom, sont les pouvoirs que peuvent acquérir les pratiquants, selon les textes anciens. Ces pouvoirs cachés et mystérieux peuvent, dit-on, se dévoiler après des années de discipline intense, notamment : le pouvoir de changer sa taille et son poids, le pouvoir de devenir invisible, le pouvoir de faire et acquérir tout ce que l'on désire… (Ce qui, nous l'avons vu, n'est pas tout à fait le but du yoga, n'est-ce pas ?)

Pour prendre Siddhasana :

1. Asseyez-vous jambes tendues au sol devant vous. Pliez la jambe droite et amenez le talon droit vers votre périnée, plante de pied vers le haut. Pliez ensuite la jambe gauche et posez le pied gauche devant le droit, cou-de-pied au sol également, ou glissé entre le mollet et la cuisse gauche. Vérifiez votre dos, et s'il vous paraît s'arrondir, n'hésitez pas à vous installer sur un coussin.
2. Laissez les bras se détendre et les mains se déposer sur les jambes, fermez les yeux et concentrez-vous sur votre respiration…

Pensez bien là aussi à répéter la posture sur la même durée de l'autre côté : il est important de toujours chercher à harmoniser notre gauche et notre droite.

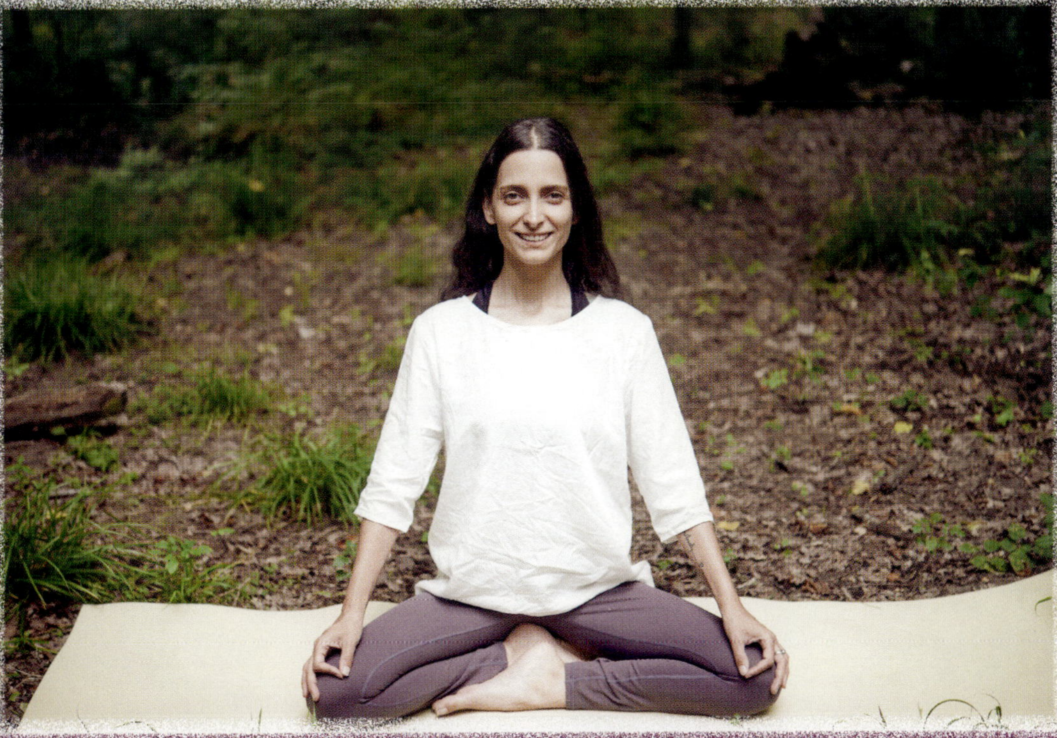

VAJRASANA – POSTURE DU DIAMANT

Si l'assise en tailleur ne convient parfois pas à nos hanches d'Occidentaux, l'assise à genoux peut parfois mieux convenir.

Vajrasana a la particularité d'être la posture parfaite à prendre lorsque nous mangeons : elle permet au courant d'énergie descendante Apana, celui de l'élimination, de ne pas être dilapidé et de remplir pleinement son office en restant dans la zone de l'estomac et des intestins.

Pour la prendre :

1. Asseyez-vous à genoux, les fesses reposant sur les deux talons écartés, ou sur un support disposé entre les pieds.
2. Gardez le dos le plus droit possible, en maintenant simplement sa cambrure naturelle.

Prudence si vous avez les genoux sensibles ou les chevilles fragiles. N'hésitez jamais à utiliser coussins et couvertures pour soutenir votre corps. Au moindre signal de tension, ajustez, adaptez ou prenez le parti de quitter lentement et consciemment la posture.

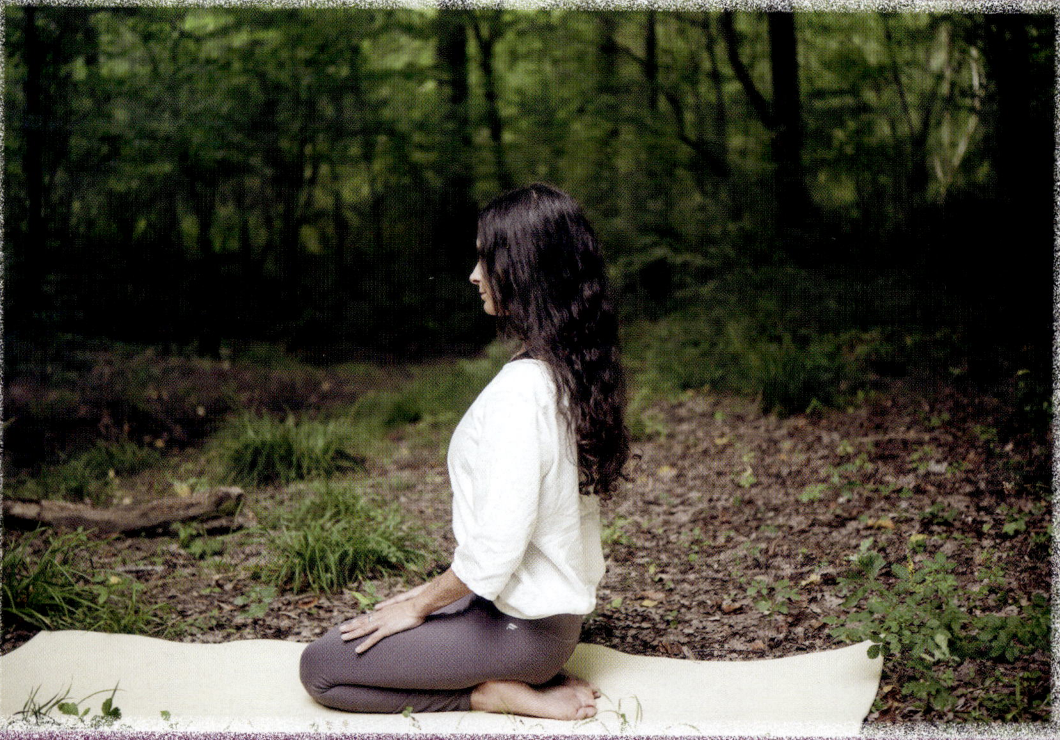

PASCHIMOTTANASANA – POSTURE D'ÉTIREMENT VERS L'OUEST (DITE « PINCE ASSISE »)

La posture de la pince est une puissante boucle dans laquelle votre énergie va circuler. Cette flexion avant est très bénéfique pour le chakra du troisième œil, qu'elle nourrit d'un flot d'énergie depuis la base de l'axe énergétique central jusqu'au front.

Pour la prendre :

1. Asseyez-vous au sol ou sur un coussin, jambes tendues devant vous. Inspirez pour allonger la colonne dans les deux sens, et à l'expiration commencez à vous plier en avant, à partir du bassin. Gardez la poitrine ouverte, serrez légèrement les omoplates.
2. À partir des prochains souffles, faites circuler l'énergie dans la boucle que forme votre corps, ne forcez pas pour descendre vers les jambes mais utilisez les expirations suivantes pour créer plus d'espace, de détente.

Prudence si votre nerf sciatique vous joue des tours ou si vos jambes vous paraissent tendues : n'hésitez jamais à bien surélever le bassin et à plier fort les genoux si besoin.

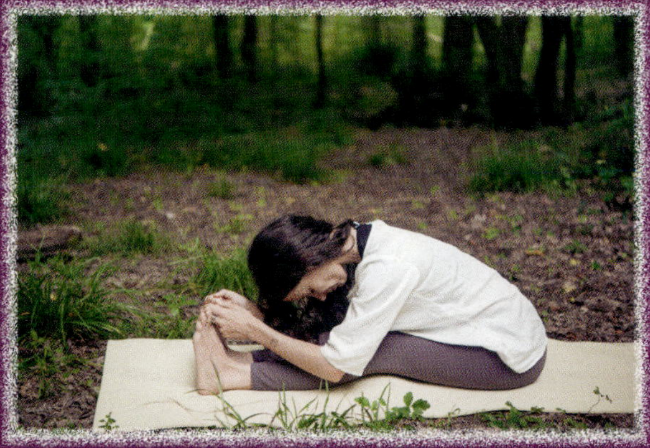

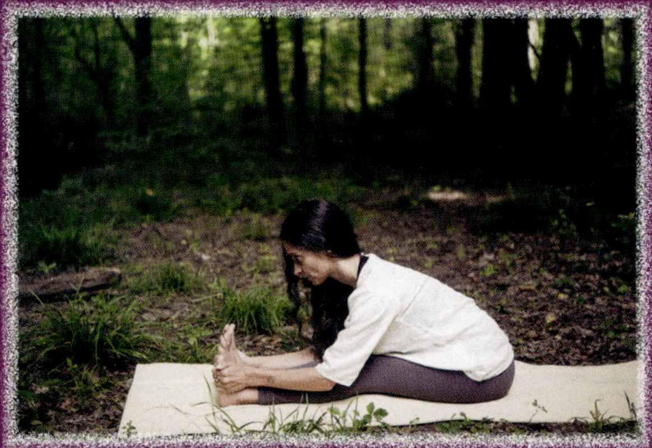

BADDHA KONASANA – POSTURE DE L'ANGLE LIÉ (DITE « DU PAPILLON »)

Ici, nous travaillons principalement sur le chakra sacré : cette zone qui traditionnellement est le siège de nos émotions, de notre sensualité, nos relations à autrui, dans cette vie ou les précédentes.

Pour prendre cette posture :

1. Asseyez-vous sur votre tapis ou sur un coussin et collez vos plantes de pied en laissant les genoux tomber naturellement vers le sol. Les talons peuvent être plus ou moins proches du périnée selon vos sensations du jour.
2. Si vous le souhaitez, utilisez vos inspirations pour ouvrir les épaules et vos expirations pour vous plier vers l'avant, à partir des hanches, poitrine ouverte, en grandissant votre dos.

Attention aux sensations dans les cuisses et les hanches, qui doivent rester subtiles, et à ne pas forcer en arrondissant le dos.

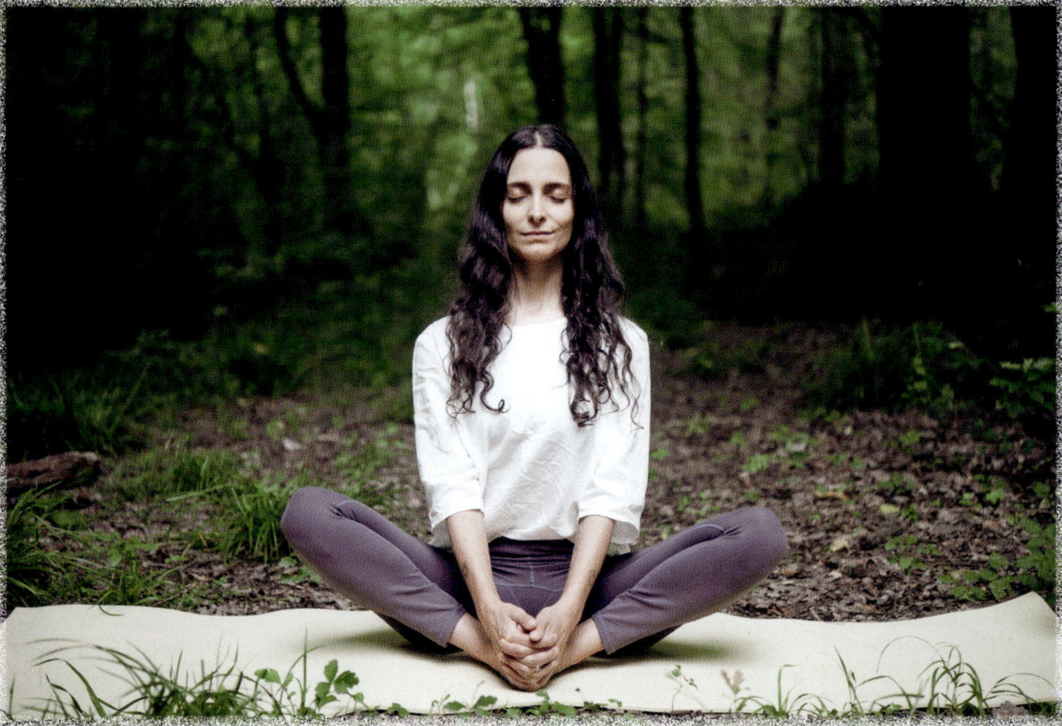

PADMASANA – POSTURE DU LOTUS

Le lotus est une plante hautement symbolique. De la boue de la mare, elle s'extrait, pour former une feuille solide sur laquelle peut s'ouvrir la plus belle des fleurs sous le soleil. Incarnant à la perfection les quatre éléments, elle représente à elle seule tout notre chemin spirituel de la matière à l'éveil. Elle sera parfaite pour pratiquer rituels, respirations et concentration.

Pour la prendre :

1. Asseyez-vous au sol ou sur un coussin, jambes tendues devant vous.
2. Placez le cou-de-pied droit sur le haut de la cuisse gauche, puis le cou-de-pied gauche sur la cuisse droite. Vérifiez que les deux genoux sont bien déposés sur le sol et les hanches bien installées.

Prudence si vous ressentez toute gêne dans le bassin, les chevilles ou les genoux. Vous pouvez commencer par Ardha Padmasana, le demi-lotus, en ne positionnant qu'un seul des deux cous-de-pied sur la cuisse opposée, ou par Siddhasana, vue au-dessus (p. 79).

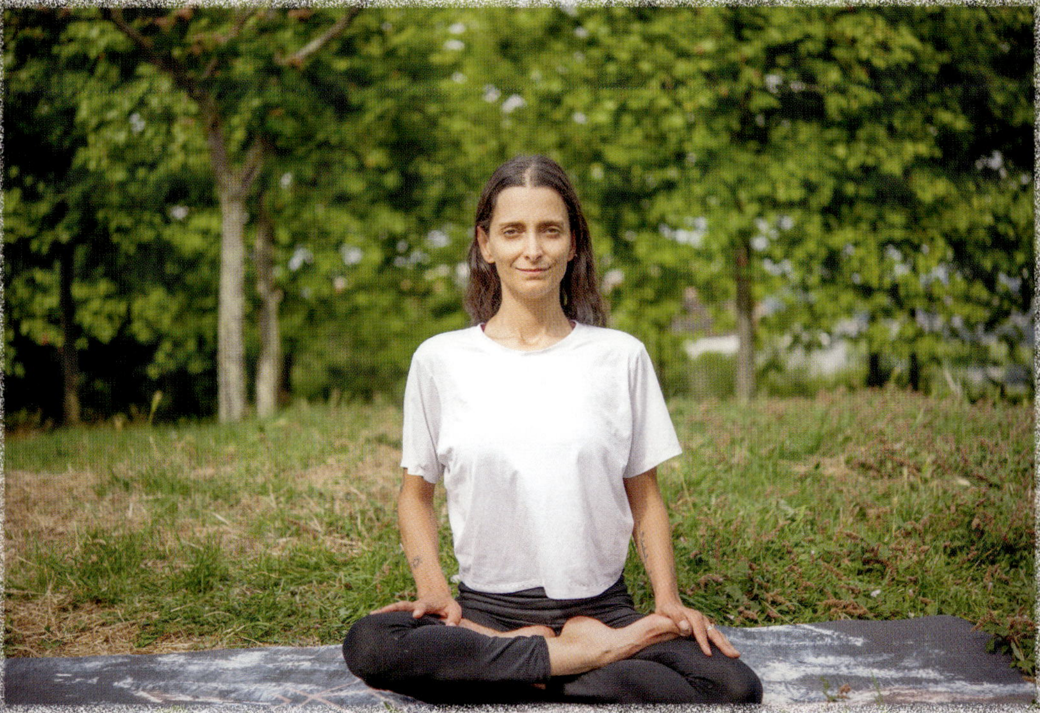

UPAVISTHA KONASANA – POSTURE DE L'ANGLE ASSIS

Beaucoup de patience et d'humilité sont nécessaires ici. Car cette posture se révèle différente selon les personnes, selon les situations, et même selon le moment de la journée où on la pratique ! Elle nous invite à lâcher prise sur ce à quoi nous voudrions que la posture ressemble, et à nous tourner profondément vers l'intérieur et ce souffle qui nous guidera peut-être vers plus de profondeur dans la flexion avant. Nous libérons les émotions stagnant dans la zone du chakra sacré, les hanches et les psoas, ces fameux « muscles de l'âme », réputés pour rester tendus suite à des chocs, des traumas ou des heurts profonds.

Pour la prendre :

1. Asseyez-vous au sol ou sur un coussin, jambes tendues devant vous.
2. Ouvrez votre jambe droite le plus possible à droite tout en gardant le buste de face. Puis faites de même avec la jambe gauche, de sorte à former un angle de 90 degrés (ou plus) avec vos jambes. Les orteils se dirigent vers la tête. Une inspiration vous fera étirer le dos et les bras, et une expiration vous aidera à vous plier en avant, à partir du bassin.
3. Gardez la poitrine ouverte, serrez légèrement les omoplates. Ne forcez pas pour descendre vers les jambes mais utilisez les expirations suivantes pour créer plus de relâchement, mais aussi plus de contrôle.

Prudence si vous vous sentez basculer vers l'arrière : la flexion avant risque d'être laborieuse. N'hésitez pas dans ce cas à écarter un peu la chair des fesses et des cuisses pour vous sentir bien à plat ; à remonter le sol vers vous grâce à des supports (coussins, couvertures) sous l'assise, les genoux ou le buste.

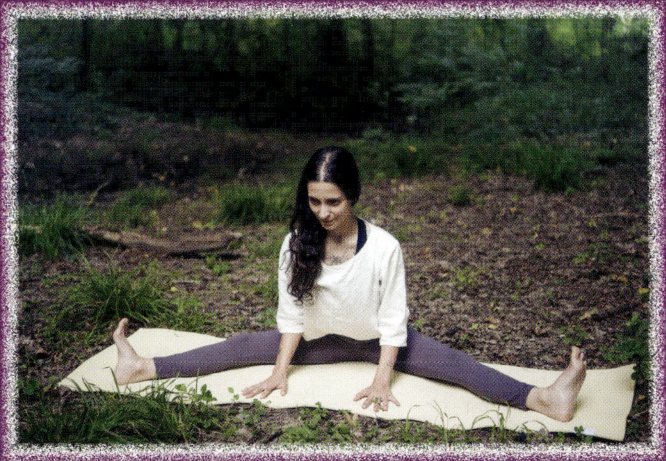

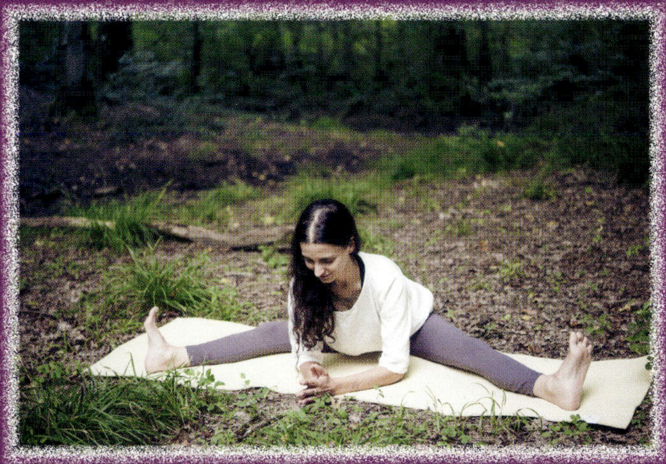

JANU SIRSASANA – POSTURE DE LA TÊTE AU GENOU

Cette posture est l'une des plus belles preuves de la nécessité d'équilibre gauche et droit, et des postures de yoga comme étant des pièges à énergie. En la prenant, nous formons une boucle avec notre corps, un circuit dans lequel l'énergie vitale va circuler d'une certaine manière. Ici, alors qu'humblement nous nous inclinons, nous la dirigeons vers la tête, vers le troisième œil, et nous laissons nos pensées aller, le calme nous envahir.

Pour la prendre :

1. Asseyez-vous au sol ou sur un coussin, jambes tendues devant vous. Ouvrez votre jambe droite le plus possible à droite tout en gardant le buste de face.
2. Puis, venez placer votre pied gauche à plat contre la jambe droite, là où cela vous semble juste entre le genou et le périnée. Inspirez pour vous tourner vers la jambe tendue et expirez pour vous plier vers elle à partir du bassin. Gardez le dos long.
3. Restez quelques souffles à observer la façon dont l'énergie circule, avant de vous déplier et de recommencer de l'autre côté.

Prudence si vous avez les genoux fragiles : préférez à cette posture d'autres flexions avant, comme la pince assise. N'hésitez pas à utiliser des accessoires : sangle pour rallonger les bras, coussin sous les fesses, couvertures roulées sous les genoux, traversin de yoga sous le buste…

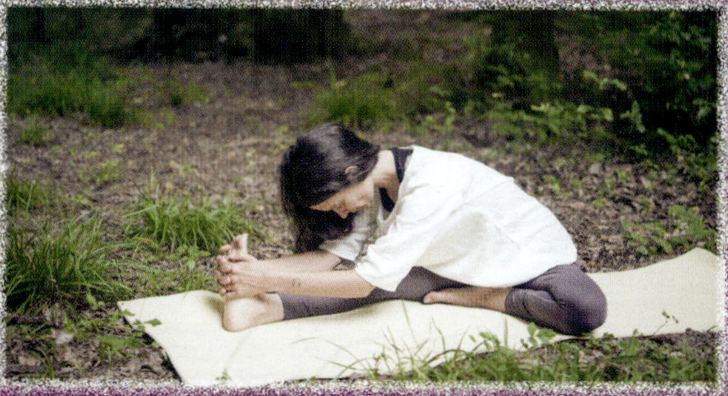

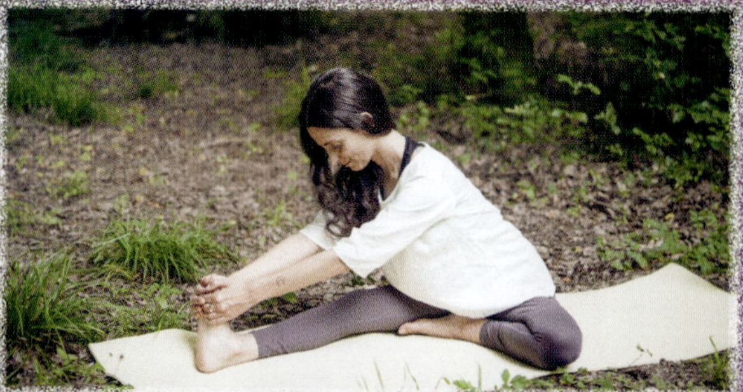

NAVANASA – POSTURE DE LA BARQUE

Pensez à l'Inde, et vous penserez probablement au Gange. Savez-vous qu'il y a en fait 7 rivières sacrées dans ce pays, qui considère l'eau comme purificatrice à tous les niveaux ? Dans la posture de la barque, votre corps prend la forme de la coque d'un bateau, voguant librement mais avec détermination vers la libération. De la détermination, il faut en développer pour tenir cette posture qui peut devenir intense pour nos muscles profonds, mais aussi pour notre ego.

Pour la prendre :

1. Asseyez-vous au sol, jambes repliées vers vous.
2. En allongeant toute la colonne, cherchez à décoller les orteils en trouvant votre équilibre sur le coccyx, puis tendez les bras parallèlement au sol et, peu à peu, essayez de tendre les jambes. Il est important de bien garder le dos long, actif mais sans douleur.

Soyez doux avec vos lombaires et vos cervicales. Vous pouvez démarrer dans cette posture avec les mains soutenant les cuisses, voire avec les avant-bras au sol en guise de soutien.

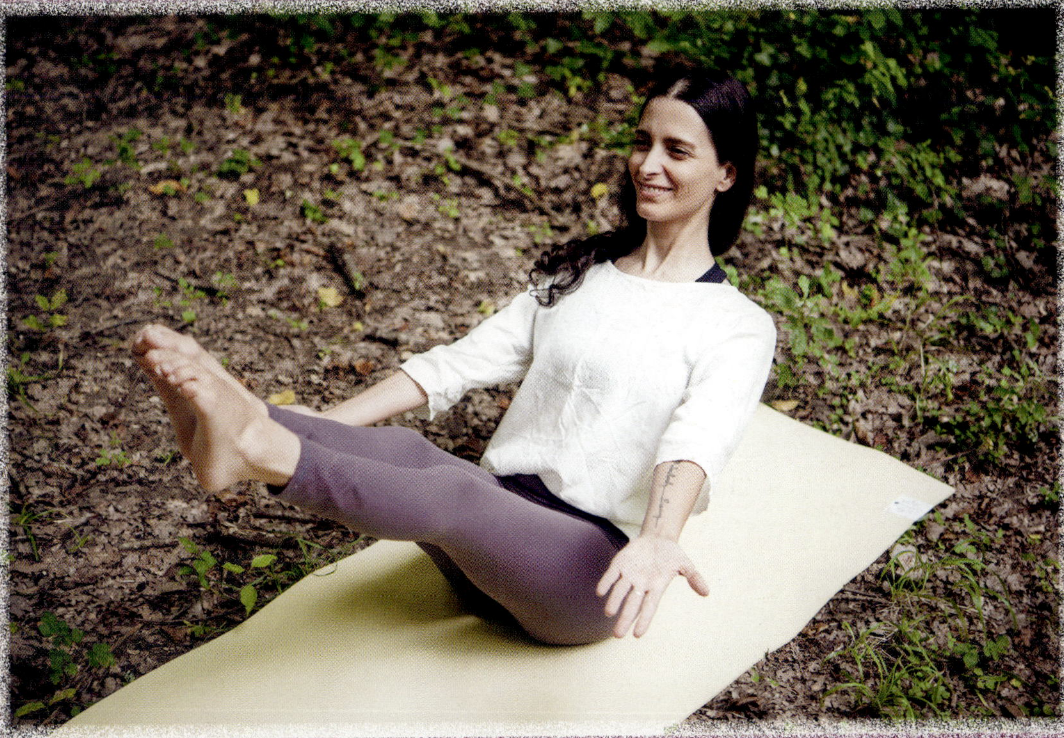

GOMUKHASANA – POSTURE DE LA TÊTE DE VACHE

La vache revêt elle aussi un caractère sacré pour les Indiens. Son calme, sa présence et tous les bienfaits qu'elle a procurés à l'humanité lorsque celle-ci en avait besoin sont vénérables. Le mot *go* (« vache ») est aussi présent dans les surnoms de Krishna : Venugopala (maître des vaches à la flûte), Govinda…

Pour la prendre :

1. Asseyez-vous au sol ou sur un coussin, jambes tendues devant vous. Amenez le talon du pied droit proche de la fesse gauche en superposant vos deux genoux. Restez dans cette version ou venez déposer délicatement le talon gauche à côté de la fesse droite. Vous formez ainsi le museau de la vache. Les bras peuvent rester le long du corps ou venir former les oreilles de l'animal.
2. Pour cela, inspirez en montant le bras gauche vers le ciel ; expirez en posant la main gauche paume vers les omoplates. Inspirez en roulant l'épaule droite vers l'arrière et utilisez l'expiration pour venir chercher l'autre main dans le dos (on peut s'aider d'une sangle).

Ne cherchez pas à vous précipiter. Observez attentivement les réponses de vos articulations et de vos muscles à la posture et adaptez-la si besoin.

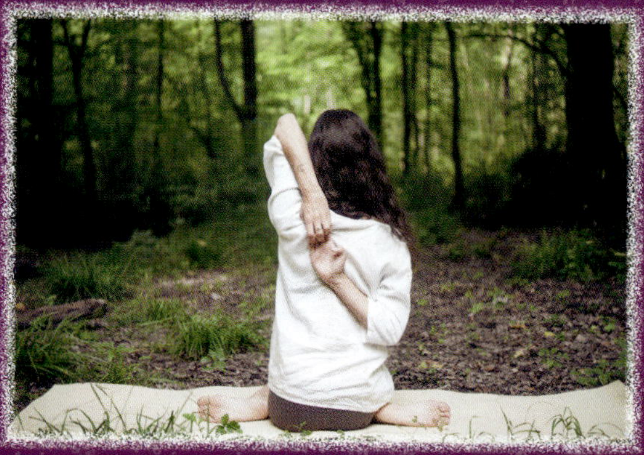

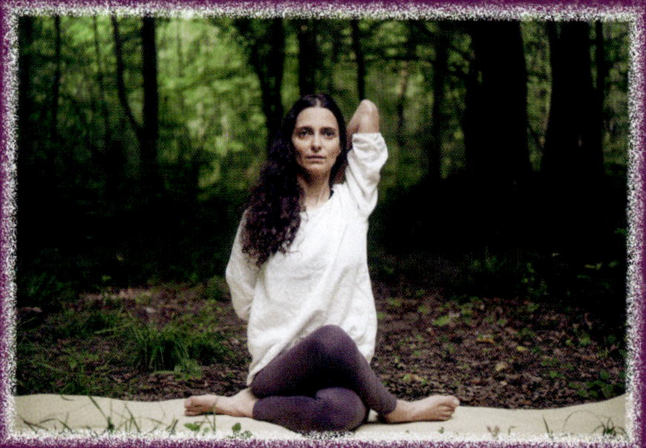

MARICHYASANA A – POSTURE DU SAGE MARICHI A

Marichi est l'un des fils de Bhrama, le dieu de la Création. Plus précisément, il fait partie des Prajapatis, êtres que Bhrama a fait naître de son esprit pour l'assister dans la création de l'univers selon sa vision. Cette posture lui fait honneur.

Pour la prendre :

1. Asseyez-vous au sol ou sur un coussin, jambes tendues devant vous. Pliez la jambe droite pour amener le pied droit à plat sur le sol, près du genou gauche. Utilisez une inspiration pour vous grandir et une expiration pour vous pencher en avant, vers la jambe tendue, dos droit, cou long.
2. Si l'espace est suffisant dans vos hanches et vos épaules aujourd'hui, vous pouvez essayer d'enrouler votre bras droit autour de la jambe droite (poignet vers la hanche droite), et votre bras gauche dans le dos, comme pour faire se rejoindre les deux mains. Mais rappelez-vous d'invoquer votre patience : la création de cet espace peut demander du temps.

Pour quitter la posture après quelques souffles, laissez les bras revenir en place et plongez sur une inspiration pour remonter le dos droit. Après une pause jambes tendues, répétez de l'autre côté.

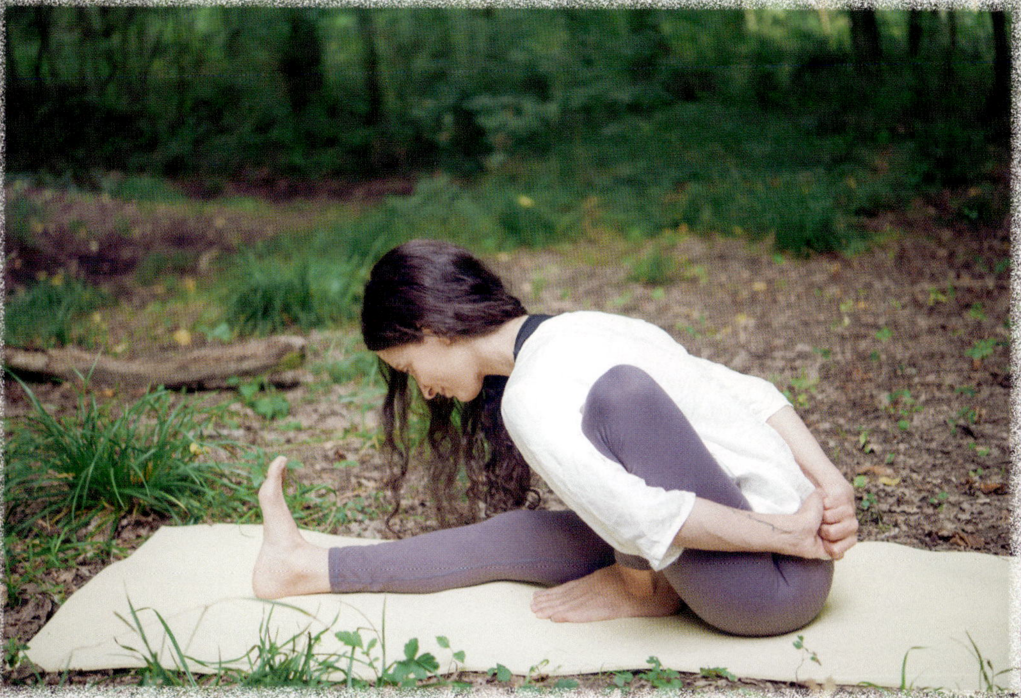

MARICHYASANA B – POSTURE DU SAGE MARICHI B

C'est la deuxième posture consacrée à ce grand sage.

Pour vous y installer :

1. Asseyez-vous au sol ou sur un coussin, jambes tendues devant vous. Pliez la jambe droite pour amener le pied droit à plat sur le sol, près du genou gauche.
2. Puis pliez aussi l'autre jambe et glissez le pied gauche entre le talon droit et la fesse droite. Utilisez une inspiration pour vous grandir et une expiration pour vous pencher en avant vers le sol, dos droit, cou long.
3. Si l'espace est suffisant dans vos hanches et vos épaules aujourd'hui, vous pouvez essayer d'enrouler votre bras droit autour de la jambe droite (poignet vers la hanche droite) et votre bras gauche dans le dos, comme pour faire se rejoindre les deux mains.
4. En temps voulu, peut-être le cou-de-pied gauche se posera-t-il par-dessus la cuisse gauche, en Ardha Padmasana, soit « demi-lotus ». Mais là aussi, prenez votre temps, ne forcez jamais votre corps à se contorsionner pour une prétendue posture parfaite, rappelez-vous que la posture juste est celle dans laquelle vous ressentez stabilité et confort aujourd'hui.
5. Pour quitter la posture après quelques souffles, laissez les bras revenir en place et plongez sur une inspiration pour remonter le dos droit. Après une pause jambes tendues, répétez de l'autre côté.

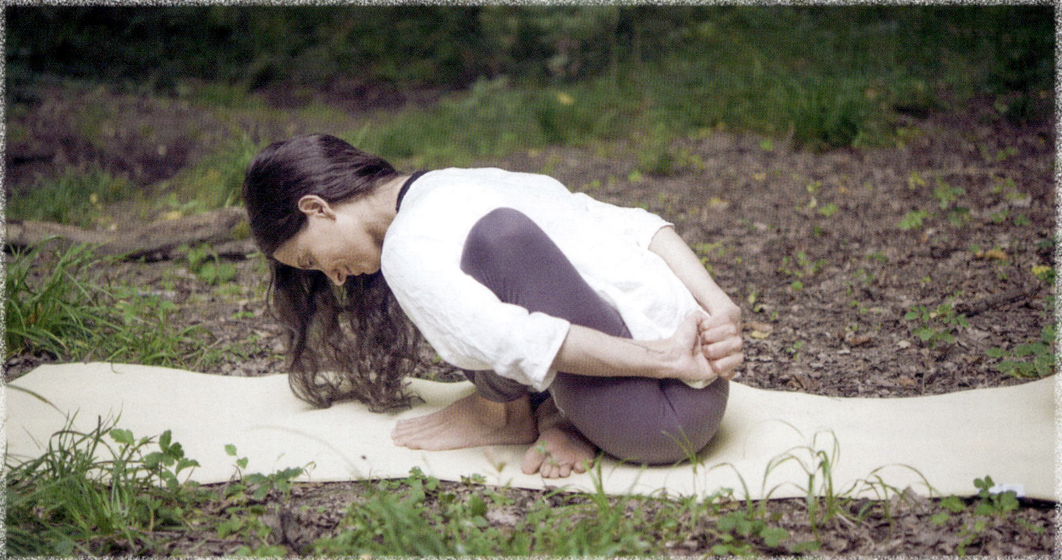

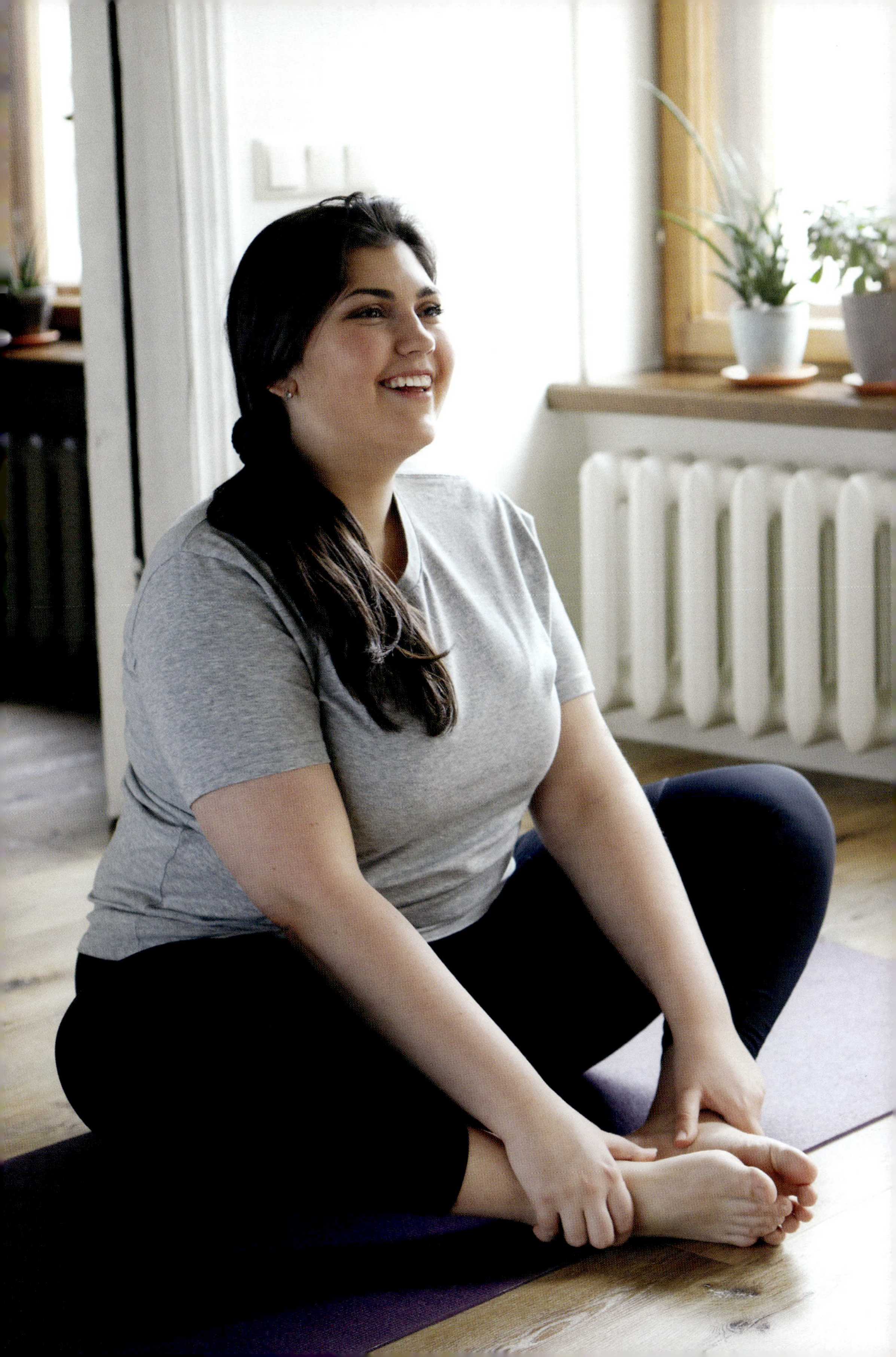

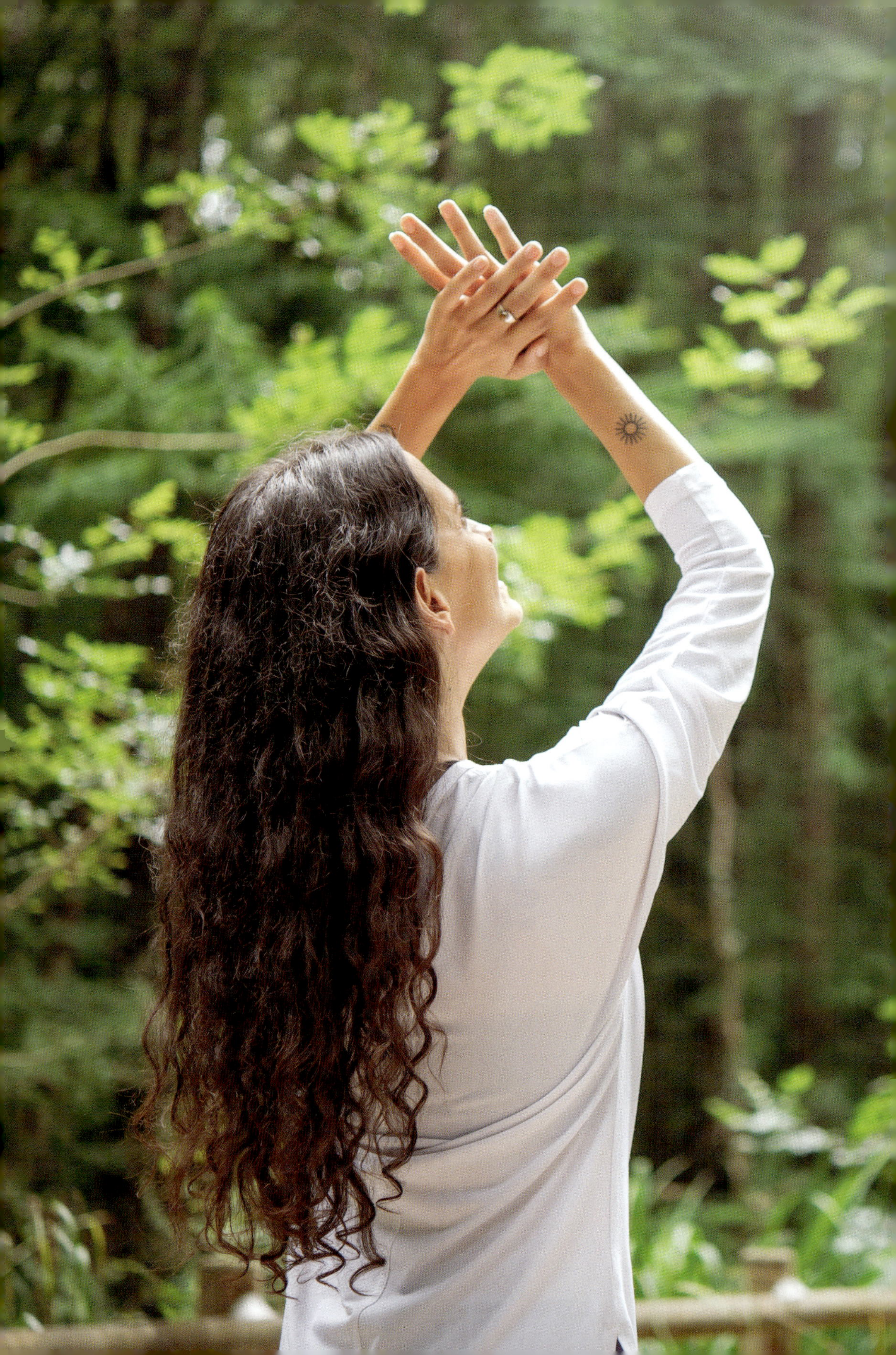

POSTURES DEBOUT

Les postures debout nous aident à affirmer notre connexion à la fois à la terre et au cosmos, à l'infiniment petit et l'infiniment grand. Tels de parfaits fusibles entre les deux. Toujours accompagné, toujours soutenu – jamais seul.

SOMMAIRE

POSTURE DEBOUT DE BASE : TADASANA – POSTURE DE LA MONTAGNE

Nous n'y sommes pas juste « debout », mais nous y formons une ligne droite, un lien entre terre et ciel. Les deux pieds sont bien plantés dans le sol, la tête tirée vers le haut comme par un fil. Un beau courant d'énergie parcourt l'avant du corps, nous allégeant. Et descend par l'arrière du corps en nous ancrant. Le regard fixé vers l'horizon ou les yeux fermés, nous sommes ici, maintenant, concentrés, présents.

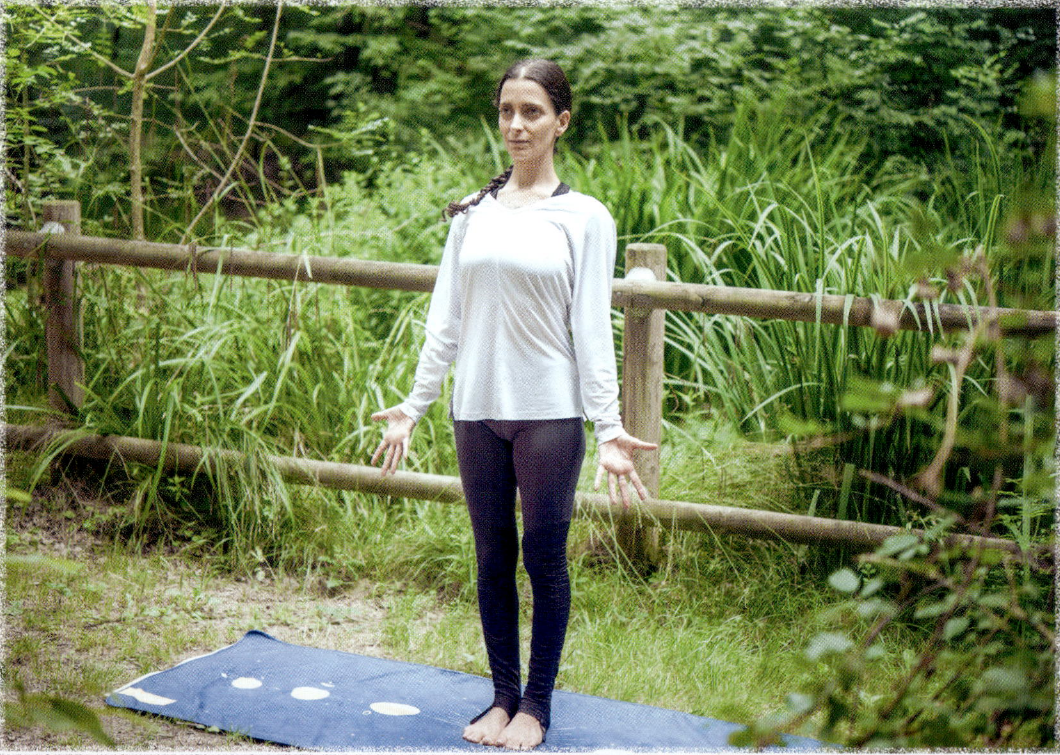

URDHVA HASTASANA – POSTURE DU SALUT VERS LE HAUT

Cette posture est un salut profond à tout ce qui est grâce au soleil qui permet la vie, qui nous réchauffe, qui attise notre feu intérieur. Un salut à notre nature profonde, à notre présence parfaite ici et maintenant, entre la terre et le ciel, l'incarnation et le divin, le corps et l'esprit, le matériel et le spirituel.

Pour la prendre :

1. Une fois en Tadasana, serrez les deux gros orteils, alourdissez vos talons et votre coccyx.
2. En expirant, joignez les mains devant le cœur et sentez profondément votre ancrage. À l'inspiration qui suit, montez les mains vers le ciel, bras tendus.
3. En tenant l'air, poumons pleins, vous pouvez diriger votre regard vers le ciel également et, en allongeant la colonne, pousser légèrement les hanches en avant.
4. Lorsque vous avez besoin d'expirer, déposez à nouveau les mains sur le cœur et savourez.

Prudence si vos lombaires ou vos cervicales sont fragiles : gardez le regard droit devant et ne cambrez pas trop, voire pas du tout.

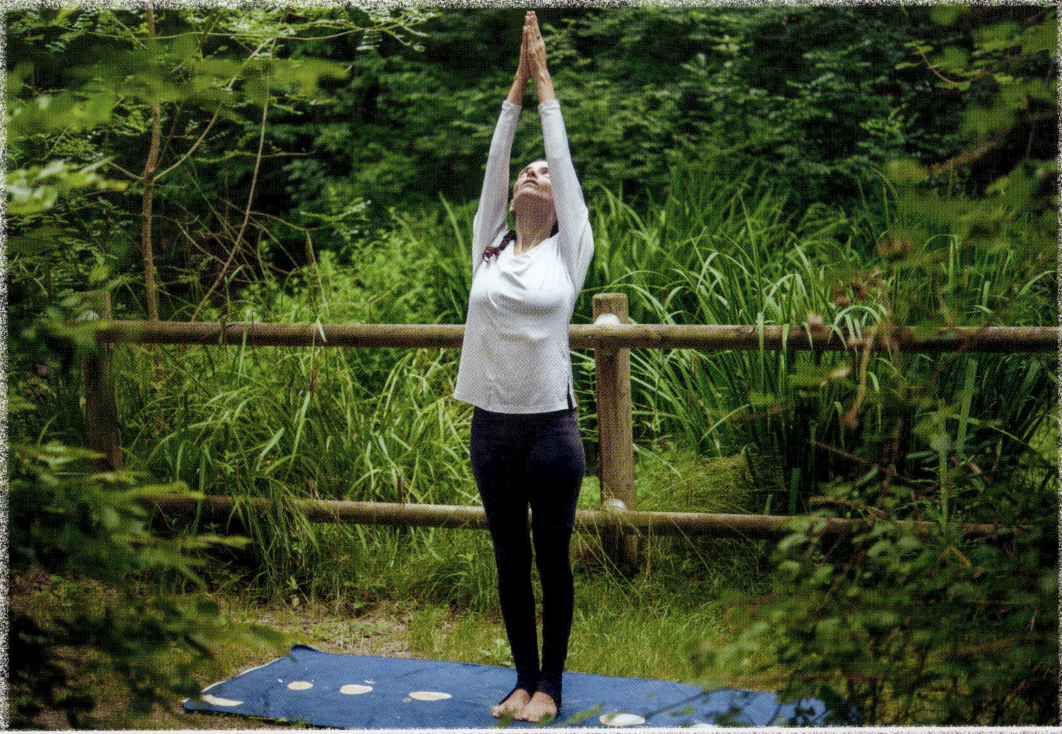

INDUDALASANA – POSTURE DU BOUT DE LUNE (DITE « DU CROISSANT DEBOUT »)

La lune, astre sacré dans la pratique yogique, revêt de nombreux noms sanskrits (Indu, Chandra, Soma...) et de nombreuses formes dans l'énergie, le souffle et le corps. Ici, nous incarnons la phase où sa lumière est la plus fine. Le croissant de toutes les possibilités.

Pour la prendre :

1. Une fois en Tadasana, serrez les deux gros orteils, alourdissez vos talons et votre coccyx.
2. En expirant, joignez les mains devant le cœur et sentez profondément votre ancrage. À l'inspiration qui suit, montez les mains vers le ciel, bras tendus.
3. Expirez en penchant légèrement à gauche de sorte à allonger le flanc droit sans compresser la taille. Regardez vers le ciel au-delà de vos bras. Tenez autant que c'est agréable et remontez sur une inspiration.
4. Expirez en déposant les mains devant le cœur, les bras le long du corps, ou en lâchant le buste vers les jambes en pince debout.
5. Dépliez ensuite le dos pour répéter la posture de l'autre côté.

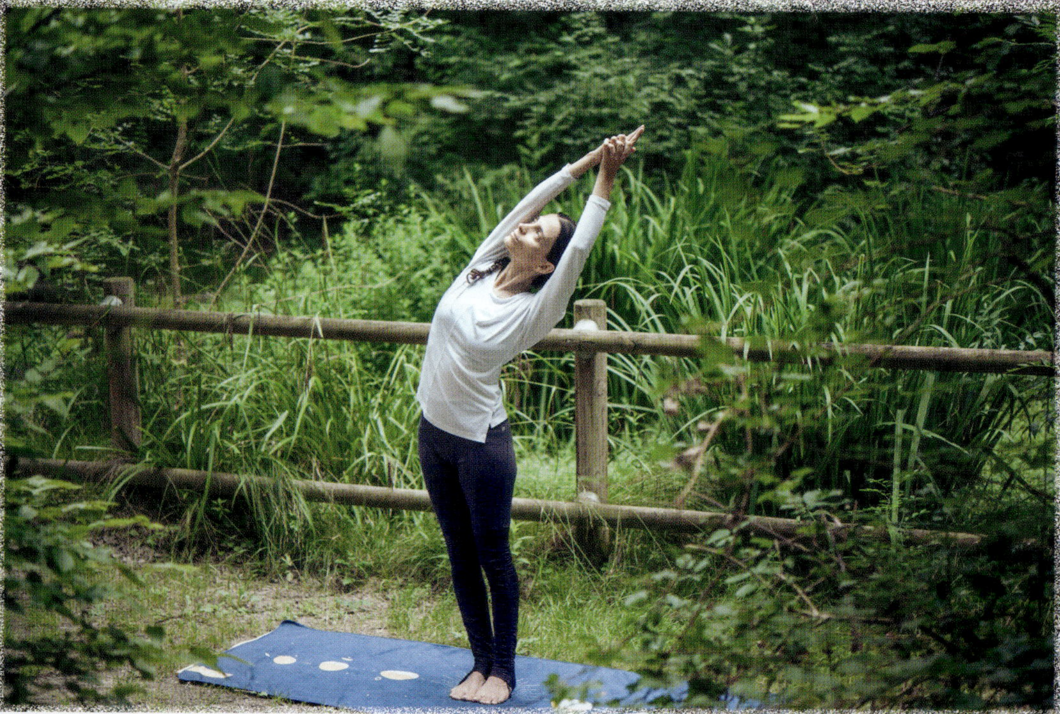

UTKATASANA – POSTURE FÉROCE (DITE « DE LA CHAISE »)

Nous ne connaissons que trop bien les chaises, fauteuils, canapés sur lesquels nous passons beaucoup de temps ! Ici, il s'agit d'un autre type de chaise : une chaise hautement symbolique, un trône, même ! Dans lequel nous reprenons le pouvoir qui nous est dû.

Pour vous installer dans la posture de la chaise :

1. Rapprochez vos deux gros orteils et laissez un peu d'espace entre vos talons. Inspirez en montant les bras vers le ciel, bien tendus.
2. Expirez en vous asseyant sur votre trône imaginaire, le bassin aussi bas et le dos aussi droit que possible, les bras dans l'axe du buste et le regard vers le sol. Le coccyx est dirigé vers un bout de la diagonale, le sommet du crâne vers l'autre. Respirez profondément dans cet axe et cherchez le confort dans l'effort, toujours.
3. Après plusieurs souffles, vous pouvez expirer pour plonger en avant, tendre les jambes, lâcher la tête vers le sol et vous détendre.

Soyez à chaque seconde attentif à vos articulations, vos lombaires et vos cervicales. Ne cherchez pas à tout prix des sensations fortes et intenses. Une belle présence, une concentration sur la circulation de l'énergie et de la subtilité peuvent parfois faire toute la différence.

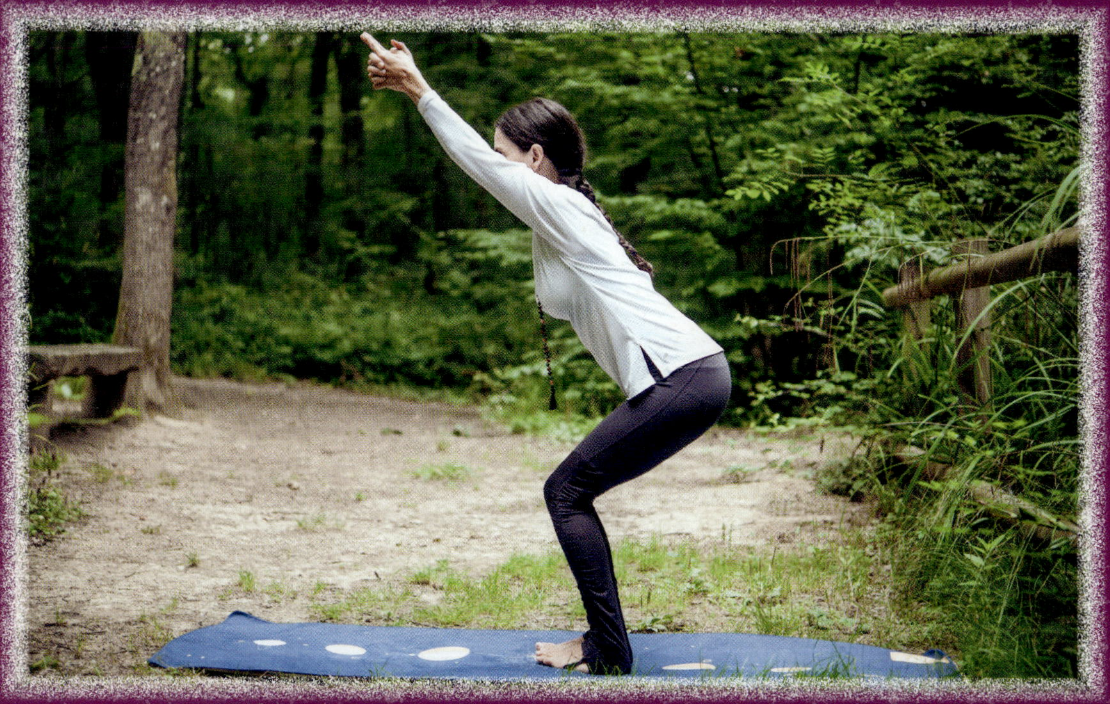

VIRABHADRASANA 1 – POSTURE DU GUERRIER 1

Virabhadra, qui donne son nom à cette posture, est connu comme étant l'un des avatars du dieu Shiva. Il serait né après le mariage de Shiva avec sa première femme, Sati. Le père de la mariée, Daksha, ayant préféré qu'elle se marie avec un riche prince plutôt qu'un ascète comme Shiva, ne manquait jamais de critiquer cette union dans le dos de sa fille. Lorsqu'elle l'apprit, Sati fut peinée, humiliée, et se jeta dans le feu pour prouver son amour et sa dévotion envers Shiva. Alors Shiva, de rage, s'arracha une mèche de cheveux qui, lorsqu'elle toucha le sol, donna naissance à Virabhadra, un puissant guerrier qu'il envoya immédiatement venger Sati. Ici, la posture symbolise Virabhadra sortant de terre juste en face de Daksha, avec force et détermination.

1. Pour la prendre, depuis Tadasana, ancrez votre pied gauche et faites un grand pas en arrière avec votre pied droit. Assurez-vous que la jambe gauche reste pliée, genou au-dessus de la cheville, et que la jambe droite est tendue sans gêne. Le buste devrait être le plus possible face à l'avant du tapis. Si vous sentez un blocage dans les hanches, n'hésitez pas à « jouer » avec le placement des pieds : du moment qu'ils sont bien ancrés sur toute leur surface, ils peuvent s'écarter en quittant l'axe central du tapis, et les orteils peuvent prendre un angle vers l'extérieur.
2. Sur une inspiration, les bras montent et encadrent la tête. Les mains peuvent être jointes, les doigts peuvent s'entrelacer, laissant les index pointer le ciel ; ou, pour plus de confort, les bras peuvent s'écarter. Le tout est de rester bien présent, actif dans la posture, et d'y trouver de l'aisance.
3. Bien sûr, après quelques souffles, vous pourrez revenir dans la posture de la montagne, ou toute autre posture de repos, avant de faire l'autre côté.

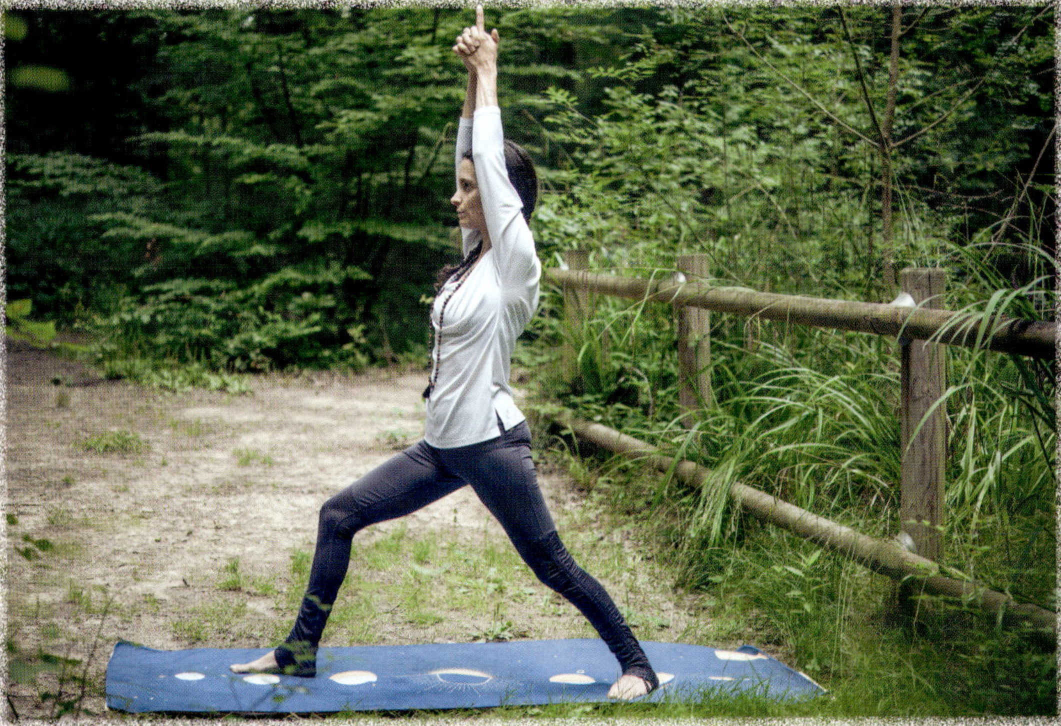

VIRABHADRASANA 2 – POSTURE DU GUERRIER 2

Après avoir levé les bras au ciel, Virabhadra arme ses deux féroces épées. Il vise sa victime et… (attention, violence) lui tranche la tête pour se venger. (Vous pourrez suivre l'épopée de Daksha dans la partie sur les postures d'équilibre avec la posture du guerrier 3.)

Pour la prendre :

1. Depuis Tadasana, ancrez votre pied gauche et faites un grand pas en arrière avec votre pied droit, qui se posera de façon parallèle au pied de devant. Le genou gauche se pliera juste au-dessus de la cheville et le buste sera parallèle aux bords longs du tapis. Enfin, les bras se tendront dans le prolongement des épaules, parallèles avec le sol.
2. Si les cervicales l'acceptent, le regard peut se placer au-delà des doigts de la main gauche ; sinon, gardez le cou dans l'alignement de la colonne vertébrale. Sentez ici toutes les oppositions qui sont à l'œuvre, et comment depuis votre centre stable la force rayonne : ancrage vers le bas, légèreté vers le haut, expansion vers les côtés…
3. Après plusieurs souffles lents et profonds, votre regard fixe et votre esprit concentré pourront faire une pause en revenant en montagne, et vous répéterez les instructions de l'autre côté.

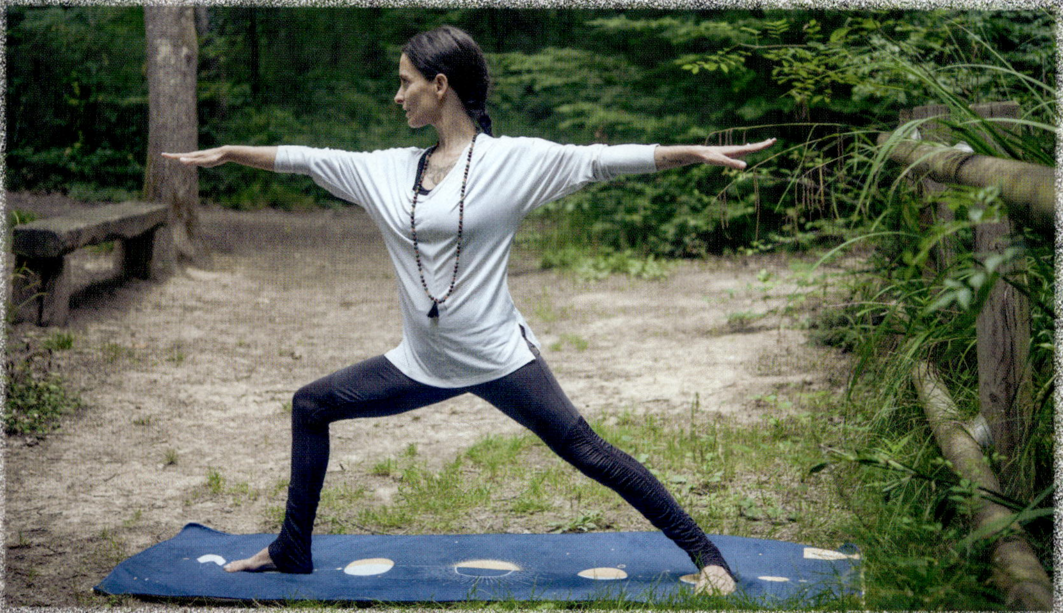

UTTHITA TRIKONASANA – POSTURE DU TRIANGLE ÉTIRÉ

Le chiffre 3 est un symbole sacré dans bien des cultures. Dans la tradition yogique, il renvoie, entre autres choses, à la trinité hindoue : Bhrama, Vishnu et Shiva, aux trois phonèmes du mantra « Aum », aux trois qualités de la matière : Tamas, l'inertie, Rajas, l'action, et Sattva, l'harmonie.

Pour la prendre :

1. Écartez les pieds plus largement que les hanches. Tournez le pied droit vers la droite et fermez le pied gauche en alignant vos deux talons.
2. Inspirez en amenant les bras parallèles au sol. Expirez en poussant les hanches vers la gauche du tapis et en envoyant les côtes droites vers la cuisse droite.
3. Tandis que le bras gauche se tendra vers le ciel, la main droite reposera doucement au choix sur la cuisse, le tibia, la cheville droite, sur le tapis ou un support. Elle pourra aussi léviter. Essayez de garder le buste bien perpendiculaire au sol, tourné vers la gauche du tapis et le cœur ouvert, quitte à remonter votre main droite pour trouver plus d'espace.

Trikonasana, comme les autres postures, s'apprivoise avec le temps et la pratique. Pensez à la réaliser de l'autre côté avec la même attention, la même durée et le même non-jugement.

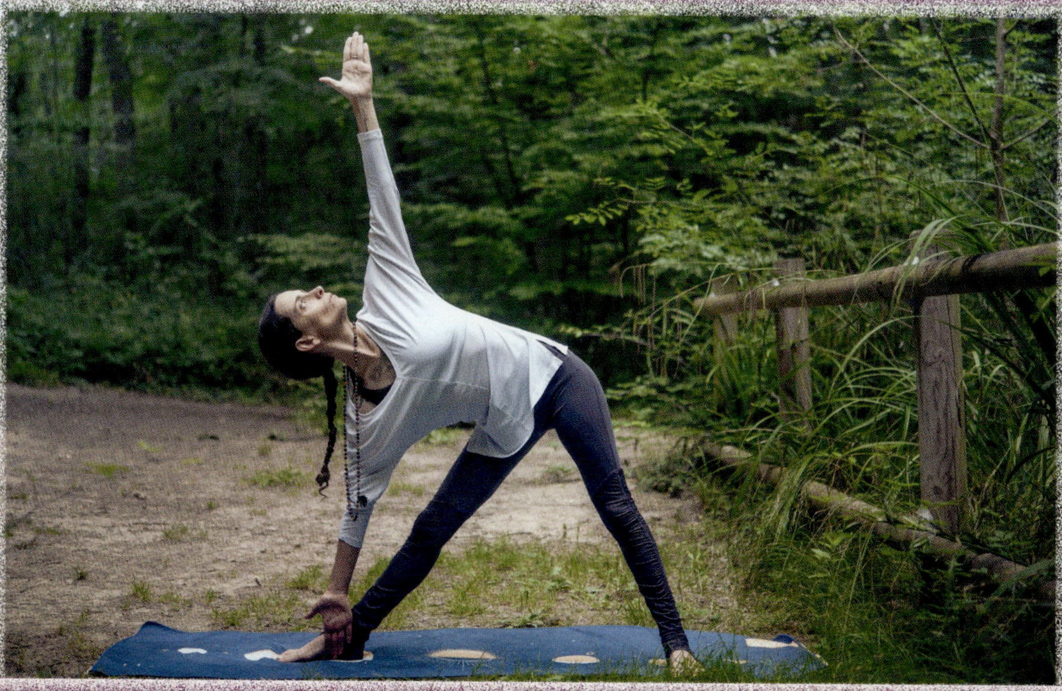

UTTHITA PARSVAKONASANA – POSTURE DE L'ANGLE FLÉCHI ET ÉTIRÉ

Toutes les postures des triangles sont des asanas puissantes pour l'éveil de l'énergie vers les chakras supérieurs, mais aussi pour l'équilibre du corps physique, qu'elles nous permettent d'habiter pleinement.

Pour la prendre :

1. Depuis le triangle (voir posture précédente), pliez le genou droit pour le placer juste au-dessus de la cheville droite.
2. Essayez d'aligner tout le côté gauche dans une puissante diagonale depuis le talon gauche jusqu'au bout des doigts en plaçant votre bras gauche au-dessus de votre oreille. Le bras droit, quant à lui, peut reposer légèrement sur la cuisse. La main peut se poser à l'extérieur du pied droit, sur le tapis ou un support – elle peut aussi léviter.

Veillez à ne sentir aucune gêne dans les hanches et à bien ancrer les deux pieds pour former une base solide. Amenez le souffle dans tout le côté gauche quelques instants. Pour quitter la posture, il va vous falloir essayer d'invoquer tout votre ancrage, votre souffle, votre équilibre, votre énergie. Ensuite, répétez-la de l'autre côté.

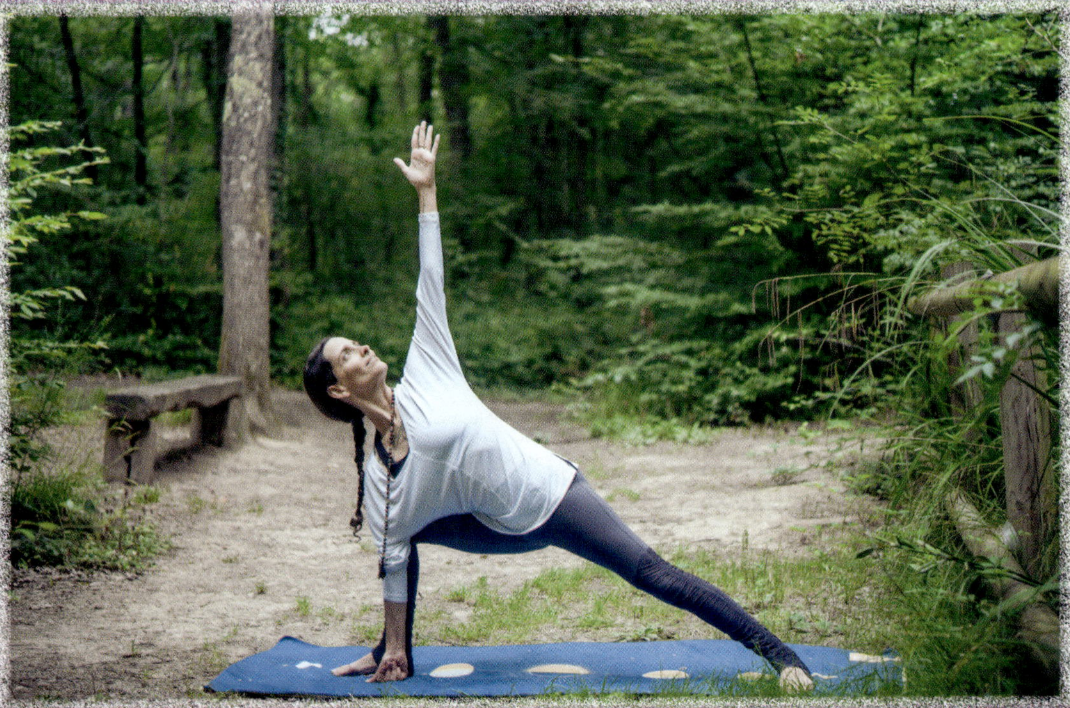

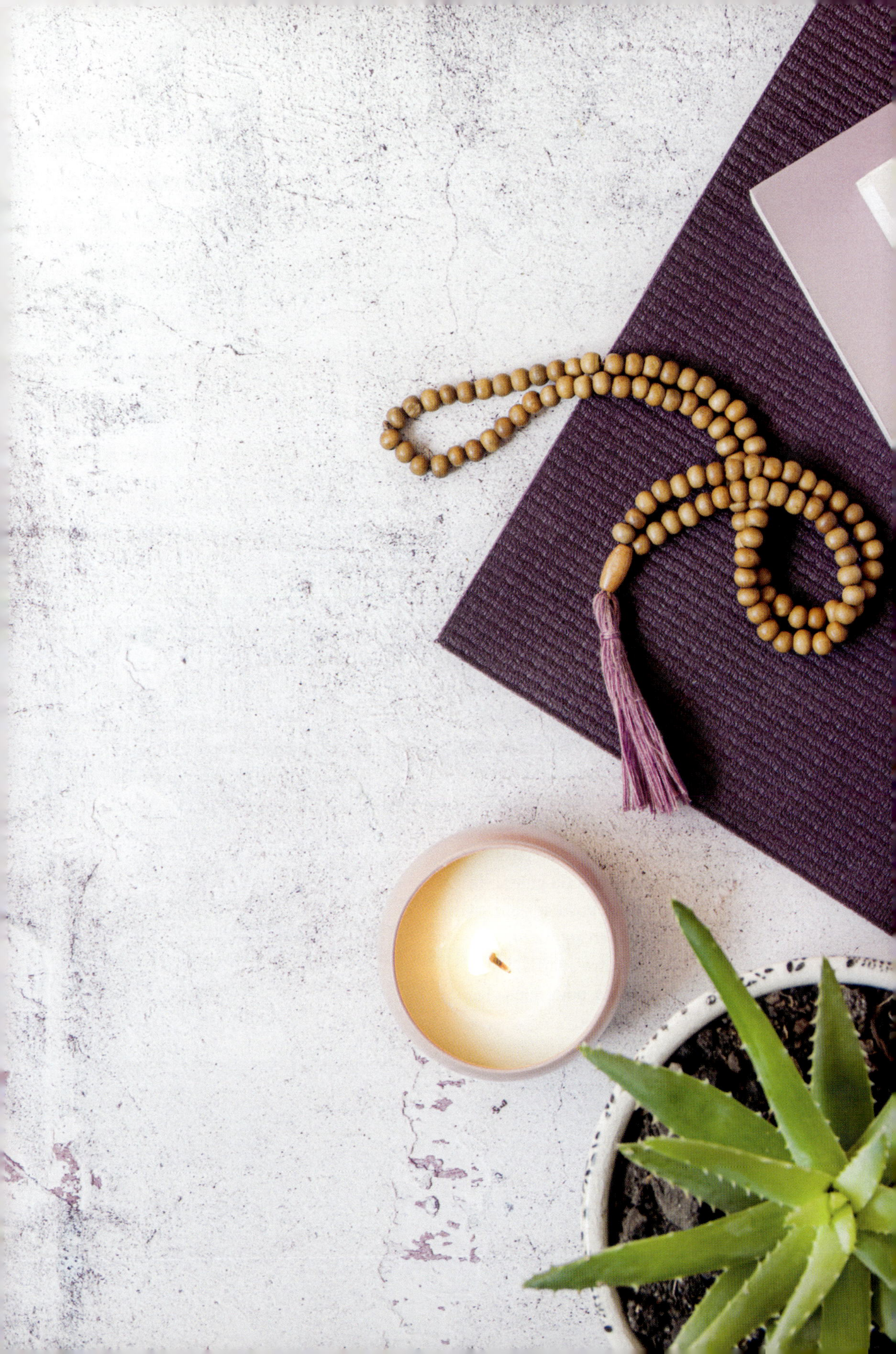

MALASANA – POSTURE DE LA GUIRLANDE

La « guirlande », ici, c'est le mala, ce collier sacré comprenant 108 perles. Les yogis l'utilisent pour la pratique de japa, qui consiste à répéter un mantra, opérant le décompte en faisant rouler les perles une à une vers soi avec son pouce droit. Dans cette pratique, il n'est pas question d'ego, de début ou de fin, mais bien du cycle infini de la vie : une fois les 108 perles déroulées, nous ne dépassons pas la plus grande et la plus belle perle, dite « du guru », mais nous retournons le mala : le guru nous apprend alors à recommencer notre travail sans relâche, en nous défaisant peu à peu des empreintes du passé. C'est la même idée ici dans la guirlande : nous y activons Apana Vayu, le courant d'élimination, tout en augmentant notre présence à notre souffle, nos émotions, nos pensées, pour mieux les transcender.

Pour la prendre :

1. Écartez les pieds un peu plus largement que les hanches, orteils légèrement tournés vers l'extérieur.
2. Baissez les fesses jusqu'à vous accroupir, les talons au sol ou décollés, les fesses vers le sol ou posées sur un support.
3. Si les mains ne vous sont pas nécessaires pour maintenir votre équilibre, vous pouvez les placer en prière devant le cœur. Les coudes à l'intérieur des cuisses pourront alors repousser gentiment les genoux vers l'extérieur.

N'hésitez pas au début à vous asseoir sur une brique de yoga ou directement sur le sol. Vous pouvez également soutenir vos talons avec une couverture roulée.

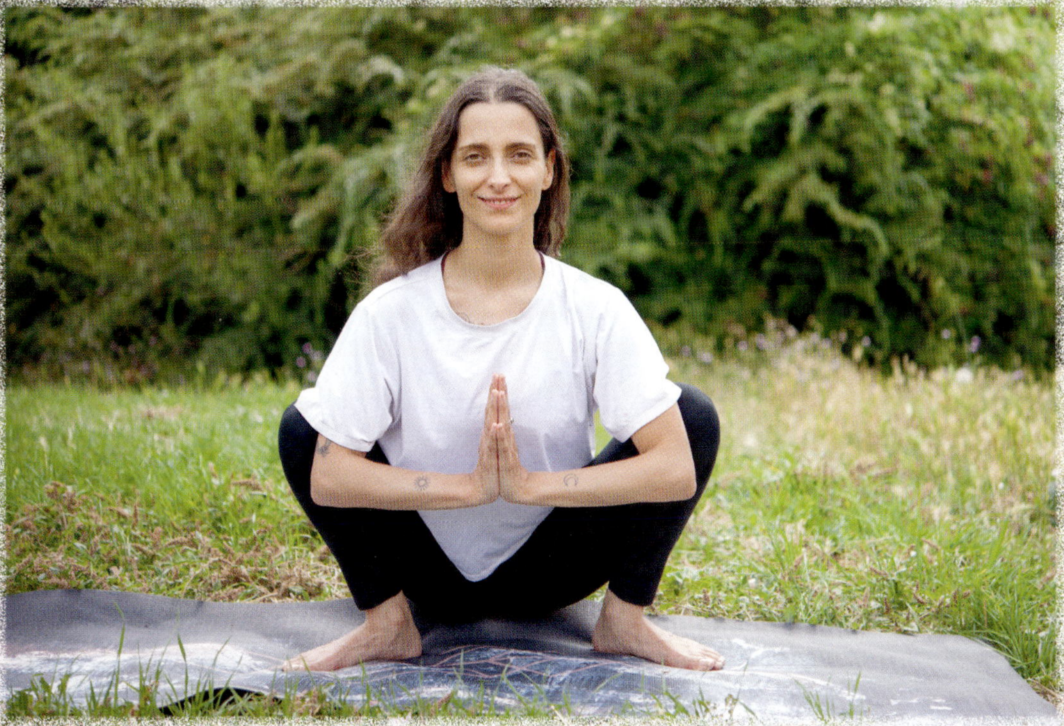

DEVIASANA – POSTURE DE LA DÉESSE

Devi est un qualificatif qui désigne toutes les divinités féminines du panthéon hindou. C'est aussi le nom qui est utilisé dès que l'énergie féminine divine est présente. Maha Devi, « la Grande Déesse », est celle qui les regroupe toutes : la Mère divine. Cette posture représente donc tout à la fois l'amour de Parvati, l'abondance de Lakshmi, la puissance de Durga…

Pour la prendre :

1. Écartez les pieds plus largement que les hanches, de sorte que les genoux ne dépassent pas les chevilles lorsque vous les pliez. Les orteils sont tournés vers l'extérieur.
2. Inspirez en montant les bras au ciel, expirez en baissant les fesses et en pliant genoux et coudes plus ou moins à 90 degrés. Le dos reste droit, comme s'il glissait le long d'un mur, et la colonne s'allonge dans les deux directions.
3. Continuez à canaliser votre souffle, calmement et amplement, tout en profitant de la puissance de la posture. Pour évoquer Kali, la féroce déesse de la Destruction et de la Libération, vous pouvez expirer langue sortie, exprimant un rugissement avec votre souffle !

Tout le corps est actif dans la posture, mais sans souffrance. Vous pouvez doser son intensité en baissant plus ou moins le bassin. Vous pouvez également inciter l'énergie à circuler en bougeant, presque en dansant dans la posture, bougeant la tête, les bras, le buste, de façon intuitive. Pour contrer l'ouverture du bassin, n'hésitez pas à la faire suivre de Balasana, que nous verrons dans la partie suivante (p. 116).

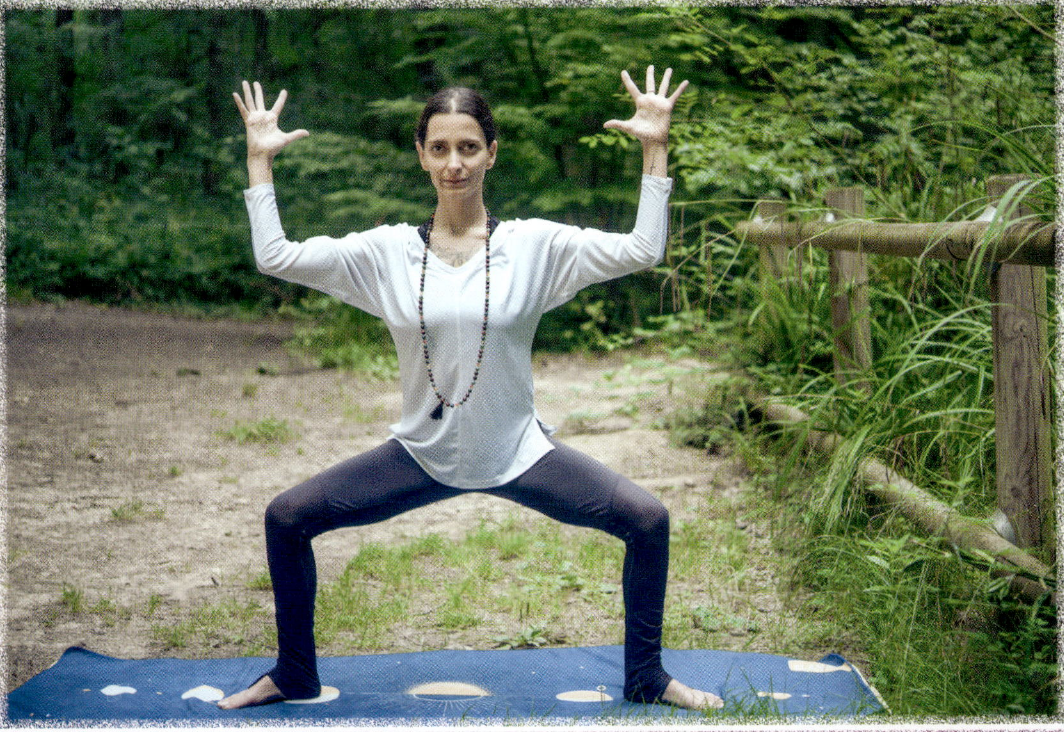

PARSVOTTANASANA – POSTURE INTENSE D'ÉTIREMENT LATÉRAL (DITE DE LA « PYRAMIDE »)

Elle n'usurpe pas son nom, car les sensations peuvent y être fortes : étirement, ancrage, équilibre, sont les piliers de cette posture effectivement intense qui renforce tout le corps.

Pour la prendre :

1. Depuis Tadasana, reculez le pied droit jusqu'à ce qu'il puisse se poser de façon stable : aligné ou non avec le pied gauche, à plat ou sur la demi-pointe.
2. Une fois vos fondations posées, inspirez en montant les bras au ciel et expirez en descendant vers la jambe gauche, buste droit, bras tendus. Le ventre va vers la cuisse, la poitrine vers le genou et la tête vers le tibia. Vos mains seront là pour vous aider à conserver un bel équilibre : vous pouvez les poser sur vos jambes, sur le sol ou sur un accessoire (briques, coussin…).
3. Lorsque vous aurez l'ancrage nécessaire, vous pourrez décoller les mains et les amener en prière devant le cœur, voire en prière inversée dans le dos.

N'oubliez pas, après une pause pour observer les sensations et savourer, de répéter la posture de l'autre côté.

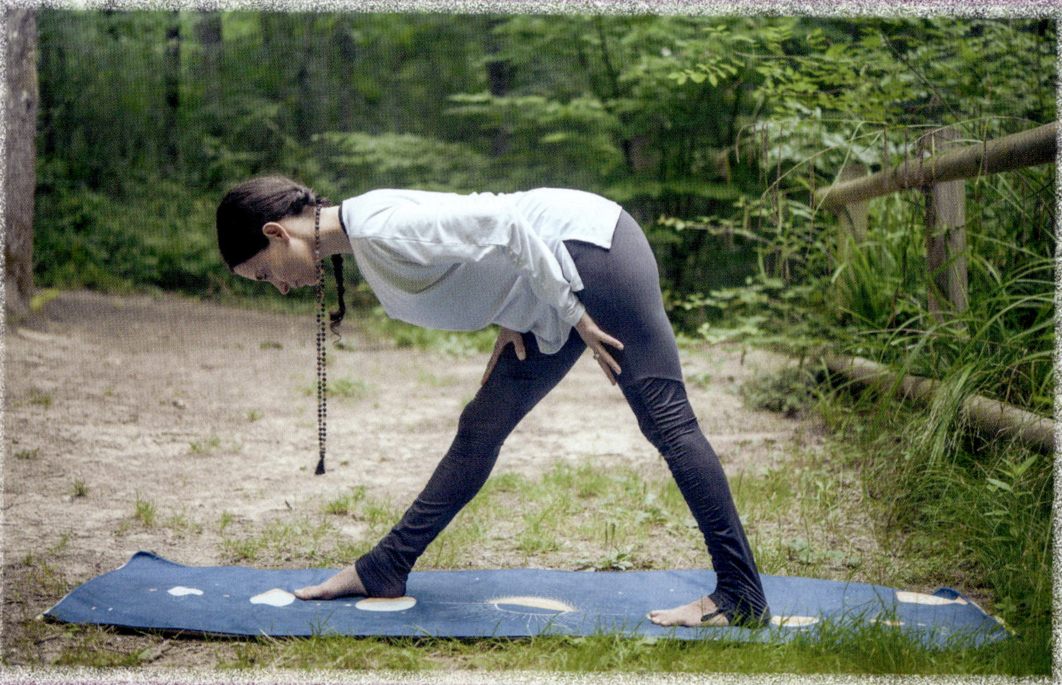

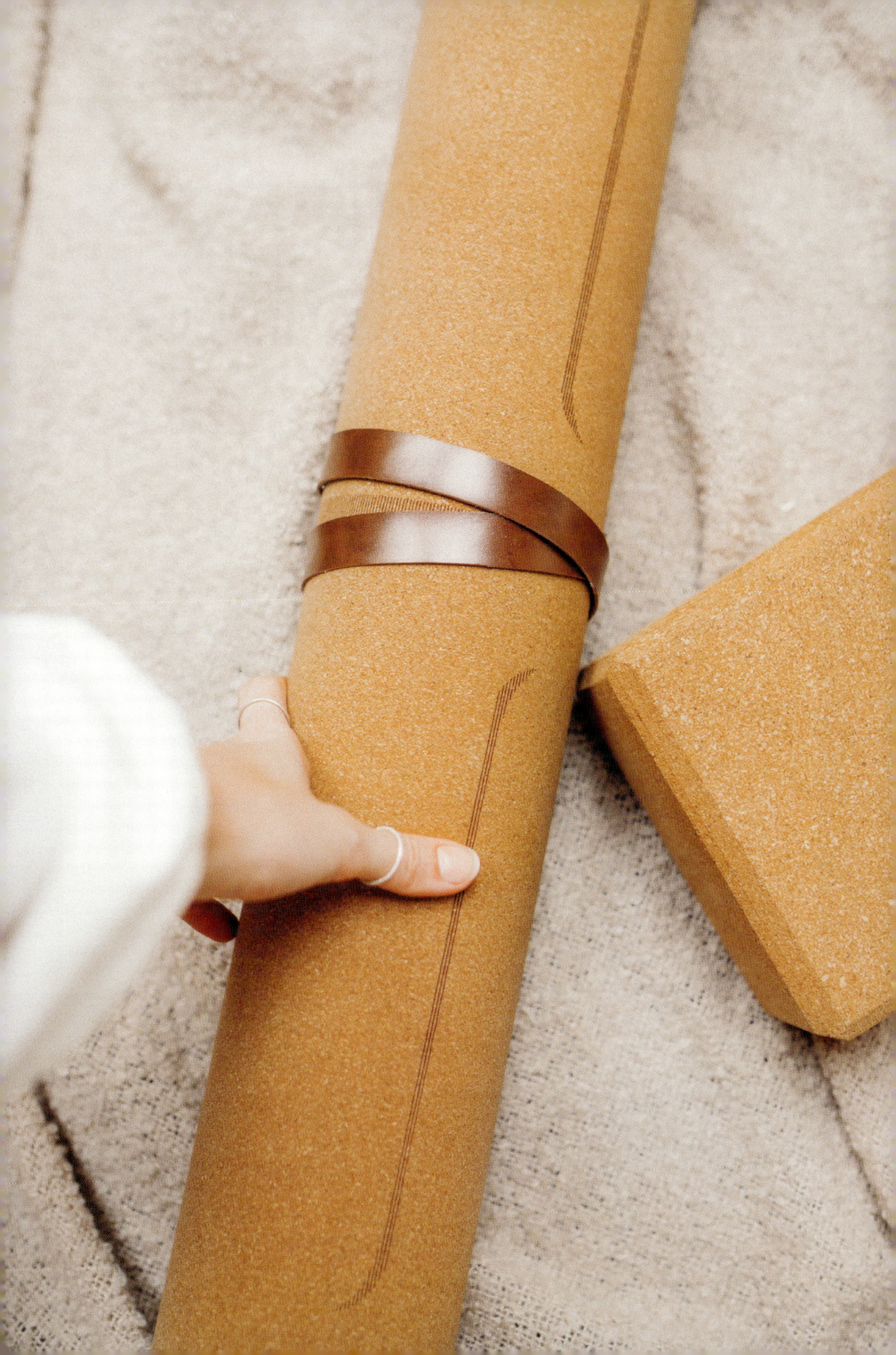

PARIGHASANA – POSTURE DE LA CHARNIÈRE

Observons un instant le but d'une charnière, qui est double : elle permet de tenir quelque chose fermé, tout en prévoyant son ouverture prochaine. Qu'est-ce qui, en cet instant, peut être déterminant pour votre avancée sur le chemin du yoga ? À quoi souhaitez-vous ouvrir la porte ? Quel espace voulez-vous dégager, libérer, investir ? Et ensuite ? Qu'allez-vous laisser derrière vous une fois le portail refermé ? Quelle ardeur allez-vous mettre à défaire les verrous et découvrir les secrets qui résident de l'autre côté ?

Pour vous y installer :

1. Commencez par vous mettre à genoux, les fesses décollées du sol. En gardant le genou gauche juste au-dessous de la hanche gauche, étirez la jambe droite vers le côté droit et posez la plante du pied bien à plat sur le sol, orteils pointant vers l'avant.
2. Placez votre main droite sur la cuisse droite. Inspirez en montant le bras gauche vers le ciel, biceps proche de votre oreille gauche. Expirez en penchant autant que possible les côtes vers la jambe droite. Les deux bras sont tendus, l'un au-dessus de l'oreille, l'autre le long de la jambe droite. Le regard peut être fixé vers le haut ou vers l'avant pour ménager le cou. Tenez la posture de façon stable et confortable quelques souffles et utilisez une inspiration pour pousser sur les pieds et vous redresser.
3. Expirez pour vous réinstaller à genoux, fesses sur les talons ou en posture de l'enfant (p. 116).

Après un temps de repos, répétez les étapes de l'autre côté.

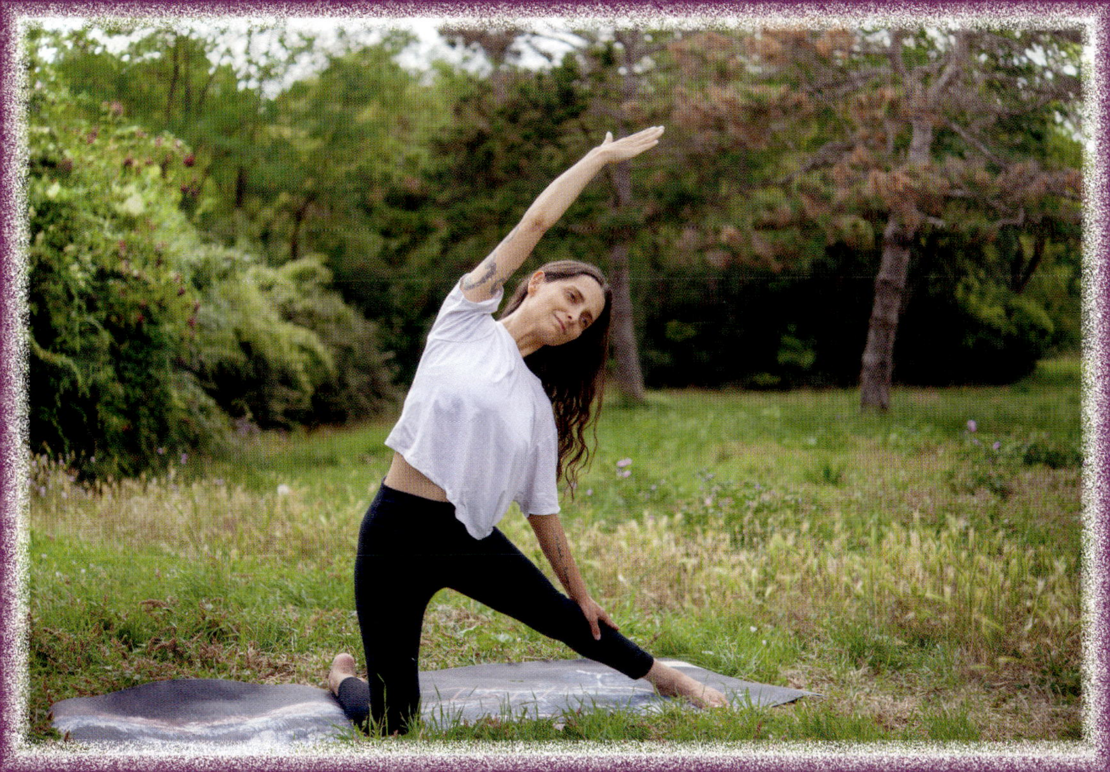

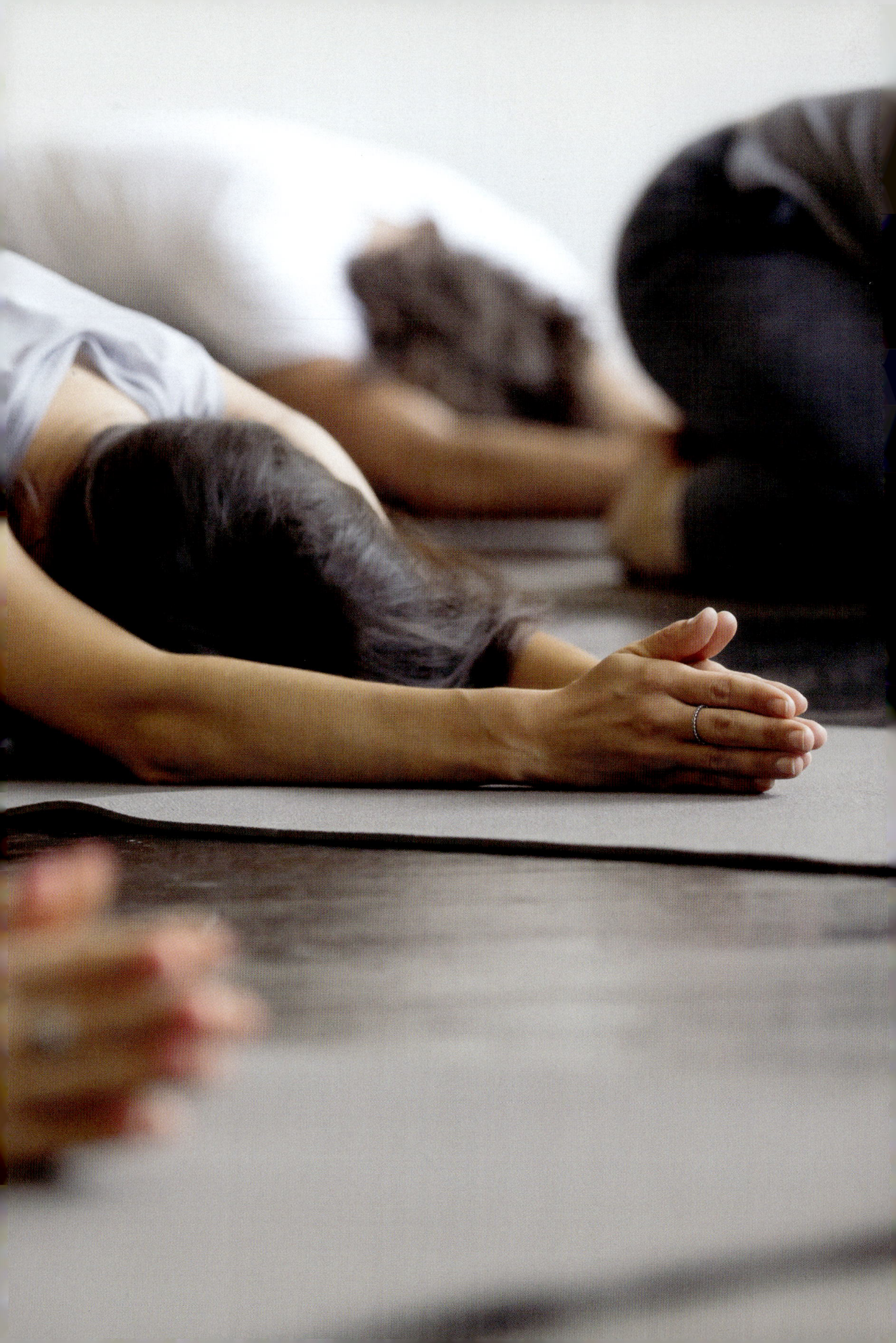

POSTURES FACE AU SOL

Dans notre vie d'adulte, nous n'avons que rarement l'occasion de marcher à quatre pattes, n'est-ce pas ? Ces postures face au sol tantôt nous feront retrouver cette joie enfantine, sans aucune inhibition, tantôt défieront notre ancrage, et d'autres fois encore, ouvriront intensément notre cœur...

SOMMAIRE

POSTURE FACE AU SOL DE BASE : BHARMANASANA – POSTURE (DITE « DE LA TABLE »)

On s'y place simplement à quatre pattes mais tout en portant une attention particulière au ressenti du dos et des articulations. Les poignets à peu près en dessous des épaules ne ressentent pas trop de pression, les genoux sont confortablement installés sur le tapis ou soutenus par une couverture, les pieds choisissent ce qui leur convient le mieux : être posés sur les orteils ou le cou-de-pied. Le dos est droit, le cou long, le ventre légèrement aspiré. Pour une posture « de base », la posture de la table est déjà une belle posture d'ancrage et de présence dans tout le corps.

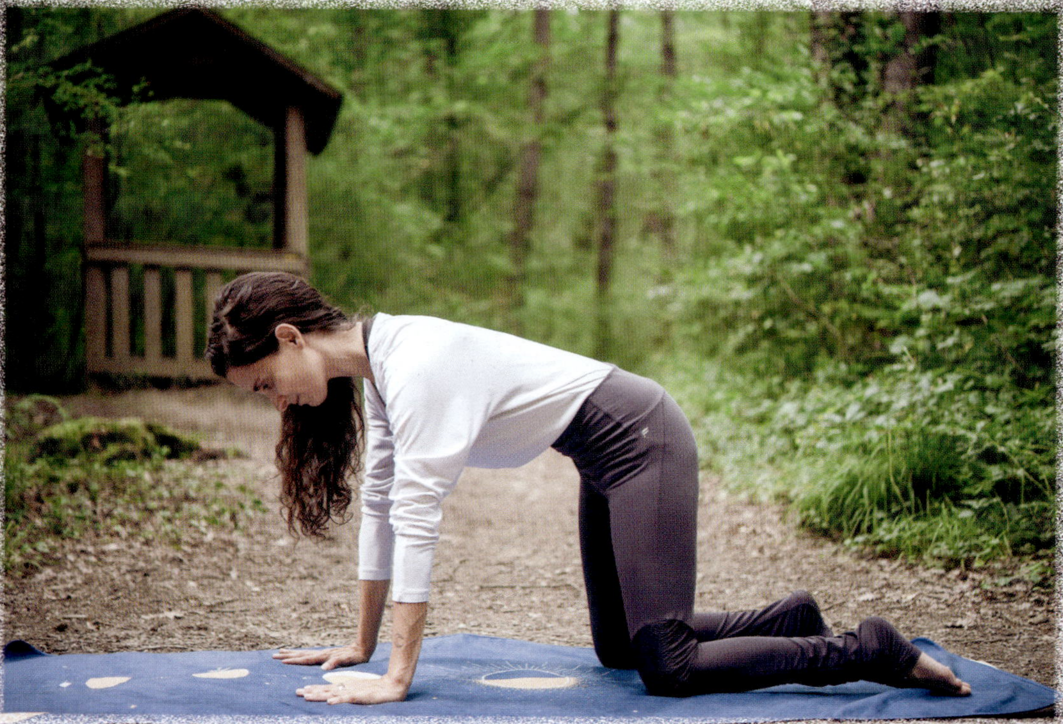

BIDALASANA/BITILASANA – POSTURE DE LA VACHE/POSTURE DU CHAT

Depuis la posture de la table, inspirez en creusant le dos, regardez vers l'avant et poussez le coccyx vers le ciel. Expirez en arrondissant le dos, rentrez le nombril et le menton. Vous pouvez rester plusieurs souffles dans l'une ou l'autre de ces deux postures, ou les alterner au rythme de vos inspirations et de vos expirations.

Assurez-vous de rester dans le confort tandis que vous éveillez ici toute votre colonne vertébrale, tout votre axe central, afin que l'énergie y circule plus librement.

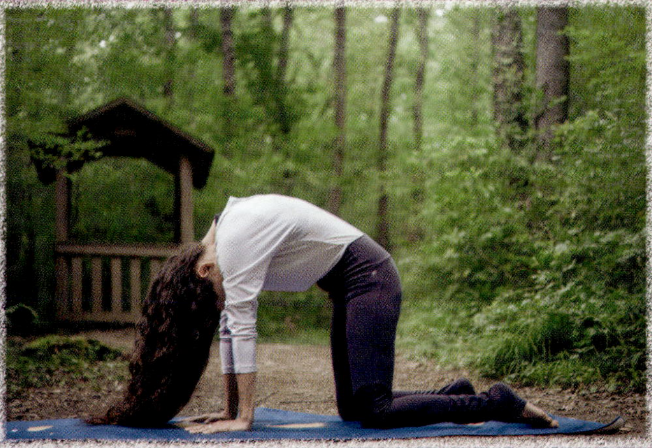

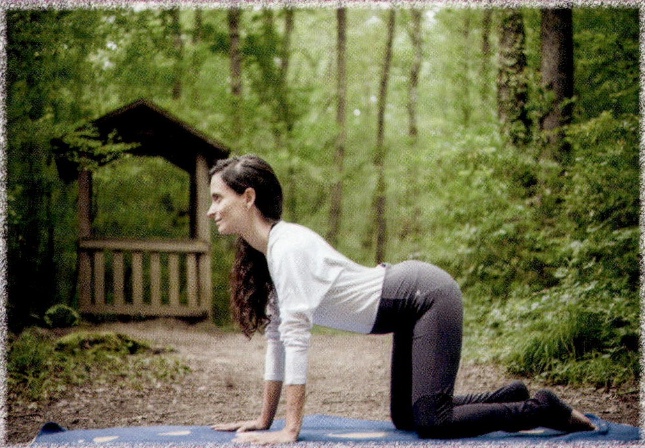

BALASANA – POSTURE DE L'ENFANT

Depuis la posture de la table, expirez pour venir déposer les fesses sur les talons et enrouler les bras vers l'arrière, le long du corps, paumes face au ciel. Si le front ne touche pas le sol naturellement, vous pouvez le poser sur un support (brique, coussin...). Si les fesses ne touchent pas les talons, asseyez-vous sur un support posé entre vos pieds. Si le buste est gêné, écartez un peu plus les genoux vers la posture de l'enfant étiré en allongeant les bras vers l'avant du tapis. L'essentiel ici est que vous trouviez le maximum de confort, comme un enfant sur le point de s'endormir, ou comme si la Terre vous accueillait, comme si une main gigantesque vous laissait vous lover dans le creux de sa paume et vous enveloppait.

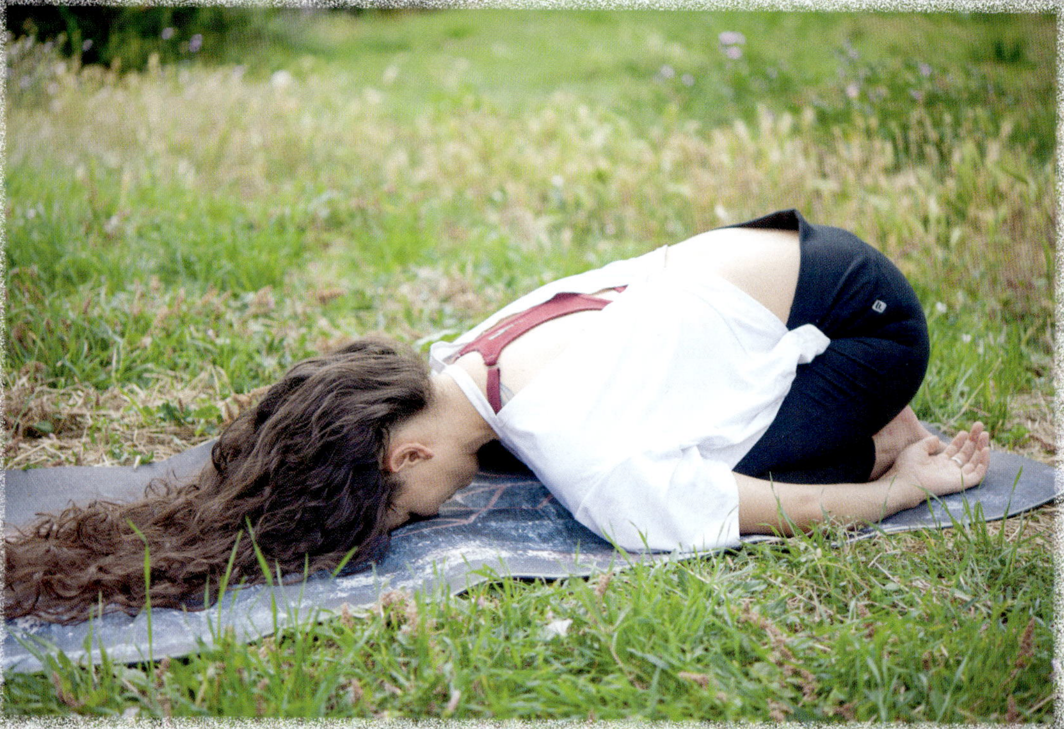

VYAGHRASANA – POSTURE DU TIGRE

1. Ce majestueux félin en voie de disparition à cause de la chasse et de la déforestation voit encore aujourd'hui le plus « gros » de sa population en Inde. Puisqu'il reste dans nos esprits un symbole de force et de férocité, pourquoi ne pas l'incarner sur le tapis plutôt que d'en faire un trophée ?
2. Depuis la posture de la vache, décollez le genou droit du tapis, amenez la cuisse parallèle avec le sol et les orteils pointés vers le ciel. Conservez un même appui sur tous les points de contact de votre corps avec la terre, si possible. Si l'équilibre est là aujourd'hui, vous avez l'option de décoller la main opposée et, dans un grand arc de cercle, d'aller chercher à attraper l'intérieur de votre pied droit. Si vous choisissez cette version, continuez de regarder férocement vers l'avant, poussez le pied dans la main et les orteils vers le ciel.

Après quelques souffles, vous pourrez revenir en vache, puis en chat, puis en table ou en enfant.

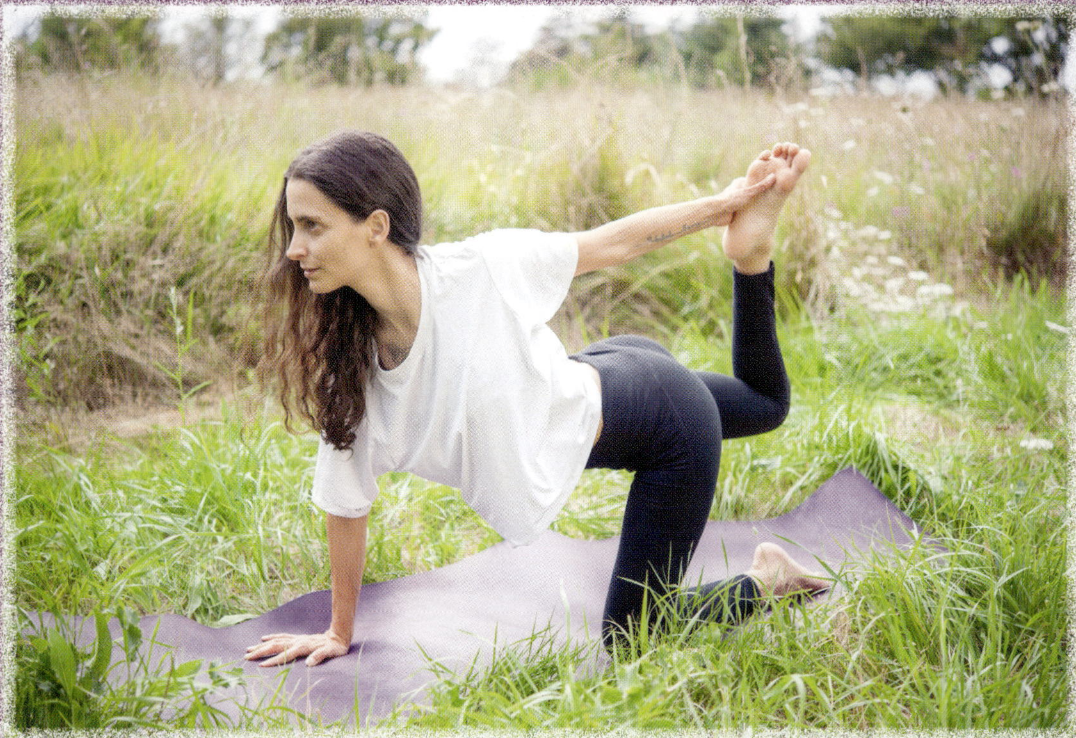

UTTHITA CHATURANGA DANDASANA – POSTURE DU BÂTON À QUATRE APPUIS ÉTIRÉE (DITE « DE LA PLANCHE »)

La planche est une très bonne posture pour expérimenter Tapah, tant elle met notre patience, notre résistance, notre endurance à l'épreuve.

Depuis la posture de la table, décollez les genoux et reculez les pieds jusqu'à n'être en appui que sur les orteils et les mains et avoir les jambes tendues. Essayez de garder les talons, les hanches et les épaules sur une même ligne. Si c'est trop intense, bien sûr, vous pouvez poser les genoux.

N'oubliez pas d'engager vos abdominaux, comme si vous aspiriez le bas-ventre, le nombril, le dessous des côtes.

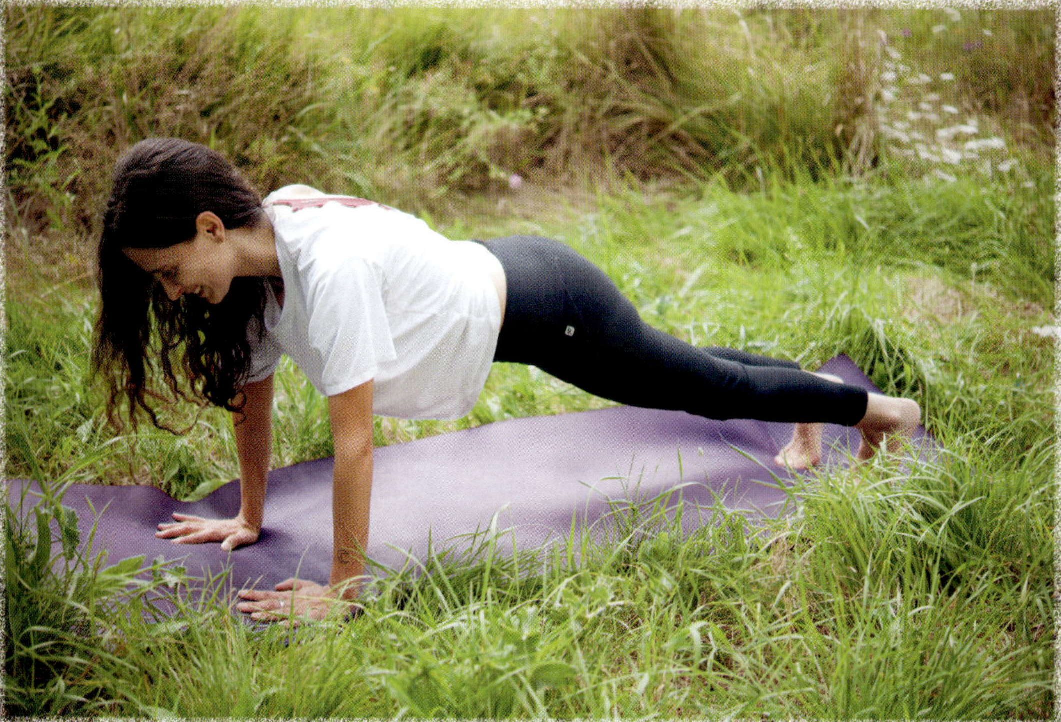

CHATURANGA DANDASANA – POSTURE DU BÂTON À QUATRE APPUIS

Si la planche n'avait pas assez sollicité tout votre corps et votre feu intérieur, vous pouvez trouver un plus grand Tapah encore dans le bâton ici.

Depuis la planche, inspirez et envoyez votre buste un peu plus en avant, en laissant les épaules dépasser les poignets et en vous hissant sur le bout des orteils puis expirez et descendez, le corps le plus droit possible, comme un bâton. Si vous le pouvez, tenez la posture quelques instants puis finissez d'expirer en vous déposant sur le sol. Bien souvent dans un vinyasa (enchaînement de postures lié au souffle), elle serait suivie de la posture du cobra ou celle du chien tête en haut.

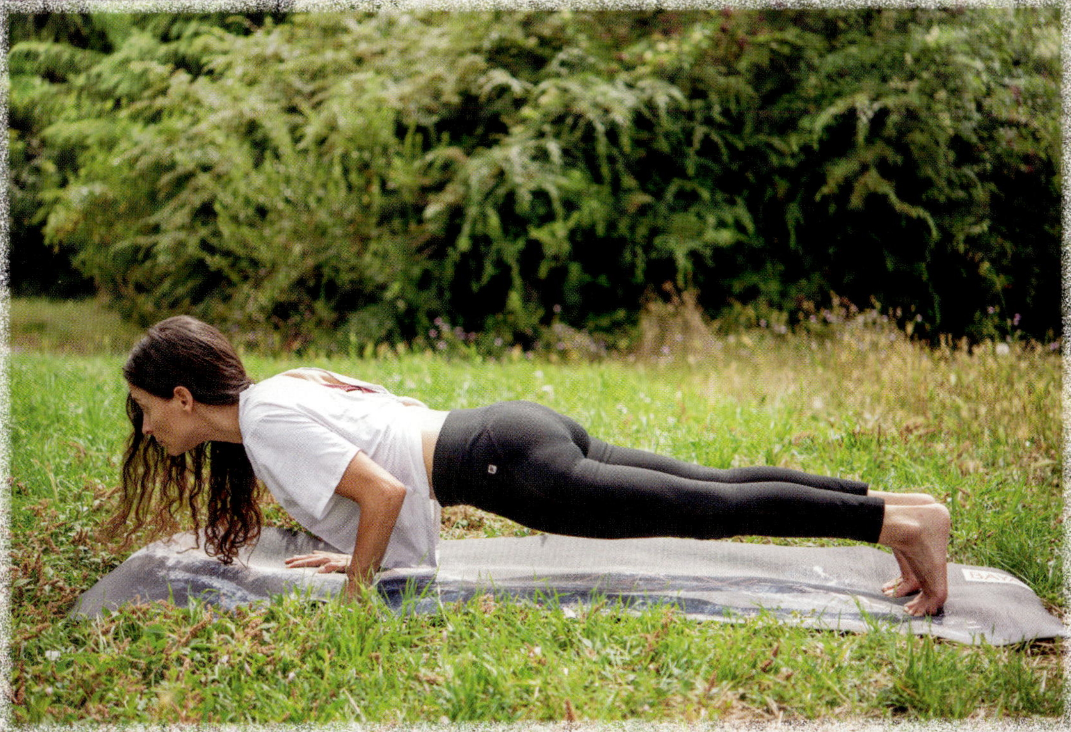

BHUJANGASANA – POSTURE DU COBRA

De nombreuses mythologies accordent une belle place au serpent, et celle de l'Inde ne fait pas exception. Parfois symbole de ruse et de tentation, le serpent évoque les peurs enfouies qui peuvent jalonner notre chemin spirituel, comme autant d'ennemis à charmer jusqu'à ce que nous puissions vaincre la peur ultime, celle de la mort. Il n'est pas étonnant que Shiva porte un cobra autour de son cou comme un collier : il a vaincu toutes ses craintes, a conquis son ego, et ne vit plus dans l'illusion de la matière. Alors, quelle leçon de naissance, vie, mort et renaissance nous offre la mue du serpent ! Quelle force face à l'adversité du passé, du présent et du futur !

1. Depuis une posture à plat ventre, glissez les mains sous les épaules.
2. Inspirez et décollez le front du sol. Expirez ici et, sans appuyer sur les mains, utilisez la prochaine expiration pour vous dresser un peu plus grâce à la force de votre dos, allongeant la colonne dans les deux directions. Vous pouvez rester plusieurs souffles dans la posture, ou y faire des vagues, votre buste descendant sur les expirations, remontant sur les inspirations.

Peut-être que la poitrine décollera du sol, peut-être que le ventre aussi, à terme. Mais ne forcez pas sur les bras, et encore moins sur les poignets. Faites fonctionner en priorité votre dos mais assurez-vous de ne compresser ni les cervicales ni les lombaires. Conservez les épaules basses, les coudes près des côtes et les jambes actives.

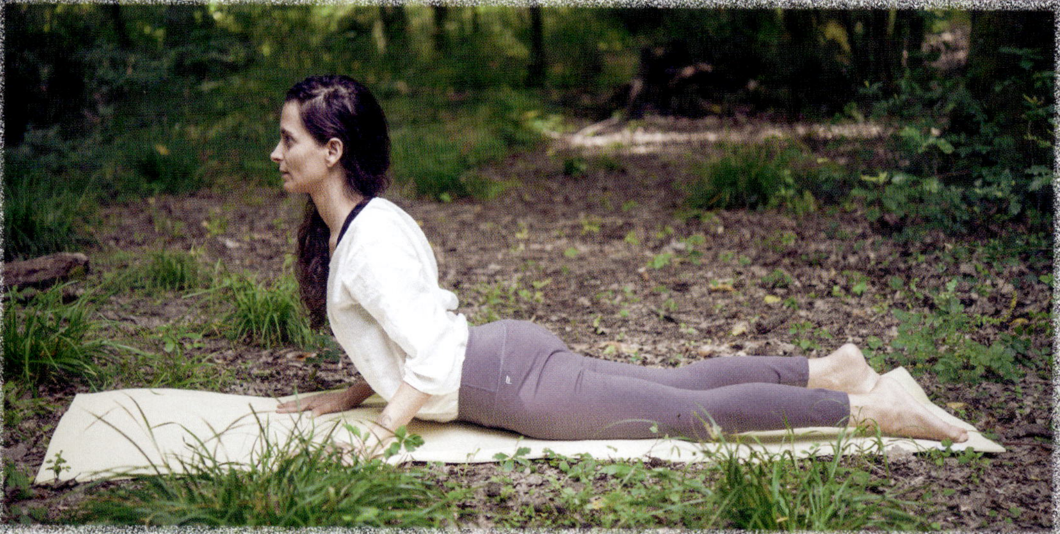

URDHVA MUKHA SVANASANA – POSTURE DU CHIEN TÊTE EN HAUT

Il existe très peu de races de chiens indiens. Mais comme tous les représentants de leur espèce, ils font, semble-t-il, de très bons compagnons et gardiens du foyer. L'une de ces races, le chippiparai, a longtemps été élevée par les familles royales, ce qui en a fait un véritable symbole de noblesse. Incarnons, nous aussi, cette majesté en prenant cette belle posture d'ouverture du cœur et, plus largement, de tout l'avant du buste, qui nous apportera la légèreté et la force nécessaires à un corps sédentaire.

Depuis le crocodile (p. 134) ou le cobra (p. 120), conservez les mains bien à plat, chaque doigt bien appuyé, les poignets en confort. Sur une inspiration, dressez-vous encore, jusqu'à si possible tendre les bras, décoller les genoux et ne conserver que les mains et les cous-de-pied au sol.

Si cette posture est hors de portée pour l'instant, le cobra la remplace de façon agréablement douce.

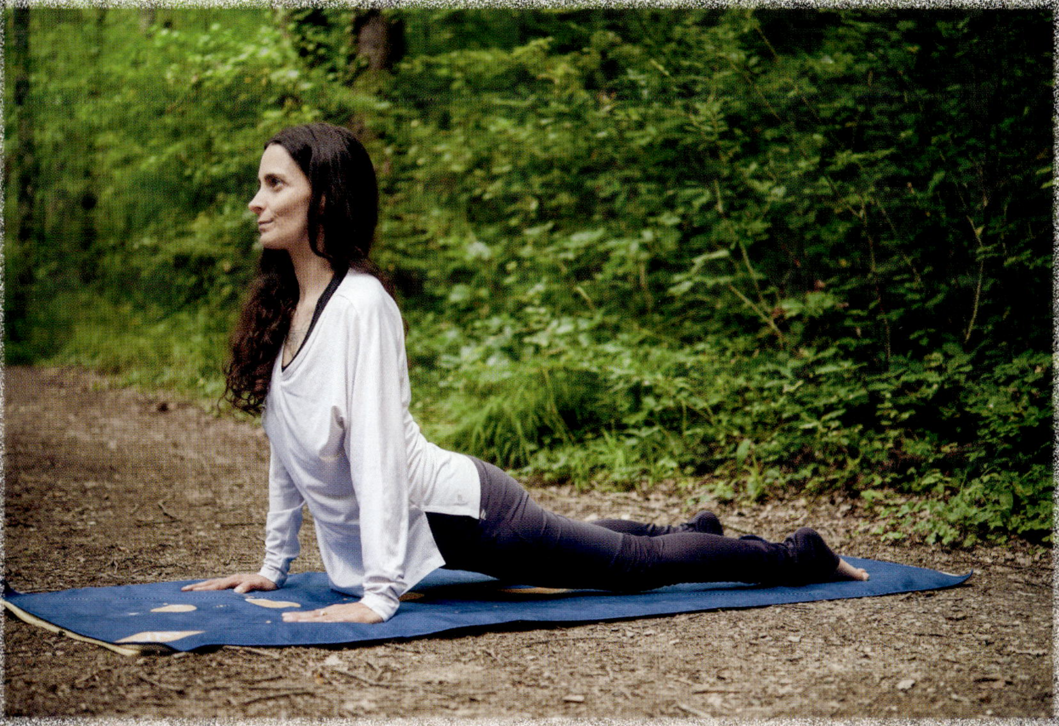

SHALABHASANA – POSTURE DE LA SAUTERELLE

Beaucoup de variantes et de niveaux de difficulté existent pour cette posture. Par exemple, Swami Sivananda dans *Complete Illustrated Book of the Yoga* (1960) et Swami Satyananda Saraswati dans *Asana Pranayama Mudra Bandha* (1969) en montrent un total de cinq.

1. Pour commencer, placez-vous à plat ventre, le front posé sur le tapis, les bras le long du corps, les paumes appuyées sur le sol. Nous pouvons découper cette posture en plusieurs étapes, ce qui vous permettra de voir ce qui est judicieux pour votre corps aujourd'hui et jusqu'où vous pouvez aller.

2. D'abord, utilisez une inspiration pour décoller le front du sol et, en expirant, essayez de décrisper le cou, éloigner les épaules des mâchoires et vérifier que les lombaires se sentent bien. Dosez votre effort au mieux sur quelques souffles et, sur une expiration, reposez le front.

3. Puis, vous pouvez suivre les mêmes étapes, cette fois-ci en décollant uniquement les cous-de-pied. Observez comme les points d'appui changent.

4. Après un repos, continuez à jouer avec la posture : décollez deux points d'appui – la tête et les bras ? La tête et les pieds ? Les bras et les pieds ? Et si votre dos a envie de continuer ce jeu des muscles et de l'énergie, pourquoi ne pas essayer de tout décoller en restant en appui sur les hanches ?

Il existe aussi une variante où les mains s'entrelacent et se coincent sous le bassin. Les bras tendus sont à plat sous le ventre, le menton au sol. Une jambe se jette vers le ciel et le pied opposé la « rattrape » en se posant sur la cuisse. Et pour continuer à jouer dans cette version, pourquoi ne pas monter les deux jambes tendues dans l'air puis également décoller le menton ? À votre rythme. C'est vous qui dictez les règles. Je propose, vous disposez. Toujours.

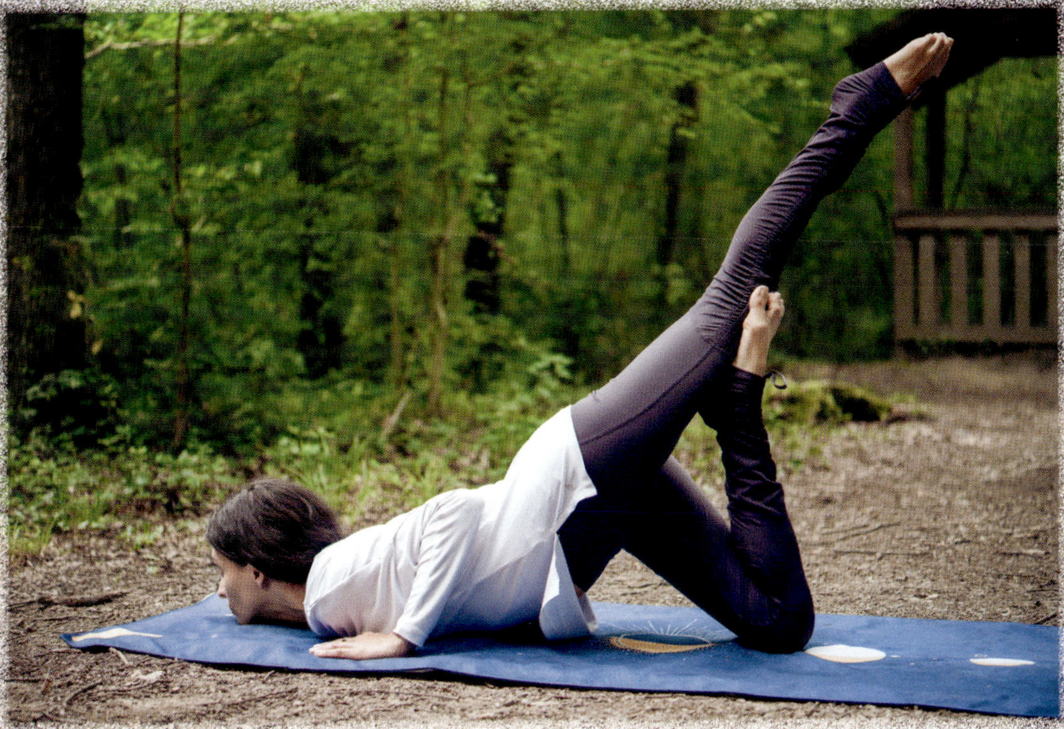

DHANURASANA – POSTURE DE L'ARC

Les archers célèbres sont nombreux dans les mythes indiens. Arjuna, réputé pour son talent en archerie, baisse pourtant son arme, l'arc Gandiva, au début de la Bhagavad-Gita, pris dans un dilemme moral et ne voulant pas exterminer sa famille. Indra, seigneur du ciel dans les Vedas, manifeste sa force physique et mentale en usant de son arc magique. Rudra, l'archer divin, dieu de la Nature et des Animaux, garde le bétail et chasse le gibier avec ce même arc. Arme des chasseurs et des guerriers, l'arc devient ici l'arme subtile des yogis, qui nous propulse vers la libération.

Pour la prendre :

1. Placez-vous à plat ventre, le front posé sur le tapis, les bras le long du corps, les paumes appuyées sur le sol. En ramenant les talons vers les fesses, essayez d'attraper l'intérieur de vos pieds avec vos mains. Si cela est impossible aujourd'hui, vous pouvez utiliser une sangle que vous glisserez sous les chevilles et que vous attraperez à pleines mains, coudes pointés vers le ciel.
2. Une fois que vous avez une bonne « accroche », vous allez pouvoir commencer à pousser les pieds vers l'arrière et les orteils vers le ciel. Vous sentirez peut-être alors votre front décoller du sol, puis la poitrine, voire aussi les côtes et les cuisses.

Ne forcez rien, observez ce qui est juste pour vous aujourd'hui. Votre corps forme ici un arc dont vos bras sont la corde, et cet instrument est robuste et délicat à la fois. Il nécessite un équilibre entre justesse de la « visée » et puissance du « tir ». Puissiez-vous la trouver !

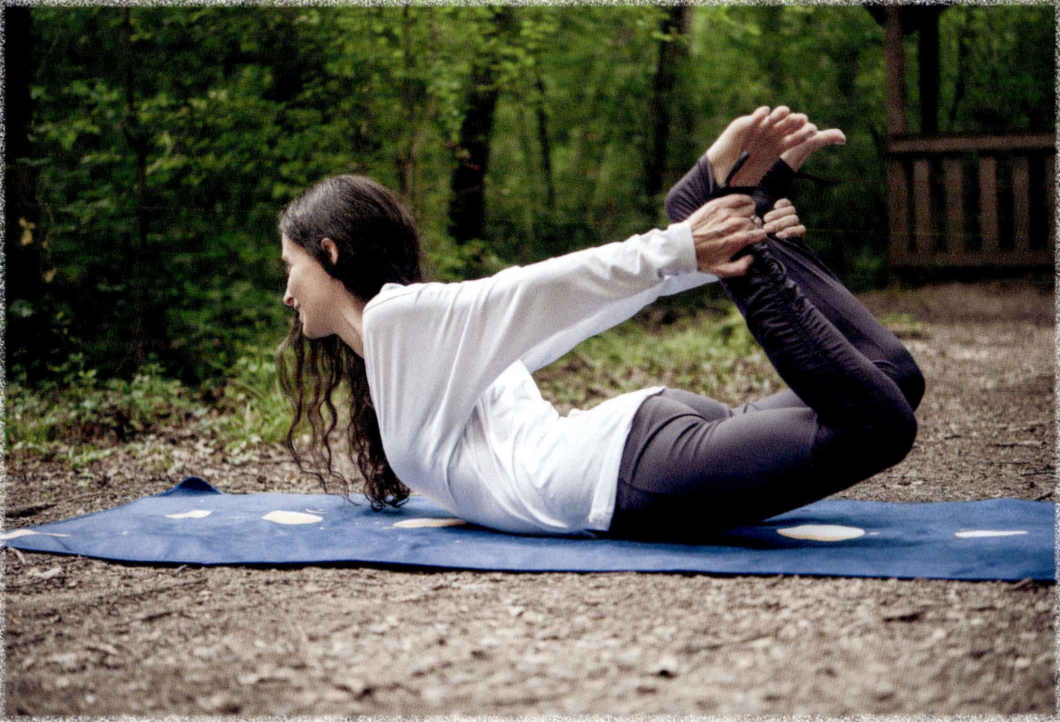

BHEKASANA – POSTURE DE LA GRENOUILLE

Dans le Rig Veda, il existe tout un hymne dédié à ce batracien, qui revêt dès lors un aspect sacré. Le coassement des grenouilles annonce la saison des pluies, et qui dit irrigation abondante dit terre riche, de meilleures récoltes, et donc plus d'abondance. Tout comme les grenouilles attendent sagement et sans passion la mousson et coassent de joie lorsqu'elle arrive, les yogis devraient pouvoir pratiquer patiemment et inconditionnellement en faisant confiance à la pratique pour leur apporter des bienfaits sans souffrir de les désirer ardemment.

Pour la prendre :

1. Placez-vous à plat ventre, le front posé sur le tapis, les bras le long du corps, les paumes appuyées sur le sol.
2. En ramenant le talon droit vers la fesse droite, faites un grand arc de cercle avec votre bras droit pour venir poser la paume de la main par-dessus le cou-de-pied. Le coude essaye de se diriger vers le ciel tandis que vous exercez une douce pression sur le haut du pied pour que le talon trouve l'espace de glisser le long de la hanche, et se rapproche du sol. Pour redresser le buste et lancer le regard vers l'avant, vous pouvez vous appuyer sur votre avant-bras gauche, qui se placera de façon plus ou moins parallèle à l'avant du tapis. Ceci est Ardha Bhekasana, la demi-posture de la grenouille, qu'il vous faudra bien sûr équilibrer en la pratiquant de l'autre côté après un temps de repos.

Lorsque votre corps le permettra, vous pourrez pratiquer Bhekasana de façon « complète », en maintenant les deux jambes pliées, les mains poussant doucement les talons de chaque côté des hanches, et le regard droit devant.

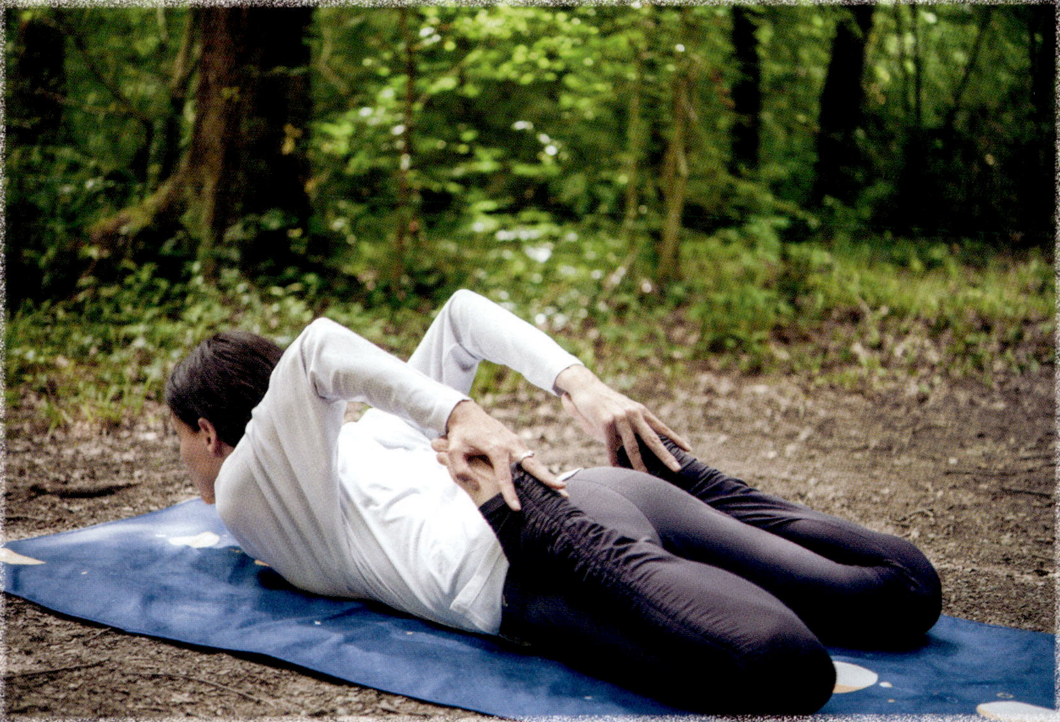

MANDUKASANA – (L'AUTRE) POSTURE DE LA GRENOUILLE

Les grenouilles, nous l'avons vu, étant liées à l'élément eau, possèdent un lien particulier avec tout ce qui se rapporte à cet élément : la lune, le bassin, le deuxième centre d'énergie principal, Svadhisthana Chakra, source d'énergie, source de vie. Dans Mandukasana, le travail sur cette zone se fait intense, nous y cherchons l'ouverture, afin que l'énergie circule librement depuis le bas du corps vers le haut, permettant une belle fluidité, une belle santé.

Pour la prendre :

1. Depuis la posture de la table, écartez progressivement vos genoux, aussi largement que vous le pouvez.
2. Essayez de conserver un angle droit au niveau des genoux et des chevilles. Vous pouvez rester sur vos mains ou descendre peu à peu vers le sol pour y déposer la tête, la poitrine, le ventre, en temps voulu. Minimisez la cambrure dans les reins.

Et n'hésitez pas, comme toujours, à utiliser des accessoires pour vous rendre la pratique plus aisée : des briques sous les cuisses, une couverture sous les genoux, un coussin sous le buste... Vous pouvez aussi choisir de coller les gros orteils l'un à l'autre, et de poser plutôt les avant-bras sur le sol.

Pour quitter la posture, placez votre poids à nouveau sur le haut du corps et prenez votre temps pour rapprocher à nouveau les deux genoux en table, puis en enfant pour un temps de repos.

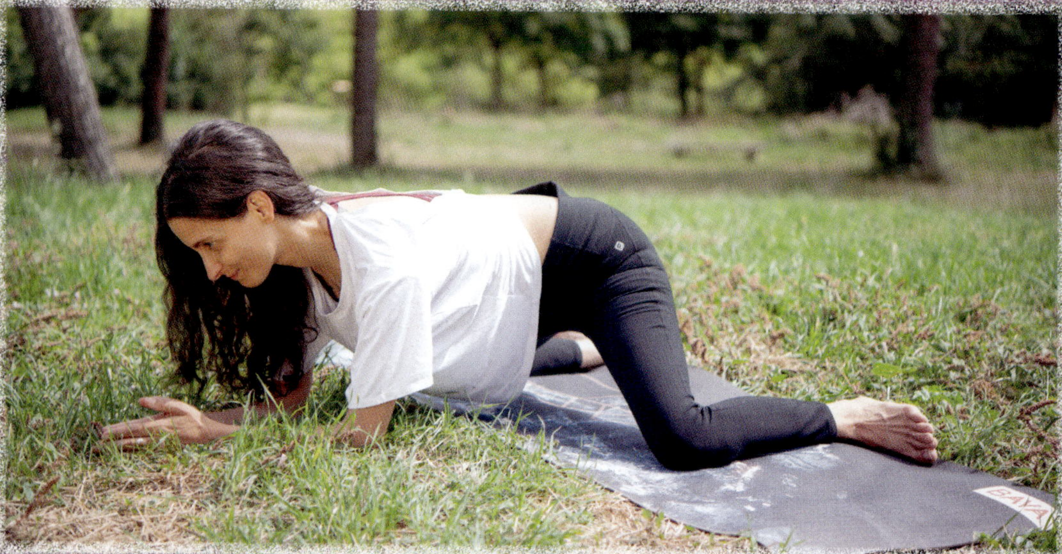

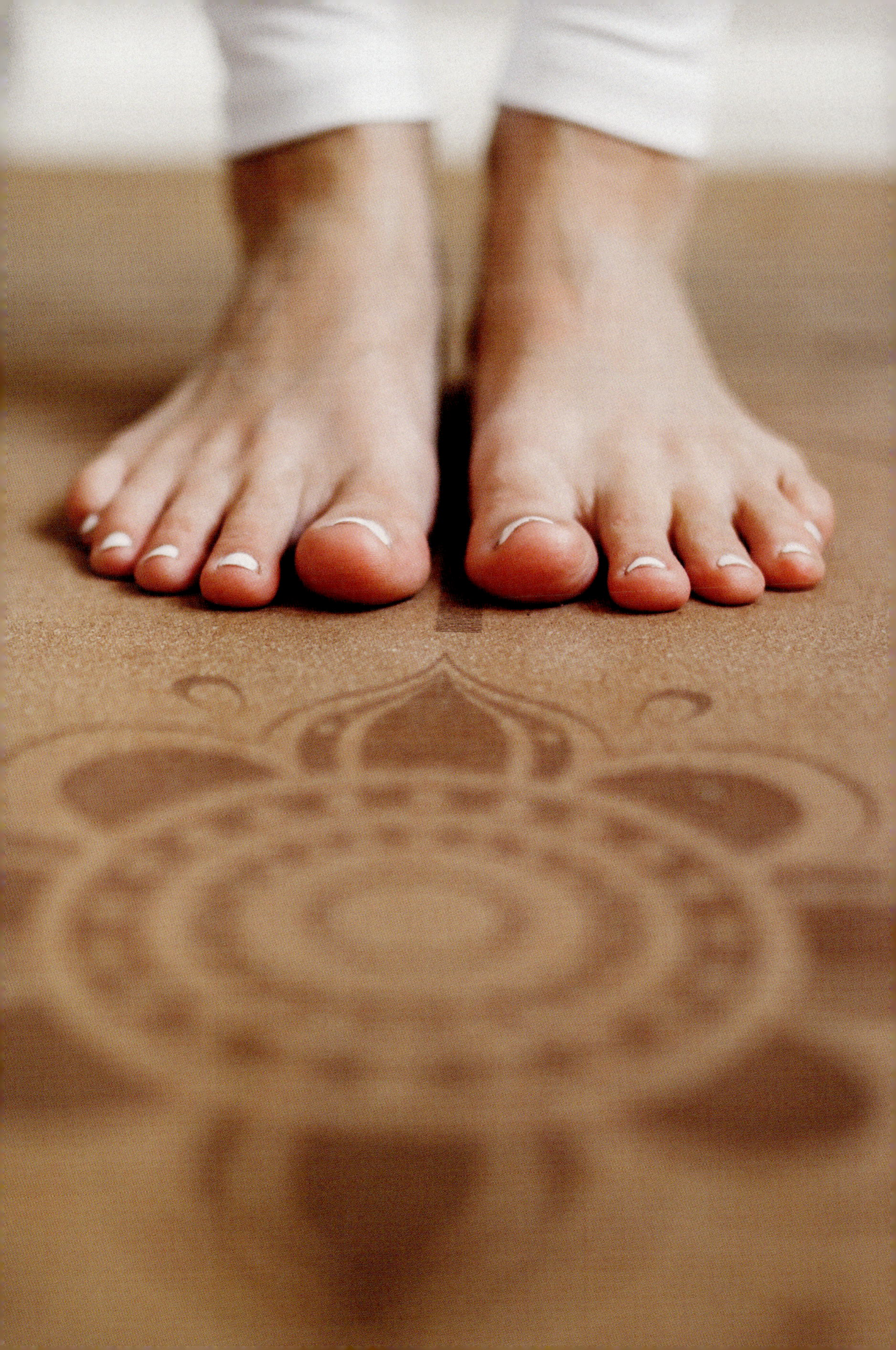

UTTHAN PRISTHASANA – POSTURE DU LÉZARD

L'omniprésence des lézards dans la nature – et dans les maisons indiennes – a sûrement contribué aux nombreuses légendes et méthodes de divination autour de ces animaux. Par exemple, si un lézard tombe sur vous, cela n'aura pas la même signification selon où il vous touche. Avatars de Lakshmi, la déesse de l'Abondance, ils peuvent symboliser la richesse en entrant chez vous. S'ils se joignent à votre puja ou votre sadhana, ils peuvent être le véhicule de votre guru ou de votre divinité patronne qui vient acclamer votre dévotion. La liste pourrait continuer, mais je vais la conclure en mentionnant cette magnifique sculpture représentant la lune, le soleil et un lézard que vous pourrez contempler au temple Varadaraja Perumal, dans la ville de Kanchipuram – et toucher pour vous défaire de vos poids, fautes et malédictions.

1. Pour vous installer dans la posture du lézard, vous pouvez partir d'une fente basse ou d'une posture à quatre pattes.
2. Décalez le pied gauche vers la gauche du tapis et posez-le à l'extérieur de votre main gauche.
3. Reculez le genou droit suffisamment pour sentir le travail subtil dans le bassin, mais pas trop, pour ne pas forcer l'extension. Le genou gauche va essayer pendant toute la posture de rester en confort, de ne pas se tordre, soyez-y attentif.

Plusieurs variantes s'offrent à vous : les mains posées sur le sol ou un support, bras tendus ; les avant-bras posés sur le sol ou un support ; les bras s'étirant loin devant ; tout le buste déposé sur un coussin ; ou, pour une version plus active, le genou droit décollé du sol. N'hésitez pas à tester… ni, surtout, à changer d'avis si une version ne vous convenait pas.

Et n'oubliez pas de pratiquer les deux côtés.

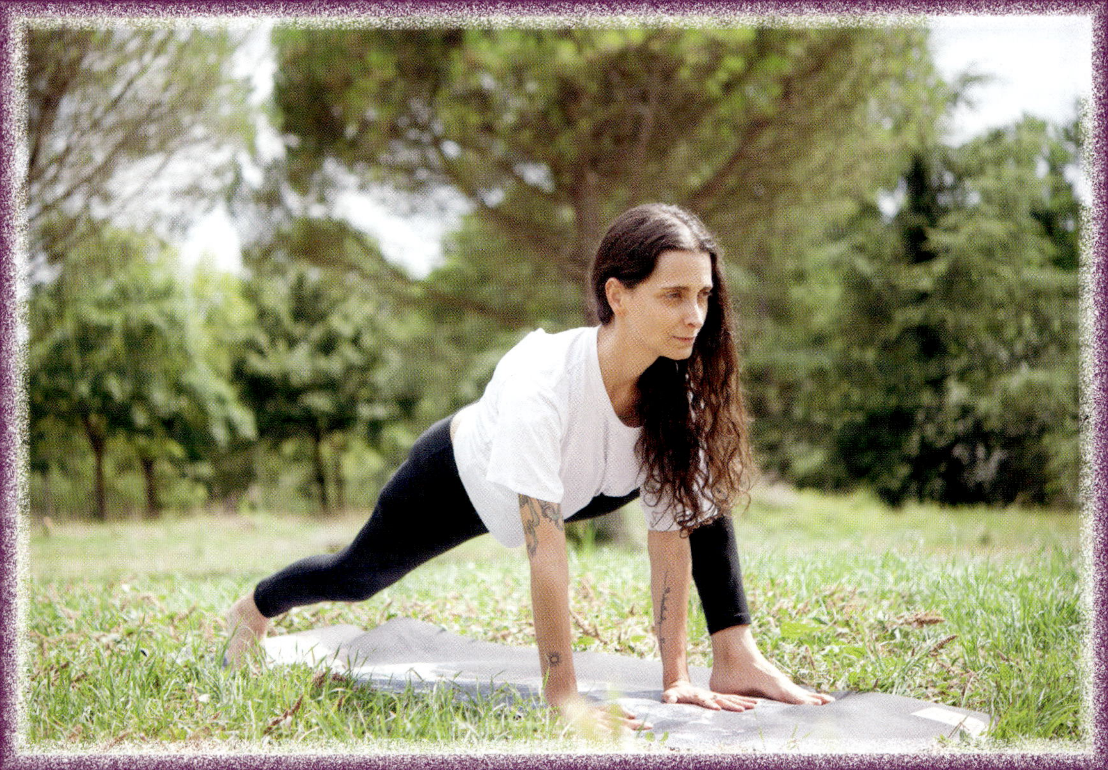

EKA PADA KAPOTASANA – POSTURE DU PIGEON À UNE PATTE

Dans Kapotasana et beaucoup de ses variantes, nous brandissons fièrement notre buste pour imiter le pigeon. Mais nous personnifions aussi un yogi légendaire du nom de Kapota, qui était un si bon ascète qu'il avait acquis par sa pratique tous les siddhis, les pouvoirs yogiques (voir « Quel est le but ? », p. 18).

1. Pour vous installer dans la posture du pigeon, vous pouvez partir d'une fente basse ou d'une posture à quatre pattes.
2. Avancez le pied droit vers la gauche du tapis et posez votre genou juste à l'extérieur de votre main droite.
3. Tendez la jambe gauche et posez le cou-de-pied ou les orteils. Le genou et la cheville devront rester stables, ne pas se tordre, et peut-être qu'une couverture ou un coussin sera utile pour rendre la posture plus confortable.

Plusieurs variantes s'offrent à vous : les mains juste devant la jambe pliée ou un support ; les avant-bras posés sur le sol ou un support ; les bras s'étirant loin devant, tête lâchée et cou détendu ; ou, pour une version plus active, les orteils plantés et le genou gauche décollé du sol.

Si la posture vous semble inconfortable, usez d'accessoires pour vous soutenir ou préférez-lui Bharadvajasana (voir « Postures assises », p. 75) sans la torsion mais en laissant le buste se lâcher en avant, entre les deux genoux.

Si votre corps est prêt pour une posture plus avancée, décollez le pied droit en pointant les orteils vers le ciel et essayez de l'attraper à une ou deux mains en Eka Pada Raja Kapotasana, la posture du pigeon royal.

Comme d'habitude, pensez à la pratiquer de l'autre côté avec la même variante.

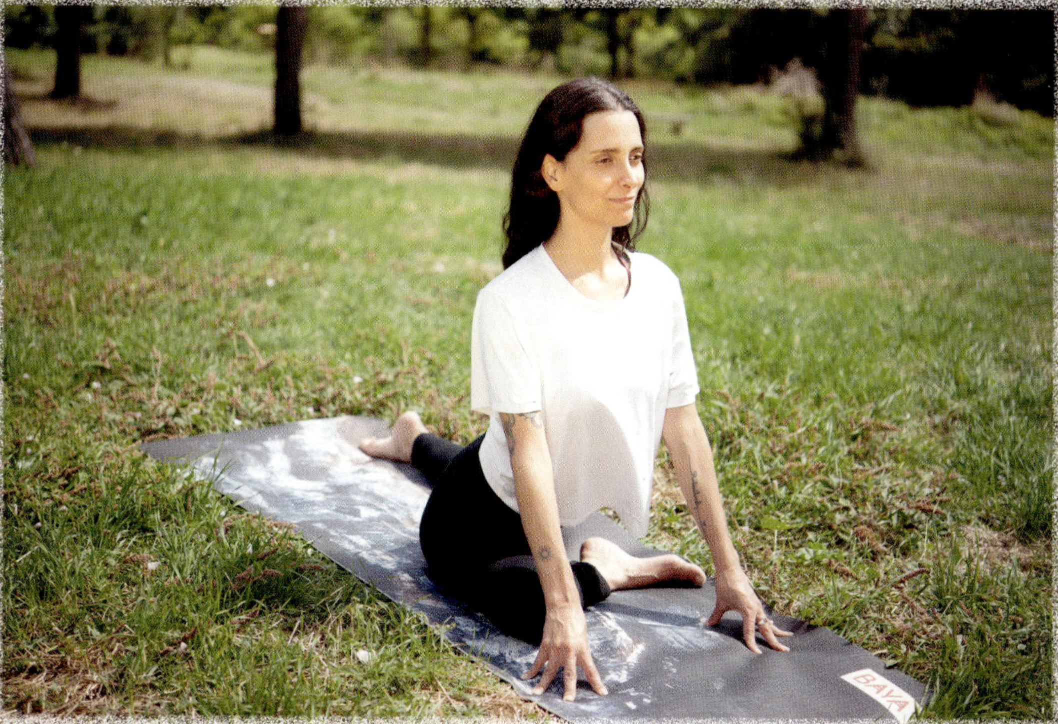
BAYA

MAKARASANA – POSTURE DU CROCODILE

À plat ventre sur le tapis, posez vos deux mains l'une contre l'autre et votre front par-dessus, en détendant complètement les épaules et le cou. Les cous-de-pied sont au sol et vous pouvez choisir de coller les deux gros orteils en laissant les talons tomber à droite et à gauche, ou bien d'écarter les jambes sur toute la largeur du tapis. Si vous êtes gêné par votre poitrine, n'hésitez pas à poser votre front sur vos deux poings superposés, ou à placer votre visage dans vos mains et vos coudes sur le sol.

Makarasana est une posture vers laquelle j'adore revenir entre deux passages plus intenses d'une séquence.

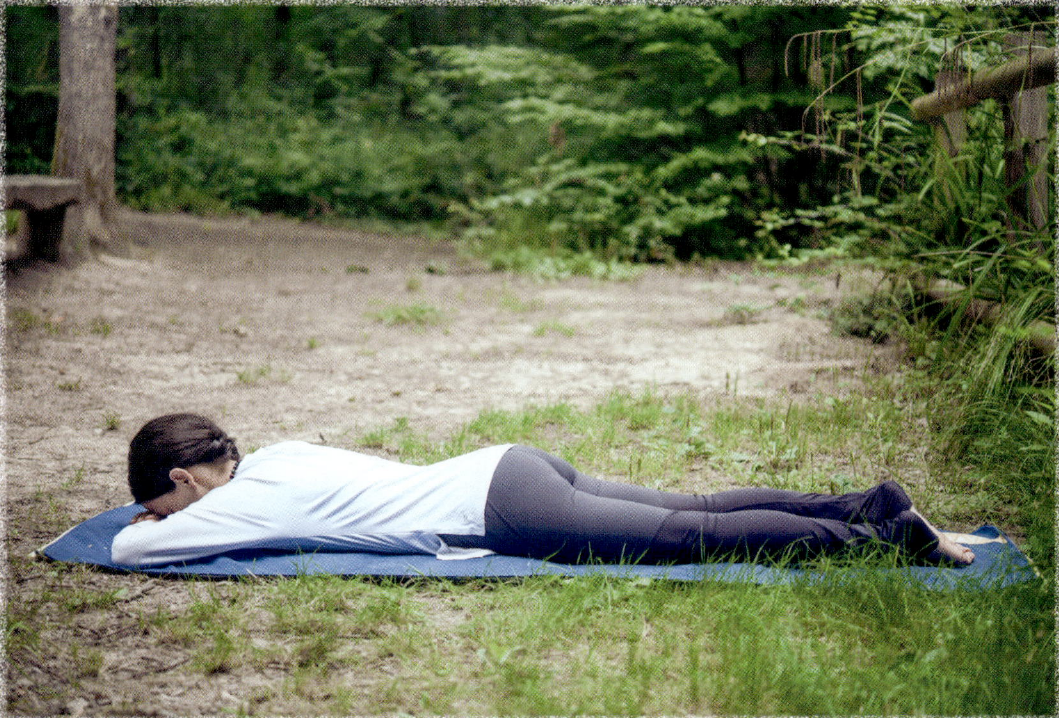

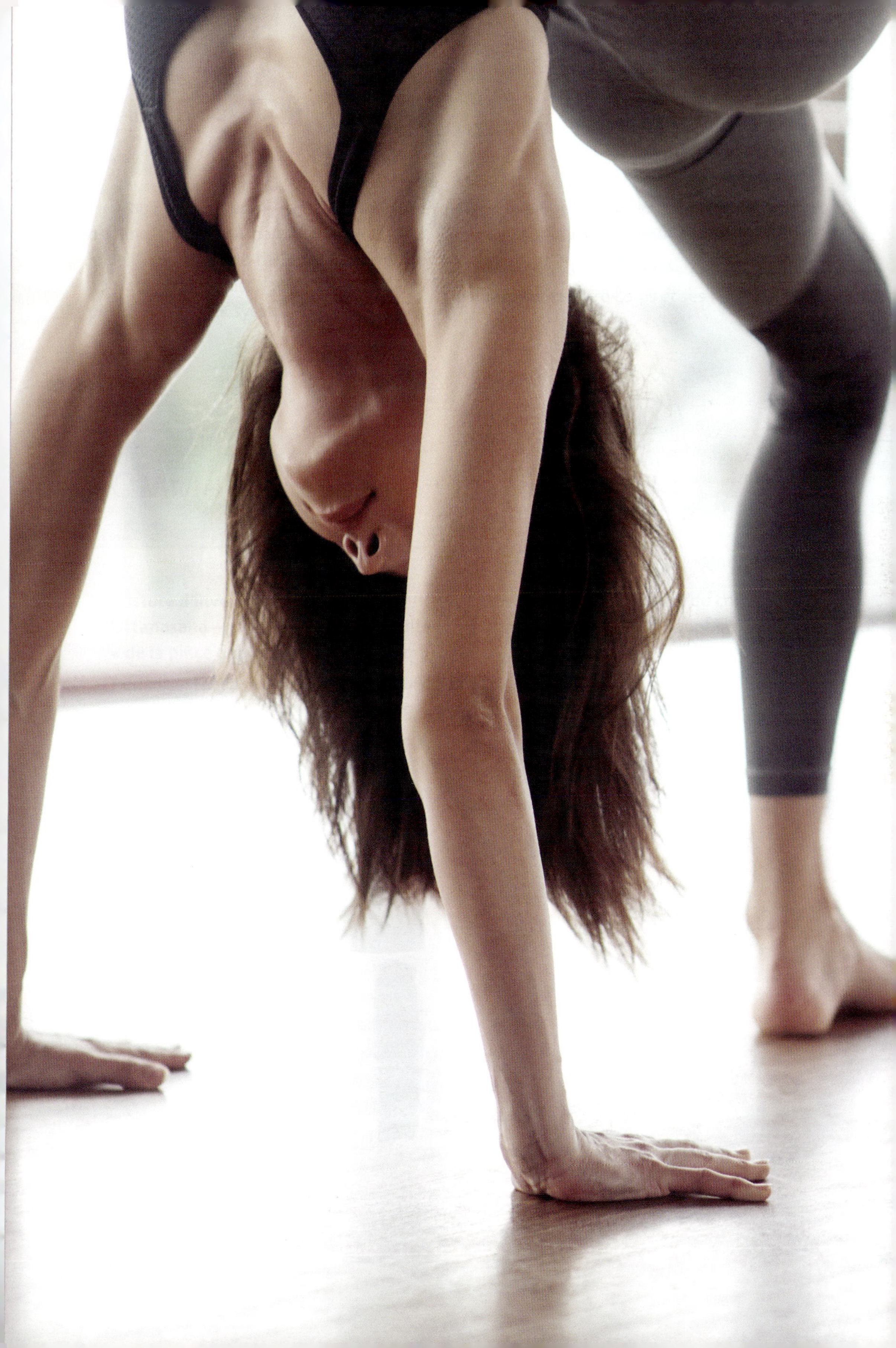

POSTURE D'INVERSION DE BASE : UTTANASANA – POSTURE D'ÉTIREMENT (DITE « DE LA PINCE DEBOUT »)

Dans cette inversion douce ou « semi-inversion », les pieds sont alignés avec les hanches ou collés l'un à l'autre, parallèles aux bords du tapis. Depuis Tadasana, inspirez en vous grandissant et expirez en vous pliant à partir des hanches, poitrine en avant, ventre vers les cuisses, puis lâchez complètement le dos, les bras, la tête en laissant le poids du corps aller légèrement vers l'avant.

Si vos mains ne se posent pas naturellement sur le sol, vous pouvez utiliser un support (brique, coussin, chaise...) pour vous soutenir, voire les poser sur vos jambes, vos cuisses. Si c'est plus confortable pour vous, n'hésitez pas à plier les genoux autant que nécessaire.

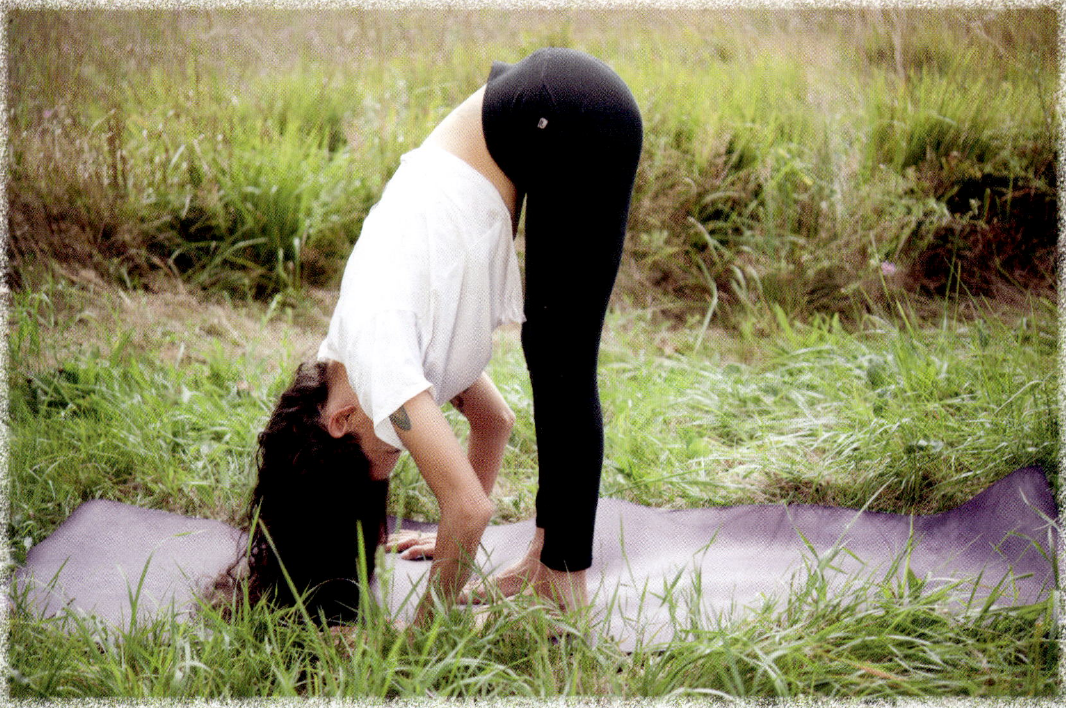

PADANGUSTHASANA – POSTURE DES MAINS AUX GROS ORTEILS

1. Depuis Uttanasana, pliez les genoux suffisamment pour pouvoir attraper vos gros orteils avec une pince que vous formez avec vos index, vos majeurs et vos pouces.

2. Sur une inspiration, allongez le buste, poitrine ouverte et regard vers l'avant du tapis. Les bras et les jambes arriveront « en butée », tendus le plus possible pour vous aujourd'hui. Vous pouvez expirer pour relâcher encore plus le dos, les bras, la tête en laissant le poids du corps retomber et recommencer après un temps de pause. Vous pouvez aussi rendre la pratique plus dynamique et fluide en faisant des vagues continues avec le dos : inspiration pour tendre dos, jambes et bras, expiration pour amener le ventre vers les cuisses, genoux pliés et tête lâchée vers le sol. Quel que soit votre choix, sentez comme la colonne bouge : les vertèbres, les muscles, l'énergie.

Vous pouvez utiliser la variante Padahastasana (posture de la main au pied) : les mains glissent sous les pieds, paumes contre plantes, orteils au niveau des poignets.

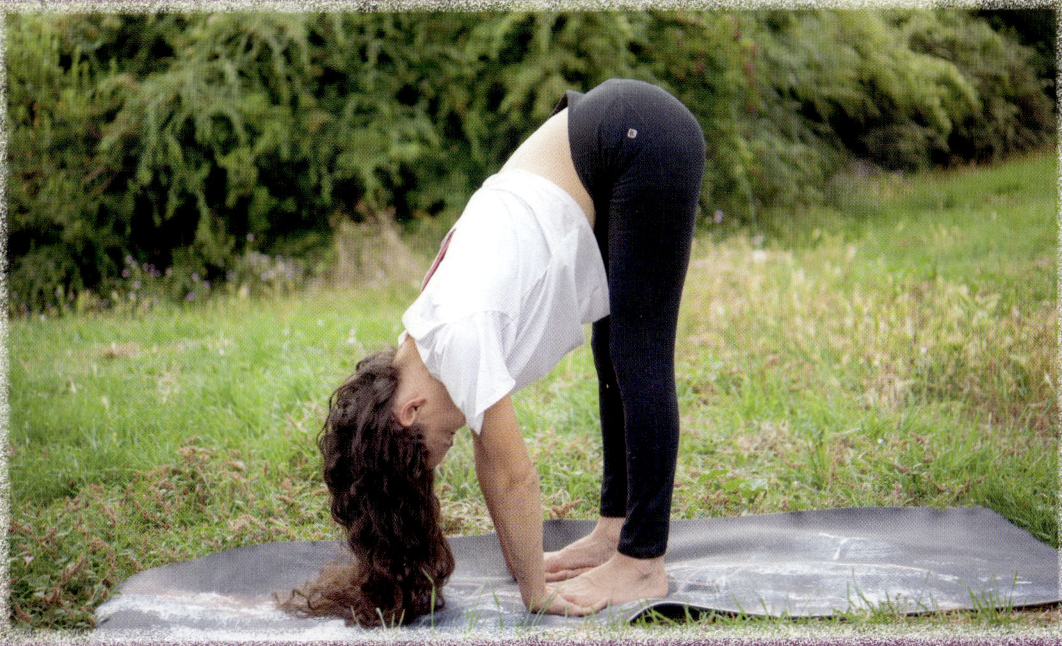

PRASARITA PADOTTANASANA – POSTURE DU GRAND ANGLE

C'est une de mes postures préférées lorsque je me sens fatiguée, dans un état d'esprit anxieux ou défaitiste. Comme toutes les postures où le cœur se place plus haut que la tête, elle apporte un bel afflux sanguin et un beau flot d'énergie vers le front et semble pouvoir nous faire voir les choses sous un nouvel angle – figurativement et littéralement.

1. Debout, écartez très largement les pieds et rentrez un peu les deux gros orteils de sorte que les bords de vos pieds soient parallèles avec les bords de votre tapis.
2. Placez vos mains sur vos hanches, cela vous aidera dans un premier temps à sentir leur basculement.
3. Inspirez en grandissant le buste sans cambrer et montez les bras de chaque côté de votre tête. Expirez en faisant partir le mouvement du bassin, penchez-vous vers l'avant, le dos le plus droit possible, et amenez le sommet du crâne face au sol. Sentez ici les bienfaits de la douce inversion et posez l'intention de laisser aller toutes les pensées trop pesantes vers le sol, comme si elles pouvaient s'échapper goutte à goutte de votre crâne et vous rendre un peu plus libre à chaque expiration.

Pour quitter la posture, ancrez fortement vos pieds, et inspirez pour remonter dos droit. Expirez pour ramener les pieds côte à côte en marchant ou en sautant puis savourez, les bras le long du corps.

Plusieurs variantes avec les bras existent : mains posées au sol ou sur un support, les mains entrelacées dans le dos qui plongent le plus possible vers l'avant, ou encore, en temps voulu, la pince index-majeur-pouce pourra peut-être s'accrocher à vos gros orteils comme en Padanghustasana.

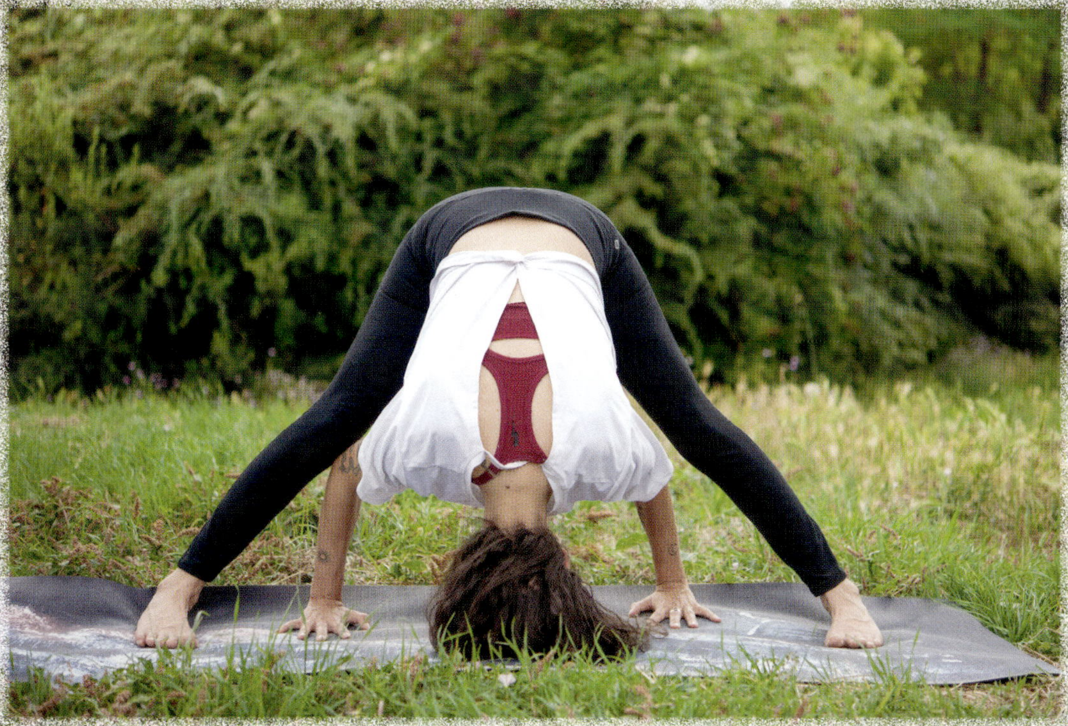

ADHO MUKHA SVANASANA – POSTURE DU CHIEN TÊTE EN BAS

Après le chien tête en haut… vient souvent le chien tête en bas. Ici aussi, essayons d'incarner au mieux ce « meilleur ami de l'homme » et sa fidélité, son affection, son côté joueur. Sentons-nous exactement comme les chiots qui s'étirent dans cette position : n'ont-ils pas l'air pleinement satisfaits ?

1. Depuis le cobra, le chien tête en haut ou la table, ancrez-vous pour pousser le coccyx vers le ciel et tendez bras et jambes. Votre corps formera alors un V inversé, stablement posé sur vos deux pieds et vos deux mains.
2. N'hésitez pas à ajuster leur position pour vous sentir le plus à l'aise possible dans cette posture qui peut être exigeante quand on débute – et qui le reste ensuite, surtout la première fois qu'elle apparaît dans une séquence.

On peut prendre le temps de s'y installer en bougeant un peu, en montant sur les demi-pointes, en pliant un genou, puis l'autre, en décoinçant la tête et les épaules. N'hésitez pas à plier les genoux si c'est plus agréable, et ne forcez pas pour poser les talons au sol – c'est loin d'être une obligation.

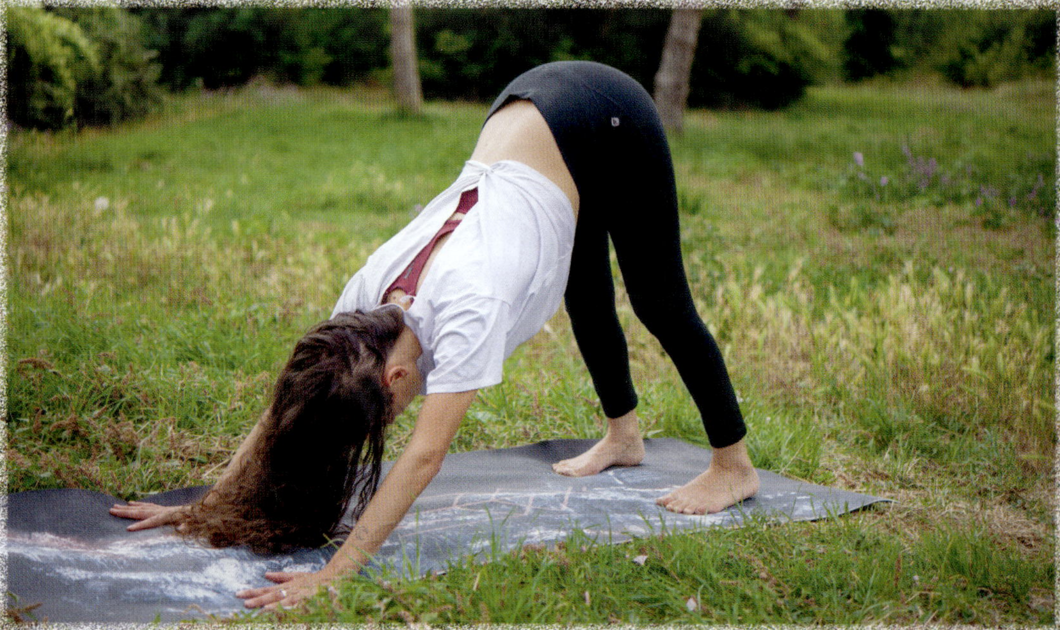

ANAHATASANA – POSTURE DU CŒUR (DITE « DU CHIOT »)

Anahata… Ce mot doit vous rappeler quelque chose… Anahata Chakra, nous l'avons vu dans le chapitre sur le corps subtil, c'est le centre énergétique du cœur. Ce nom signifie « non frappé », comme le son créateur de l'univers, qui s'est étendu dans l'air alors même que la matière n'était pas encore. Dans la posture, nous venons cultiver les qualités de ce chakra : la paix, l'amour inconditionnel, la compréhension, la compassion… Nous ouvrons notre cœur à toutes les personnes, à toutes les situations, à toutes les choses – qu'on soit d'accord avec elles ou non, nous apprécions leur essence même, nous nous inclinons devant le divin en elles.

Pour entrer dans cette posture :

1. Commencez en table. Gardez les jambes stables et avancez les mains jusqu'à ce que vous puissiez tendre les bras et amener le front et la poitrine vers le sol. Sentez l'ouverture intense du cœur ici. Laissez le souffle s'y étendre pleinement.
2. Lorsque vous serez satisfait, ou si la posture se fait trop intense, vous pourrez poser les fesses vers les talons dans la posture de l'enfant, les bras vers l'arrière pour permettre au dos et aux épaules de s'arrondir. Respirez profondément dans tout le dos.

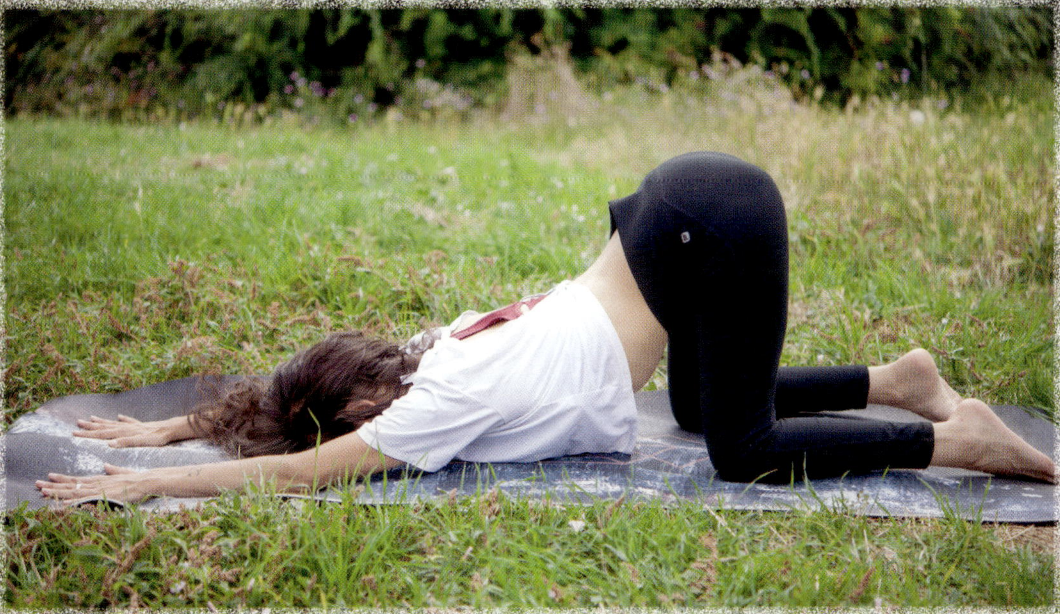

CATUR SVANASANA – POSTURE DU CHIEN À QUATRE PATTES (DITE « DU DAUPHIN »)

C'est une ouverture intense des épaules que certains yogis trouveront pourtant plus soutenable que le chien tête en bas – surtout celles et ceux qui souffrent des poignets. Elle prépare à des inversions plus intenses, notamment celles en équilibre comme la posture sur les avant-bras ou celle sur les mains.

1. Depuis la posture de la table, posez les avant-bras au sol, en plaçant les coudes juste en dessous des épaules, puis tendez les jambes en montant le coccyx vers le ciel.
2. Depuis la posture du chien tête en bas, déposez délicatement un coude au sol, puis l'autre. Pliez les genoux si cela sied mieux à votre anatomie. Vous pouvez aussi rapprocher les mains l'une de l'autre si c'est plus agréable.

Quelle que soit votre approche, essayez de sentir l'inversion et l'ouverture des épaules, l'énergie qui afflue vers le cœur et la tête.

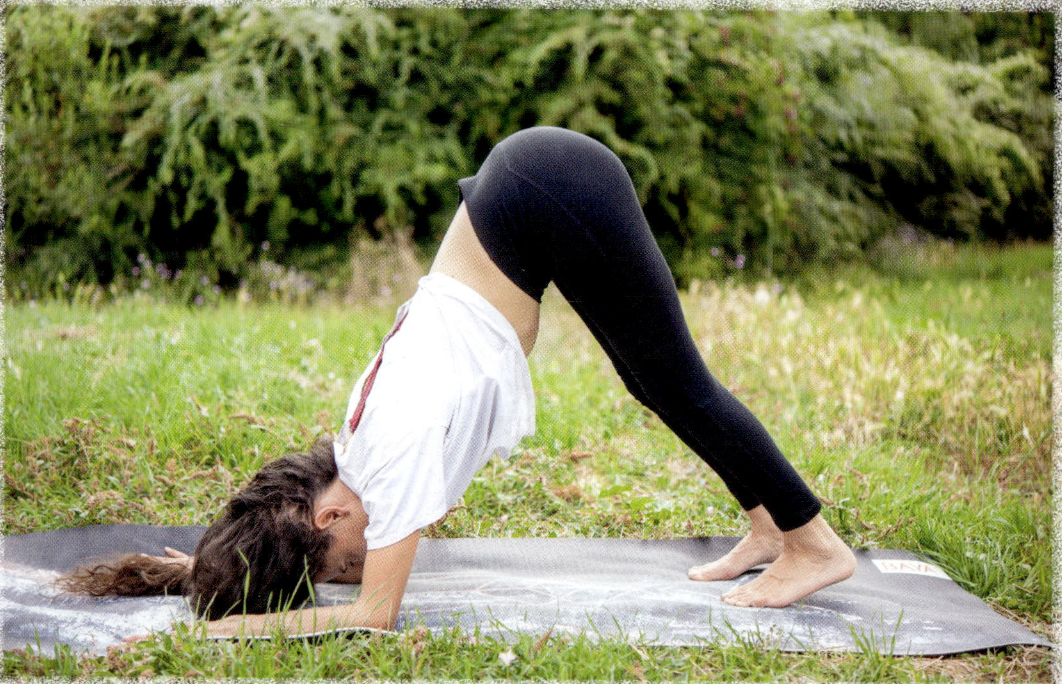

SASANGASANA – POSTURE DU LAPIN

Communément rattachée au petit animal bondissant et en évoquant la rondeur, cette posture a un nom encore plus intéressant lorsqu'on le regarde de plus près. *Shash* veut bien dire « lapin » ou « lièvre ». Mais aussi, Shashank est un des autres noms de la lune (avec Chandra et Soma). Or, lorsque les sages regardaient la lune, ils voyaient… la silhouette d'un lapin, tenant la lune sur ses genoux. Trop de mise en abîme, peut-être ?

1. Dans la posture de l'enfant classique, attrapez vos talons à pleines mains. Amorcez Sasangasana en regardant vers l'arrière du tapis, loin entre vos pieds (vos jambes sont parallèles mais ne se touchent pas). Inspirez profondément et, sur une expiration, décollez les talons des fesses. Cela encouragera votre tête à glisser sur la partie la plus plate du sommet du crâne et aura pour effet de tendre vos bras. Ce sont eux qui maintiennent la posture et non les cervicales, qui doivent se sentir à l'aise.

2. Si ce n'était pas le cas, vous pouvez faire se rejoindre les mains derrière les cuisses. Si le sommet du crâne était trop sensible ou que vous trouviez le fait de poser la tête au sol trop impressionnant, il y a une porte de sortie très douce. Ayez simplement le réflexe de revenir poser les fesses sur les talons et le front sur le sol et vous serez déjà dans une posture de repos, avec tout le loisir de laisser derrière vous Sasangasana (ou d'en pratiquer une autre variante, car bien sûr, il en existe de multiples selon les traditions, et vous la verrez parfois écrite « Shashankasana » !).

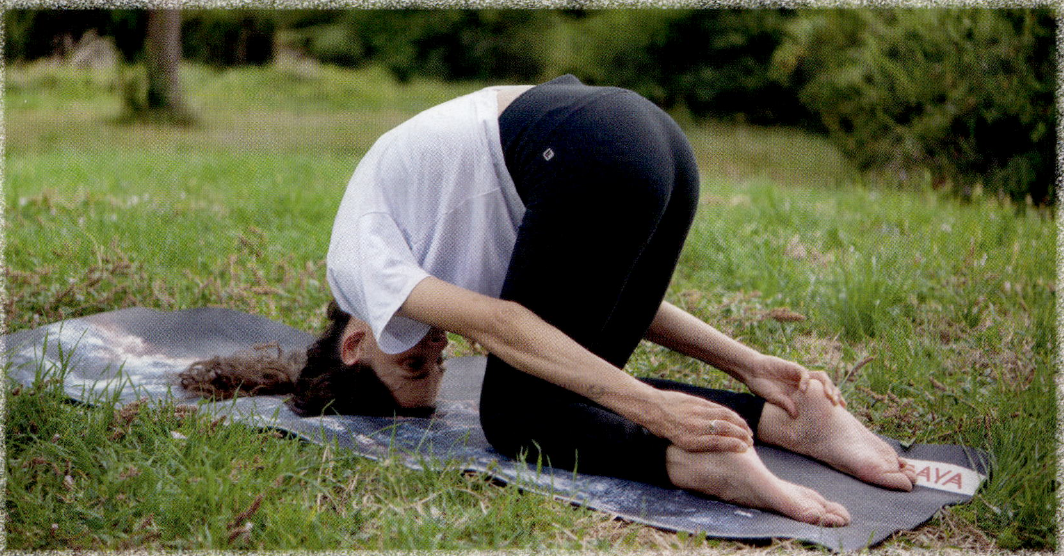

HALASANA – POSTURE DE LA CHARRUE

Ici, le corps représente littéralement la charrue qui trace le sillon dans lequel se déposeront les graines que vous voulez voir germer, pousser, fleurir pour vous offrir les beaux fruits de la pratique. Tel un laboureur, vous vous apprêtez à entamer un travail qui ne fait que commencer, dans votre champ intérieur.

Pour la prendre :

1. Partez d'une posture allongée et pliez vos genoux vers votre poitrine.
2. En vous aidant de votre sangle abdominale, soulevez votre bassin de sorte à pouvoir glisser vos mains sous le bas de votre dos et appuyer le haut de vos bras sur le sol. À partir de cette base, essayez de guider vos genoux vers votre front.

Plusieurs options s'offrent à vous ici : poser les genoux sur votre front ; les placer de chaque côté de vos oreilles, jambes écartées ; ou joindre les jambes et diriger les orteils vers le sol. Gardez vos mains sur le dos, surtout si les pieds ne rejoignent pas le sol derrière vous. En revanche, si c'est le cas, vous pourrez lâcher votre dos et délicatement poser les bras à plat sur le sol – peut-être même entrelacer vos doigts et vous servir de cet appui comme d'un levier. Gardez dans tous les cas le cou bien dans l'axe de la colonne.

Ne forcez pas telle ou telle version parce qu'elle vous appelle, écoutez les murmures de votre dos, qui vous dira où vous arrêter aujourd'hui.

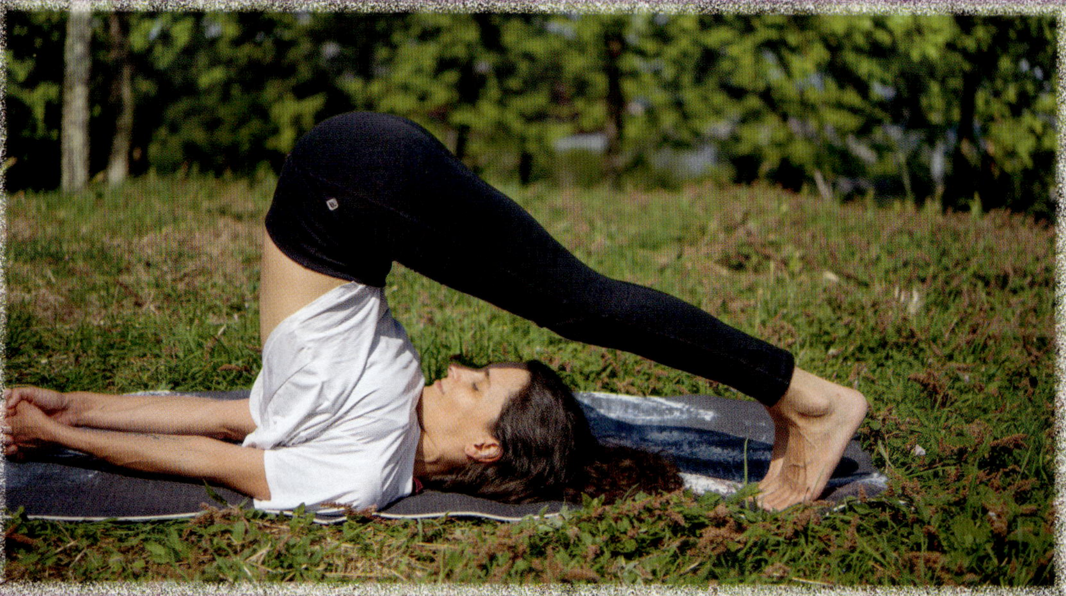

SARVANGASANA – POSTURE DE LA CHANDELLE

La reine des postures ! Pratiquée tous les matins, elle permet à toutes les fonctions physiques, énergétiques, émotionnelles du corps de mieux fonctionner pour la journée. Pratiquée chaque soir, elle nous arrache à nos tourments et nous extirpe de notre condition humaine.

Pour la prendre :

1. Partez d'une posture allongée et pliez vos genoux vers votre poitrine. En vous aidant de votre sangle abdominale, soulevez votre bassin de sorte à pouvoir glisser vos mains sous le bas de votre dos et appuyer le haut de vos bras sur le sol.
2. À partir de cette base, essayez de vous déplier en tendant les jambes vers le ciel. Cherchez la ligne verticale entre les épaules, le bassin et les orteils. Poussez le haut de chaque hanche vers le haut et tâchez de placer vos mains le plus possible vers les omoplates.

Peut-être trouverez-vous plus d'espace dans le haut du corps en pratiquant Halasana (voir posture précédente) juste avant Sarvangasana.

Si cette posture n'est pas envisageable pour vous aujourd'hui, vous pouvez la remplacer par une version douce de la posture de la charrue, Ardha Halasana : dos au sol, jambes vers le ciel, potentiellement posées sur un mur ou soutenues avec une sangle glissée sous la base des orteils.

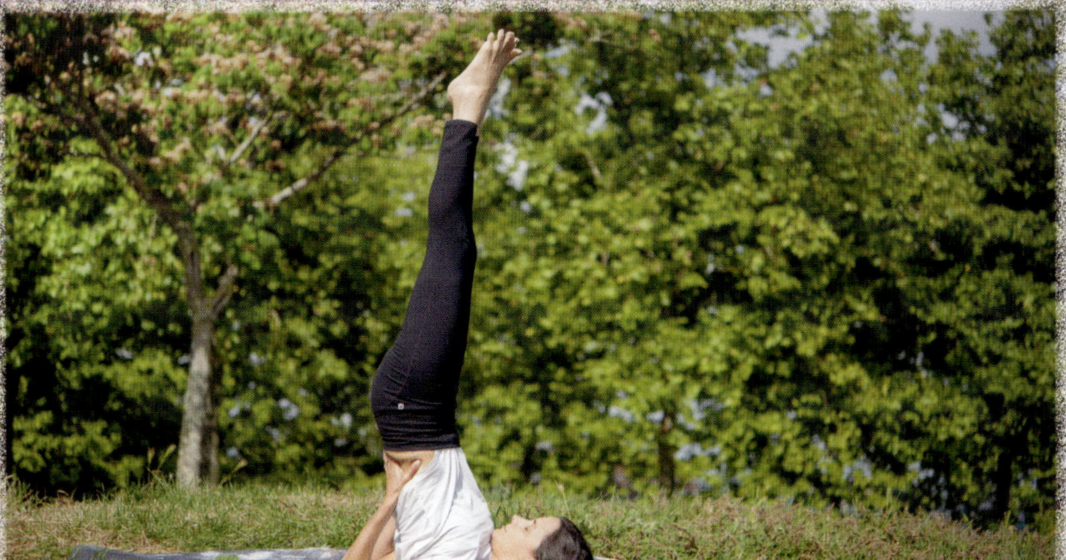

VIPARITA KARANI MUDRA – ACTION DU GESTE INVERSÉ

Cette posture peut être parfois plus douce que la demi-charrue, parfois plus intense que la chandelle. Tout dépend de l'énergie que vous avez et du choix de variante qui en découlera. Dans tous les cas, elle a des vertus très thérapeutiques : elle soulage le corps, stimule la circulation des fluides, régule le système endocrinien, nous allège à tous les niveaux, permet à l'énergie de monter vers le corps sans effort… Une merveille.

Pour une version intense, placez-vous comme en « chandelle » puis essayez de former un accent circonflexe avec votre corps, la pointe du « chapeau » étant votre coccyx. Attention aux sensations dans les poignets ici, comme ils peuvent être fortement sollicités. Gardez les jambes et les pieds actifs.

Vous pouvez toujours opter pour la version plus douce : utilisez notre ami Arthur le mur pour soutenir vos jambes et une brique ou un coussin pour soutenir les lombaires. Ainsi, vous profiterez pleinement de ses bénéfices sans préjudice pour vos articulations.

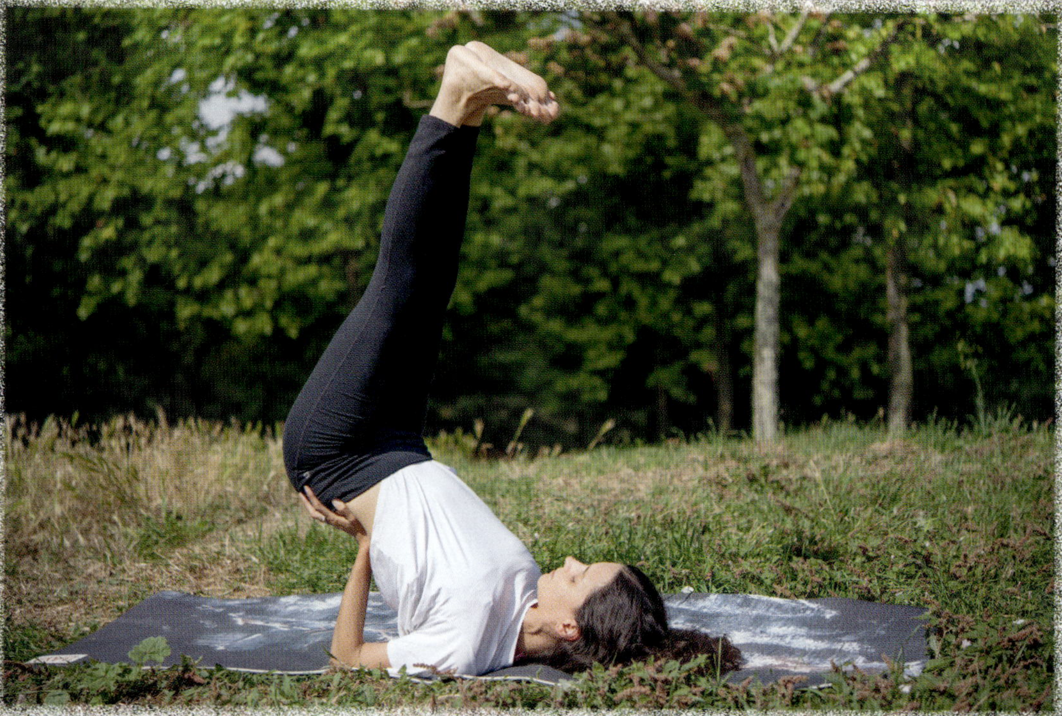

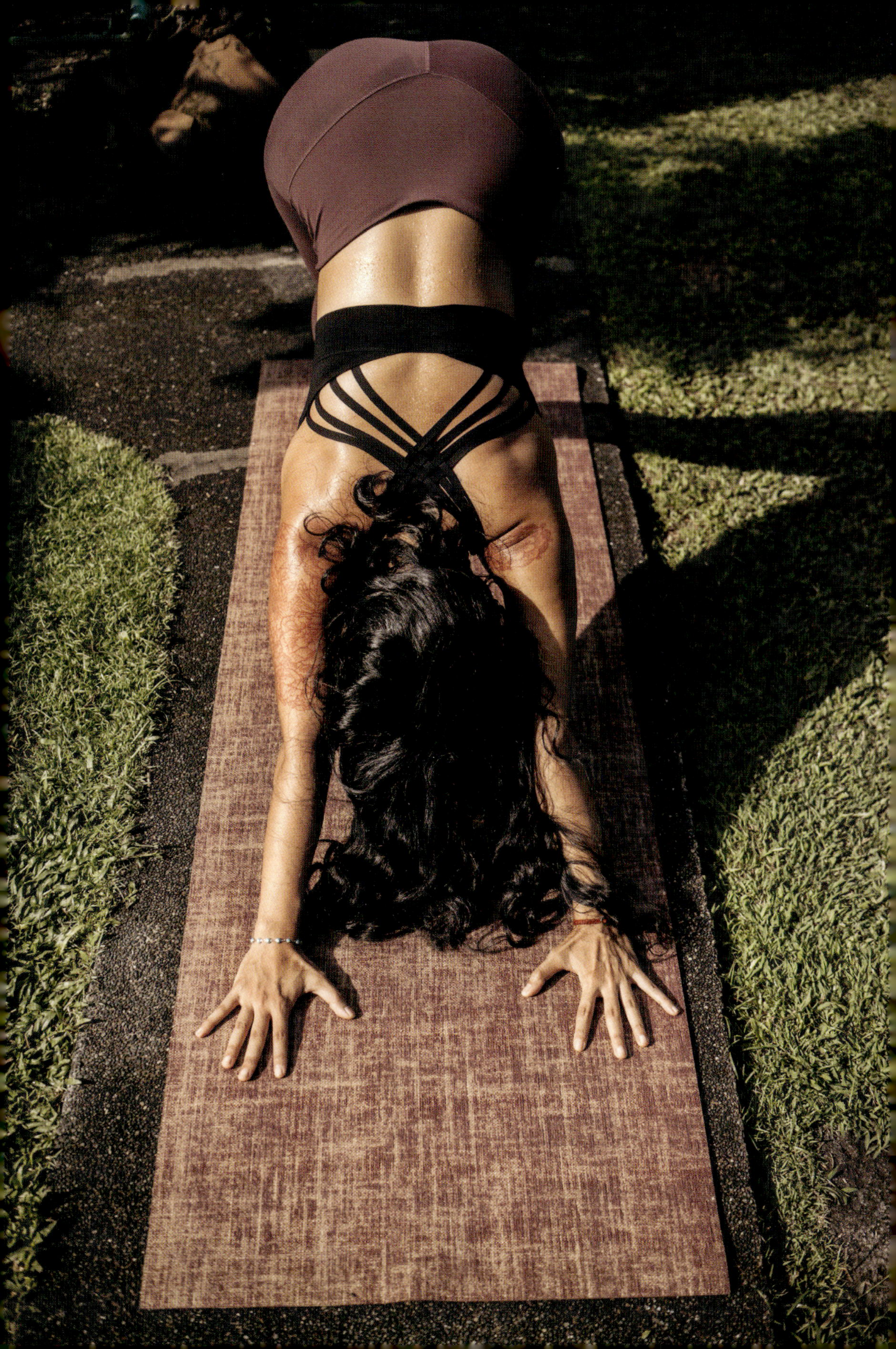

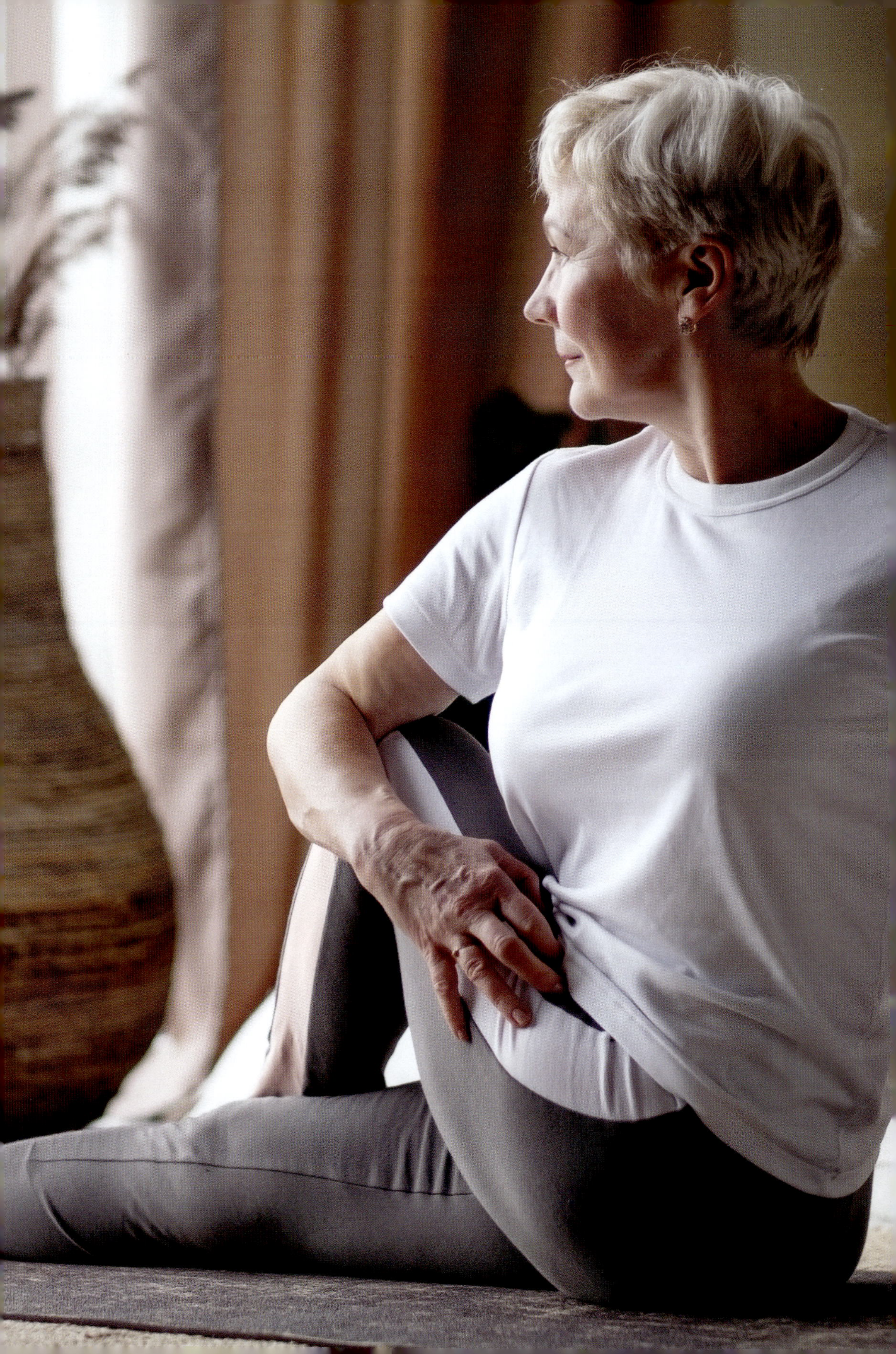

POSTURES EN TORSION

Ces postures sont parfaites pour stimuler la circulation de l'énergie dans les canaux principaux, masser les organes internes et aider à la digestion (si on les pratique bien en dehors des temps de repas). Si vous avez des contre-indications au niveau du dos, ou à la moindre gêne au niveau des cervicales, réduisez l'intensité ou passez votre chemin pour aujourd'hui.

SOMMAIRE

TORSION SIMPLE : PARIVRTTA SUKHASANA

1. Assis en tailleur ou dans toute autre posture confortable pour vous, inspirez en allongeant le dos dans les deux directions : coccyx vers le sol, tête vers le ciel. Expirez en tordant votre buste à partir du nombril, comme si vous vouliez regarder loin par-delà votre épaule droite.
2. À partir de ce moment, ici et dans toute posture en torsion, si vous souhaitez approfondir, essayez d'utiliser votre souffle plutôt que les mains, les bras ou le cou. Cherchez la subtilité et la légèreté tout en ancrant le poids de votre corps vers l'avant.

Répétez toujours la posture de l'autre côté et n'hésitez pas à rester un peu plus longtemps dans le côté que vous sentez moins souple.

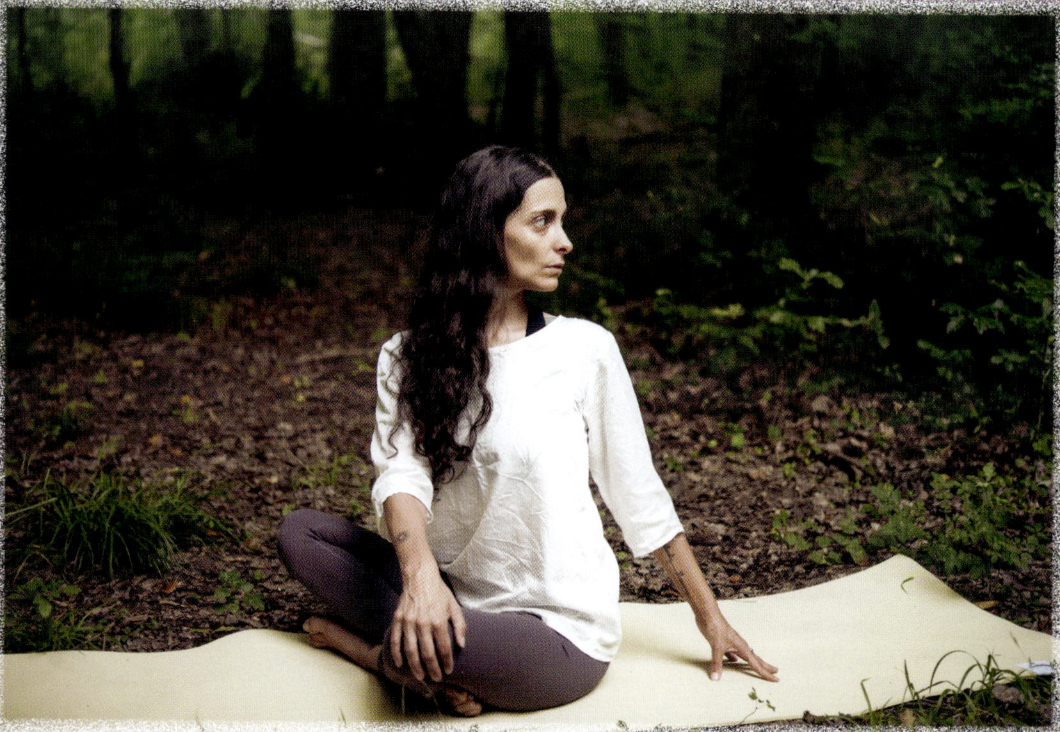

BHARADVAJASANA – POSTURE DU SAGE BHARADVAJA

1. Depuis une assise de votre choix, posez les deux pieds à plat sur le sol. Vos genoux, pliés, vont tomber tous deux vers la droite. Votre talon gauche se place près de la fesse gauche. Votre pied droit peut se poser contre la cuisse gauche, ou par-dessus, en demi-lotus, selon votre énergie et l'espace disponibles aujourd'hui.

2. Inspirez en vous grandissant et expirez en générant la torsion depuis le nombril, en regardant loin par-delà votre épaule droite. Les deux mains peuvent se poser là où elles retombent naturellement pour vous soutenir sans s'écraser. Pour plus d'intensité et d'ouverture, la main gauche peut passer dans le dos pour s'accrocher au bras droit.

3. Après quelques souffles dans le côté droit, utilisez une expiration pour tout ramener de face et observer les sensations.

N'oubliez pas de faire la posture de l'autre côté.

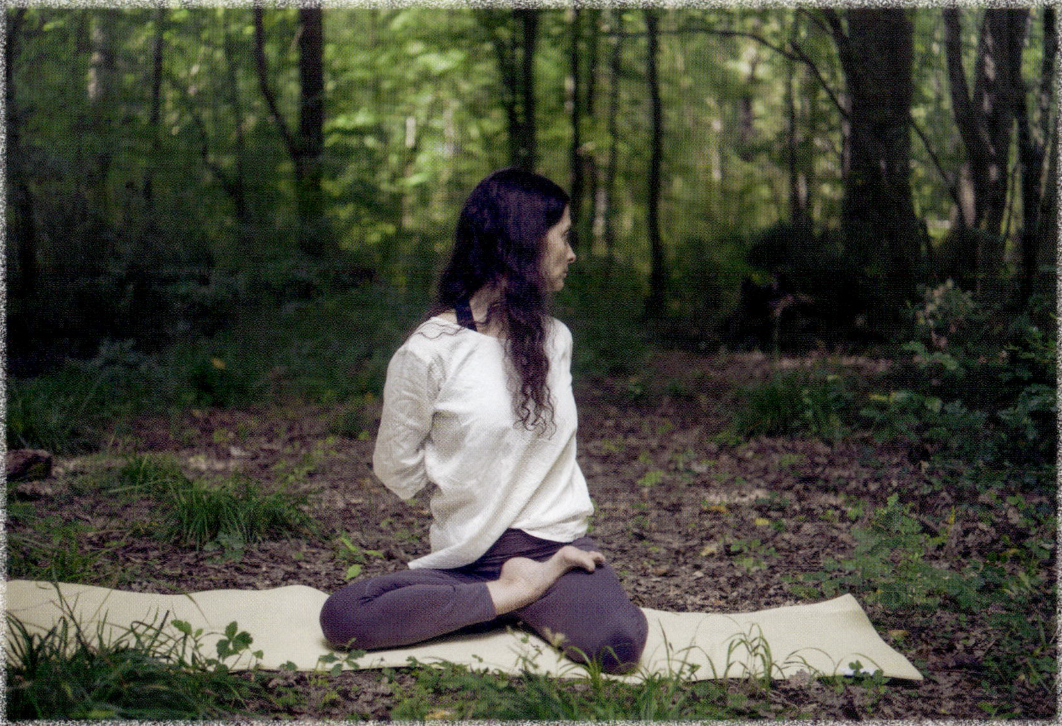

ARDHA MATSYENDRASANA – DEMI-POSTURE DU SEIGNEUR DES POISSONS

Savez-vous que c'est la sagesse d'un poisson qui est à l'origine de l'adoption du yoga par les humains ? Voici comment. Parvati, au bord d'une rivière, écoute son aimé lui raconter comment, après de longs siècles de méditation, il vient de découvrir le secret de la vie, de l'univers et du reste, et que cela se nomme « yoga ». Pendant ce temps, dans l'eau de la rivière, Matsya est un poisson très attentif qui absorbe tout ce savoir donné par ce premier guru, qui n'est autre que Shiva. C'est un élève si concentré qu'à son tour, devenu roi des poissons, un hybride mi-homme, mi-poisson, il n'aura de cesse de guider les humains sur le chemin de l'éveil, jusqu'à inspirer les Natha Yogis à conserver ses enseignements dans le Hatha Yoga Pradipika.

Pour former la queue du poisson, déposez le talon droit tout proche de la fesse gauche. Le pied gauche viendra, au choix, à l'intérieur ou à l'extérieur de la cuisse droite. Et pour former le tronc humain, inspirez pour enrouler le bras gauche autour de la jambe droite ou glisser le coude à l'extérieur du genou droit, et expirez pour pivoter le buste vers la droite et le regard vers l'arrière du tapis.

Comme d'habitude, ne forcez pas les articulations ou les vertèbres à se plier à la posture. Trouvez le juste milieu, la mesure.

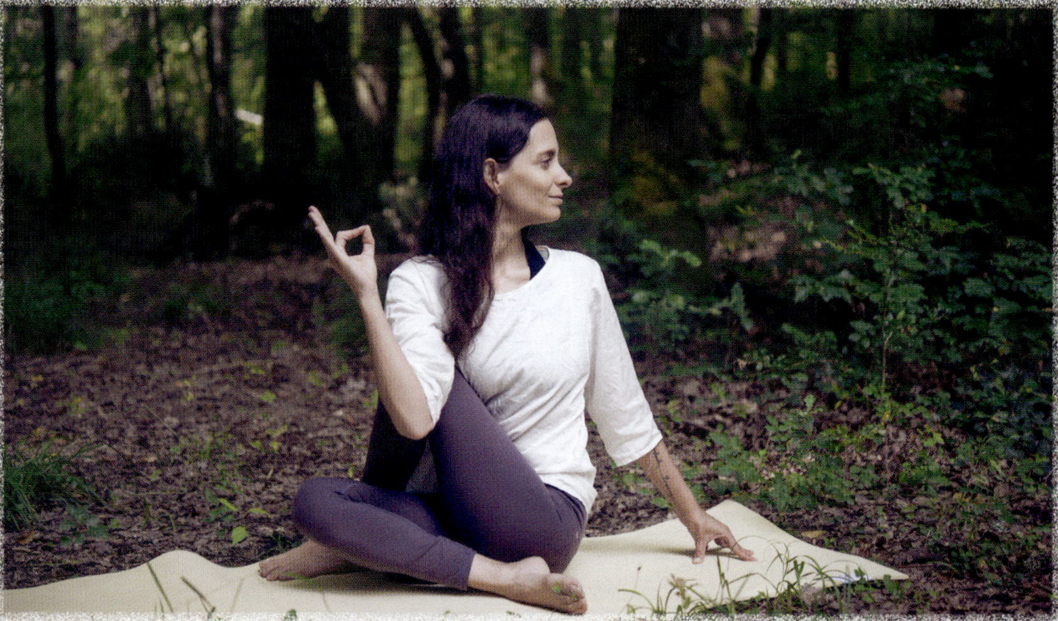

PARIVRTTA UTTHITA TRIKONASANA – POSTURE DU TRIANGLE AVEC ROTATION

Nous continuons la série des triangles.

Pour vous installer dans ce triangle en rotation :

1. Écartez les pieds plus largement que les hanches. Tournez le pied droit vers la droite et fermez le pied gauche en alignant vos deux talons.
2. Inspirez en amenant les bras parallèles au sol. Expirez en tournant le buste vers la gauche du tapis et en envoyant les côtes gauches vers la cuisse droite. Tandis que le bras droit se tendra vers le ciel, la main gauche reposera doucement au choix sur la cuisse, le tibia, la cheville droite, sur le tapis ou un support. Elle pourra aussi léviter.

Essayez de garder un bel équilibre, quitte à ajuster la position du pied arrière pour trouver plus de stabilité. Pensez à la réaliser de l'autre côté avec la même attention, la même durée et le même non-jugement.

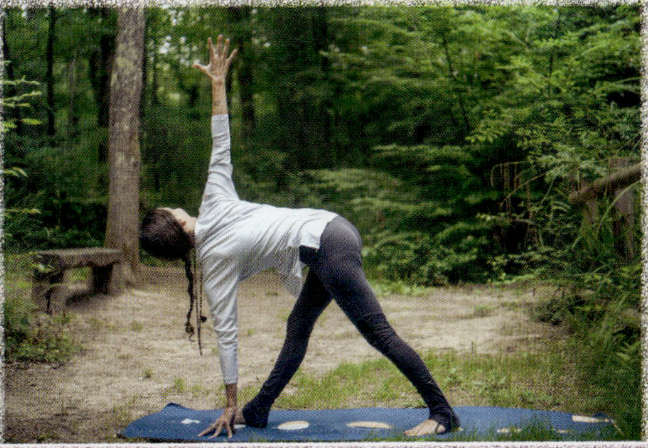

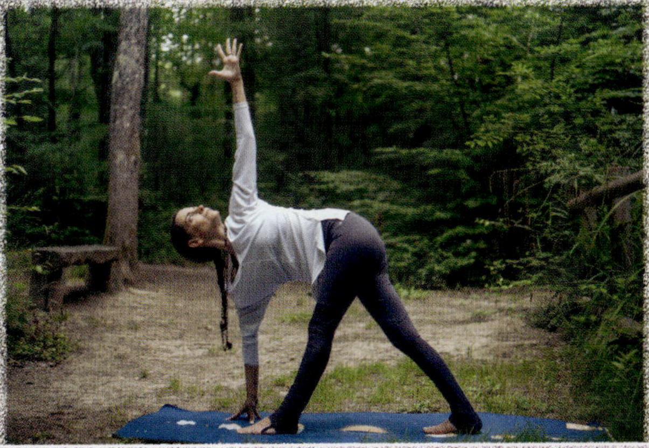

PARIVRTTA PARSVA PARSVAKONASANA – POSTURE DE L'ANGLE FLÉCHI AVEC ROTATION

La série des triangles se termine ici.

Pour la prendre :

1. Depuis le triangle fléchi (voir « Postures debout », p. 93) ou depuis le triangle avec rotation (voir posture précédente), pliez le genou droit pour le placer juste au-dessus de la cheville droite.
2. Le bras gauche, quant à lui, peut reposer légèrement sur la cuisse. Ou bien, la main gauche peut se poser à côté du pied droit (intérieur ou extérieur) sur le tapis ou un support – elle peut aussi léviter.

Veillez à ne sentir aucune gêne dans les hanches et à bien ancrer les deux pieds pour former une base solide. Amenez le souffle dans tout le côté droit quelques instants. Pour la quitter, il va vous falloir essayer d'invoquer tout votre ancrage, votre souffle, votre équilibre, votre énergie.

Ensuite, répétez-la de l'autre côté.

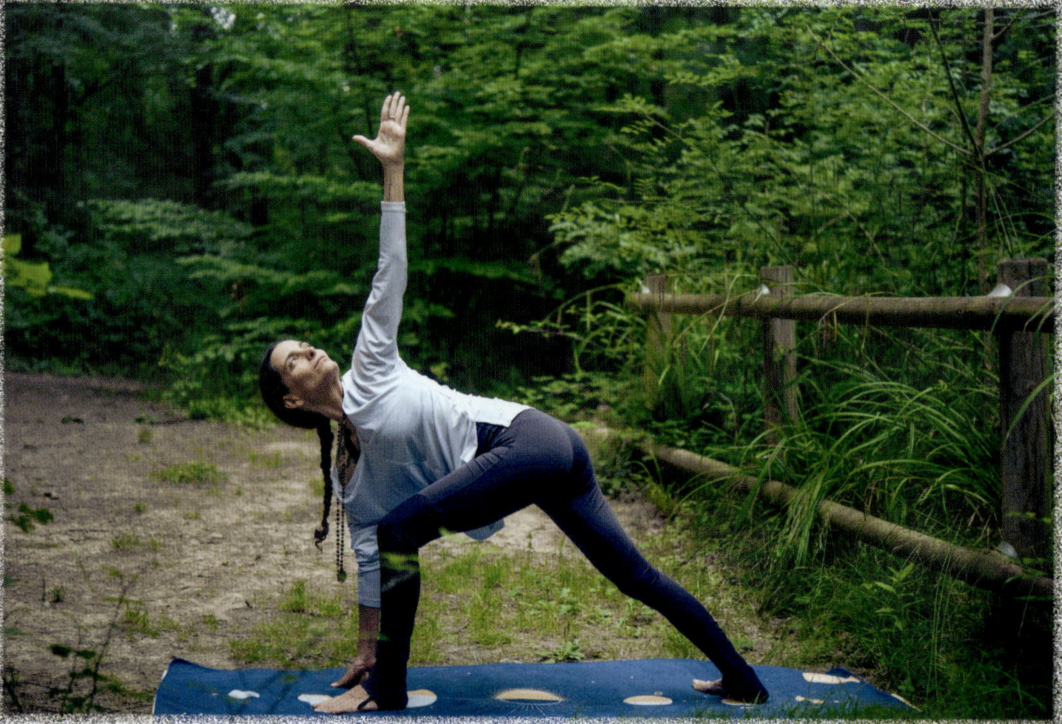

MARICHYASANA C – POSTURE DU SAGE MARICHI C

C'est la troisième posture consacrée à Marichi, dont nous avons parlé dans la partie sur les postures assises. Marichi est aussi l'un des Saptarishis, les sept grands sages de l'Inde ancienne. La composition de ce groupe illustre varie selon les époques et textes. Marichi, pour sa part, est cité dans le Mahabharata aux côtés de Vasistha, Angira, Atri, Pulastya, Pulaha et Kratu.

Pour prendre cette posture :

1. Asseyez-vous au sol ou sur un coussin, jambes tendues devant vous. Pliez la jambe droite pour amener le pied droit à plat sur le sol, près du genou gauche.
2. Appuyez-vous légèrement sur la main droite posée derrière vous. Inspirez pour vous grandir et garder le poids du corps vers l'avant. Expirez pour pivoter le buste vers la droite et regarder vers l'arrière. Vous pouvez enrouler votre bras gauche autour de la jambe droite ou placer le coude gauche derrière le genou droit pour prendre appui et amplifier la torsion sans forcer l'action, sans bloquer le souffle.

Pour quitter la posture, faites tout à l'envers, lentement. Après une pause, répétez de l'autre côté.

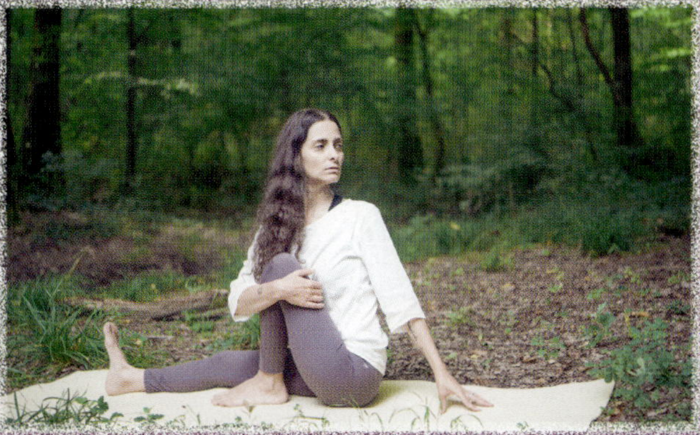

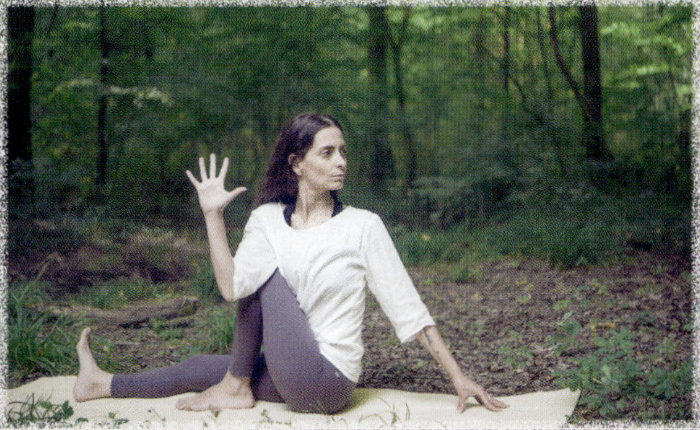

MARICHYASANA D – POSTURE DU SAGE MARICHI D

Voici la quatrième posture dédiée au grand sage Marichi (je vous laisse découvrir le reste de la série dans l'autonomie de votre pratique, chers yogis).

Pour prendre cette posture :

1. Asseyez-vous en Dandasana (p. 77). Pliez les deux jambes. Amenez le pied droit en lotus par-dessus la cuisse gauche, ou au sol, talon proche de la fesse gauche.
2. Inspirez pour vous grandir tout en vous ancrant et expirez en tournant le buste vers la gauche.
3. Vous pouvez glisser le bras droit à l'extérieur du genou gauche. Si l'espace se présente aujourd'hui, vous pouvez également passer votre bras gauche dans votre dos pour aller chercher à crocheter la main droite.

Après quelques souffles, défaites lentement tous les nœuds sur une expiration et revenez en Dandasana pour savourer.

Répétez de l'autre côté.

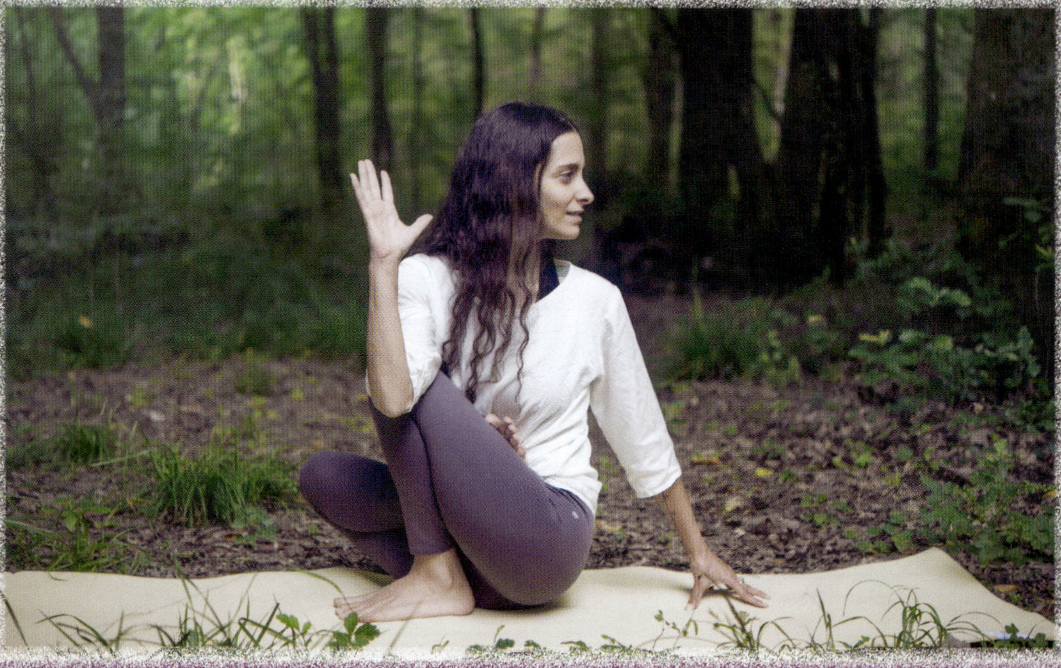

PARIVRTTA UTKATASANA – POSTURE DE LA CHAISE EN TORSION

1. Installez-vous dans la posture de la chaise (voir « Postures debout », p. 93).
2. Inspirez en montant les bras vers le ciel, bien tendus. Expirez en vous « asseyant » dans l'air, le bassin aussi bas et le dos aussi droit que possible, les bras dans l'axe du buste et le regard vers le sol. Le coccyx est dirigé vers un bout de la diagonale, le sommet du crâne vers l'autre. Inspirez là, puis expirez en amenant les mains en prière au milieu de la poitrine (Namaskara Mudra).
3. Inspirez là, puis expirez en tournant le buste vers la droite. Essayez de conserver les pouces au milieu du sternum et les deux genoux alignés (le genou opposé au côté de la torsion aura tendance à s'avancer un peu). Respirez profondément dans la torsion et cherchez le confort dans l'effort.
4. Après plusieurs souffles, vous pouvez expirer pour plonger en avant, tendre les jambes, lâcher la tête vers le sol et vous détendre avant de recommencer de l'autre côté.

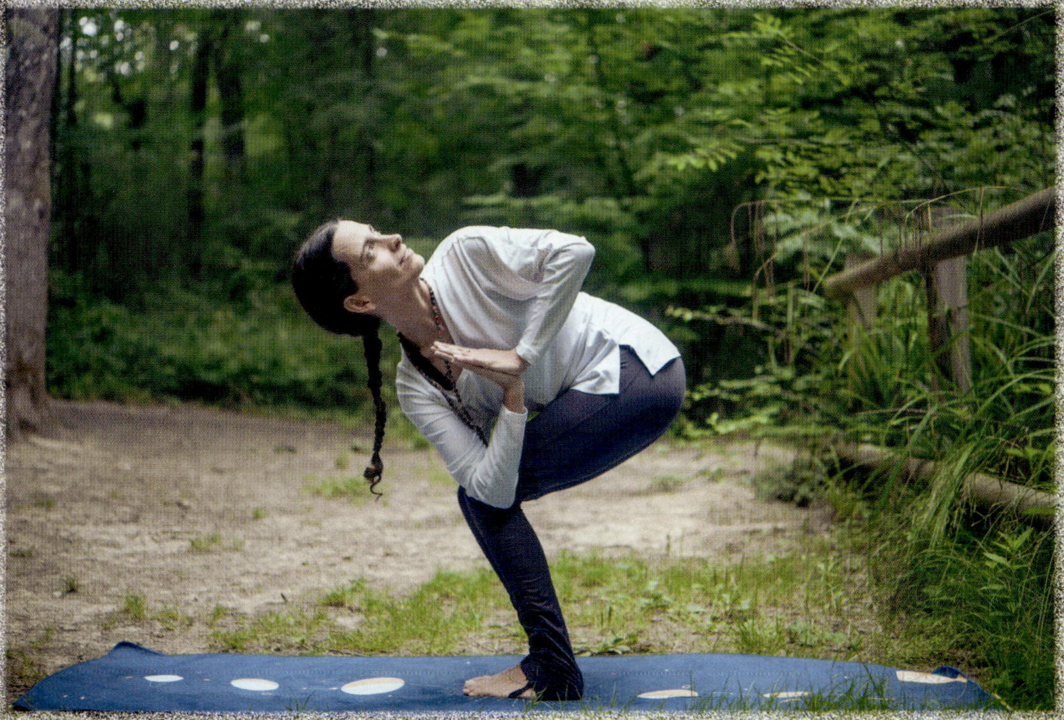

JATHARA PARIVARTANASANA – POSTURE DU VENTRE TOURNANT

Voici la dernière torsion que nous aborderons ensemble, mais pas des moindres puisque c'est une de mes postures favorites. C'est une posture incontournable pour moi à la fin d'une séquence, et surtout, une des plus douces, puisqu'elle se réalise à plat dos.

1. Allongé sur le dos, pliez les jambes et écartez les bras pour former un T.
2. Inspirez en décollant les pieds du sol. Essayez de former deux angles droits : entre les mollets et les cuisses et entre les cuisses et le ventre.

   Expirez et laissez tomber lentement les genoux vers le sol à gauche, le regard vers la droite. Respirez dans tout le côté droit en laissant tous les muscles se détendre un peu plus à chaque expiration.
3. Une fois satisfait, inspirez pour ancrer à nouveau les mains et expirer pour revenir au centre.

Répétez tout de l'autre côté.

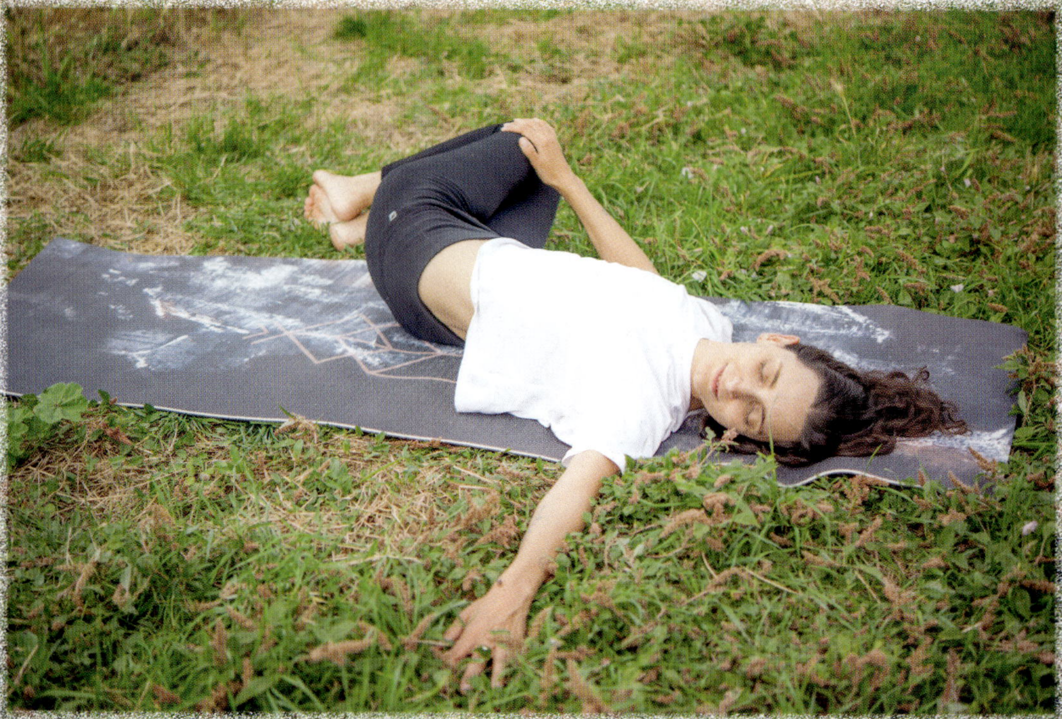

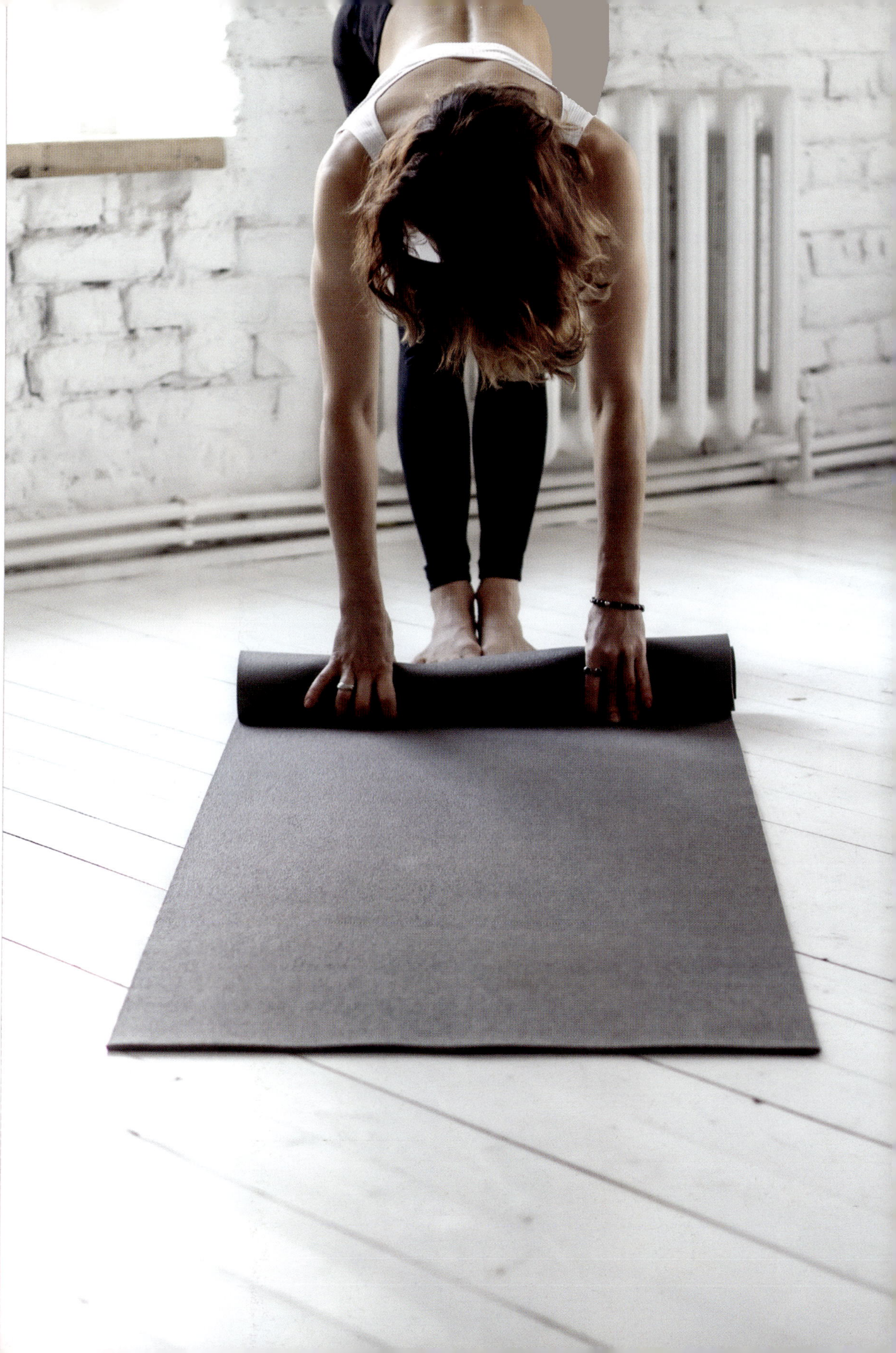

EKA PADA TADASANA – POSTURE DE LA MONTAGNE À UNE JAMBE

Cet équilibre, malgré son apparente simplicité, peut nous réserver des surprises. Il nous suffit d'être préoccupés, fatigués, ou de ne pas avoir mis les pieds sur le tapis depuis longtemps, et nous aurons l'impression de ne plus savoir tenir sur une jambe ! Ne vous y fiez pas. Le corps a bonne mémoire et, avec la pratique, vous retrouverez votre ancrage et votre légèreté.

1. Depuis Tadasana (voir « Postures debout », p. 93), inspirez pour monter les bras de chaque côté de vos oreilles tout en détendant les épaules. Expirez pour fixer votre regard vers l'horizon et concentrez votre esprit et votre énergie dans l'ancrage du pied gauche.
2. Sur une inspiration, décollez le pied droit et montez le genou le plus possible vers la poitrine. Respirez là si vous vous sentez bien, ou reposez les orteils pour assurer à nouveau votre stabilité avant de recommencer.
3. Une fois stable, vous pouvez attraper le tibia avec les mains entrelacées et essayer de conserver une belle ligne droite dans l'arrière du corps.

Avant de faire la même chose de l'autre côté, pensez à détendre la cheville d'appui.

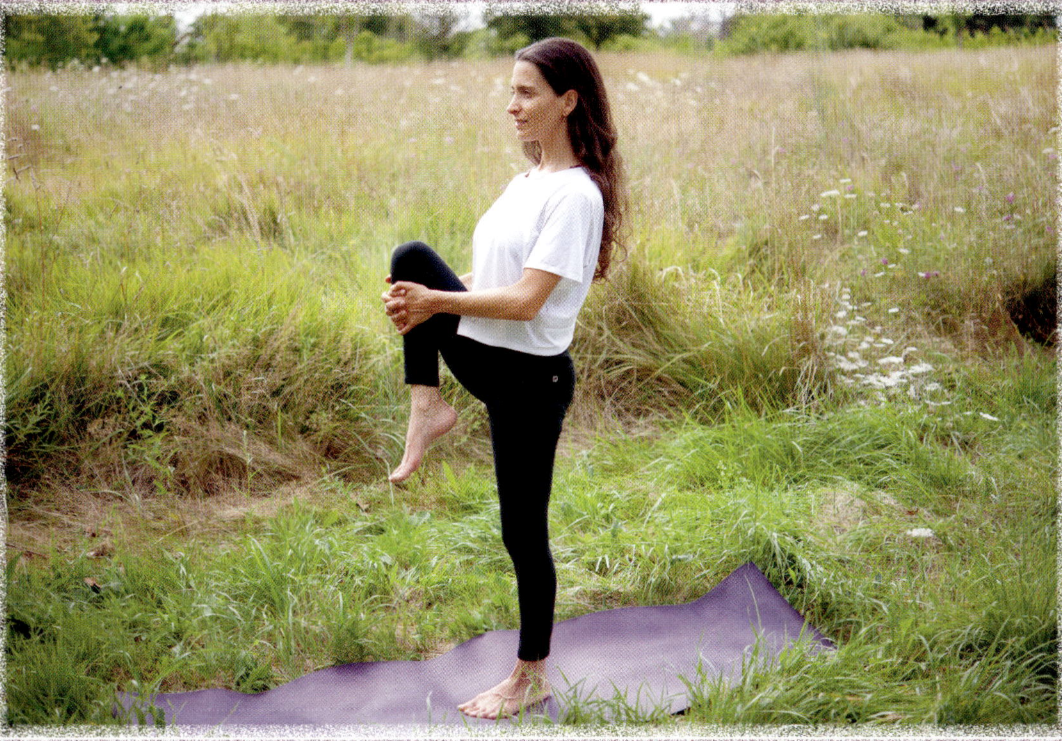

VRKSASANA – POSTURE DE L'ARBRE

L'arbre revient souvent comme métaphore pour expliquer les ramifications des différents concepts de la pensée hindoue et de la philosophie du yoga.

Par exemple : imaginons que les kleshas, les 5 ennemis de la paix intérieure, soient un arbre… Avidya serait le sol, la terre « ignorante » qui laisse pousser indifféremment toutes les graines, les belles pensées comme les plus délétères. Le tronc de l'arbre serait Asmita, notre attachement à notre identité, qui forme notre ego si tenace. Parmi les branches, Raga, les désirs, Dvesha, la révulsion, et Abhinivesha, la peur. Trop d'amour, trop de haine, trop de peur peuvent continuer à faire grandir, grossir la ramure de cet arbre, et, au bout d'un moment, contribueront au mûrissement du fruit des kleshas : la souffrance. On comprend bien avec cette image qu'avant de se retrouver avec un arbre gigantesque qui demandera un immense travail pour être déraciné, il vaut mieux être attentif à ce qu'on laisse pousser dans son jardin et arracher les kleshas régulièrement…

1. Depuis Eka Pada Tadasana (voir posture précédente), ouvrez la cuisse pour tourner le genou vers la droite et posez votre pied là où ce sera le plus stable pour vous : orteils au sol et talon contre la cheville ; à plat à l'intérieur du mollet ; tout en haut de la cuisse ; ou encore cou-de-pied par-dessus la cuisse gauche en demi-lotus… Les mains pourront être jointes devant le cœur pour vous rappeler où est votre axe central et pour vous rappeler de vous grandir. Toute autre position des bras ou mudra (sceau des mains) est aussi acceptable.
2. Là aussi, avant de faire la même chose de l'autre côté, pensez à détendre la cheville d'appui et rappelez-vous que nous, les êtres humains, ne sommes pas très symétriques. Ne vous attendez à rien de particulier, laissez-vous surprendre.

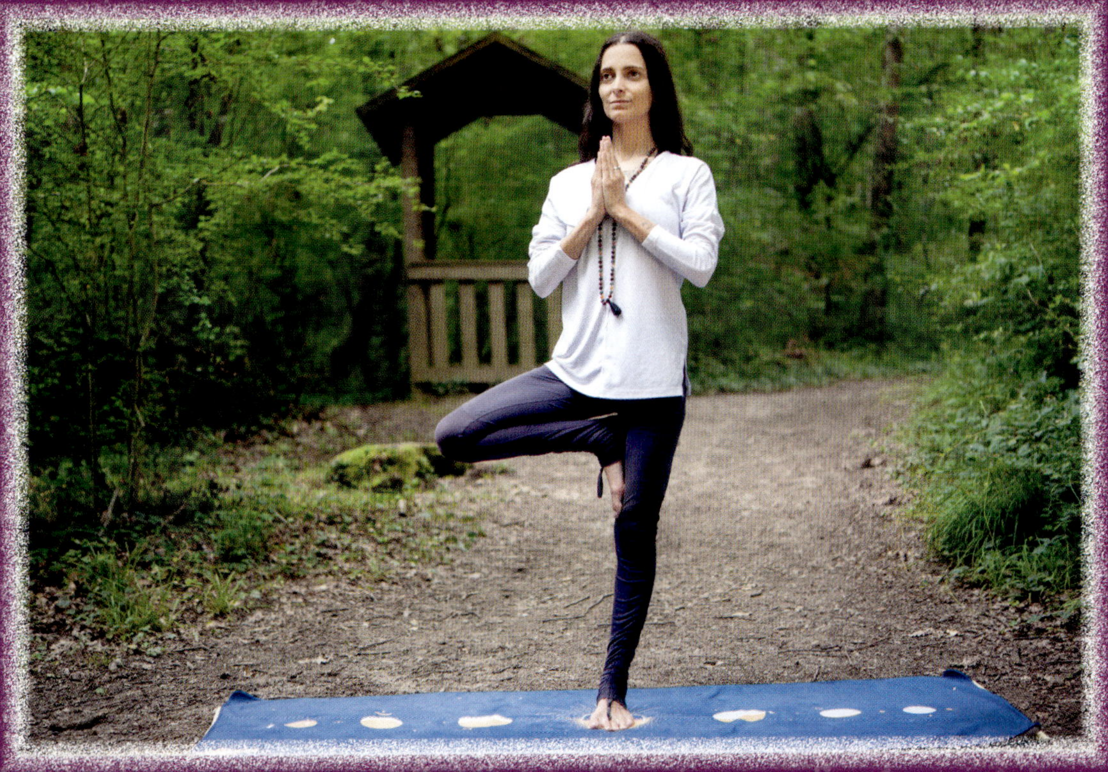

UTTHITA PADANGUSTHASANA – POSTURE DU BRAS TENDU AUX GROS ORTEILS

1. Depuis Eka Pada Tadasana à nouveau, venez non pas saisir le tibia mais l'arrière de la cuisse avec les mains entrelacées. Cela peut tout à fait être votre version de cette posture aujourd'hui. Conservez le plus possible un axe central fort, comme si, du talon à la tête, tout essayait de s'aimanter à lui. Si vous le sentez, essayez de pousser le talon vers l'avant du tapis. Peut-être même que vous serez capable de faire cela en attrapant votre pied ou votre gros orteil ; voire tendre la jambe.
2. Peu importe vers quelle version votre corps vous emmènera aujourd'hui. Toutes seront justes à partir du moment où vous n'y ressentirez ni gêne, ni stress, ni pression – ni, bien sûr, aucune douleur.
3. Faites tout à l'envers pour quitter la posture et passez par quelques cercles de la cheville d'appui et d'observation dans l'immobilité avant de tester l'autre côté.

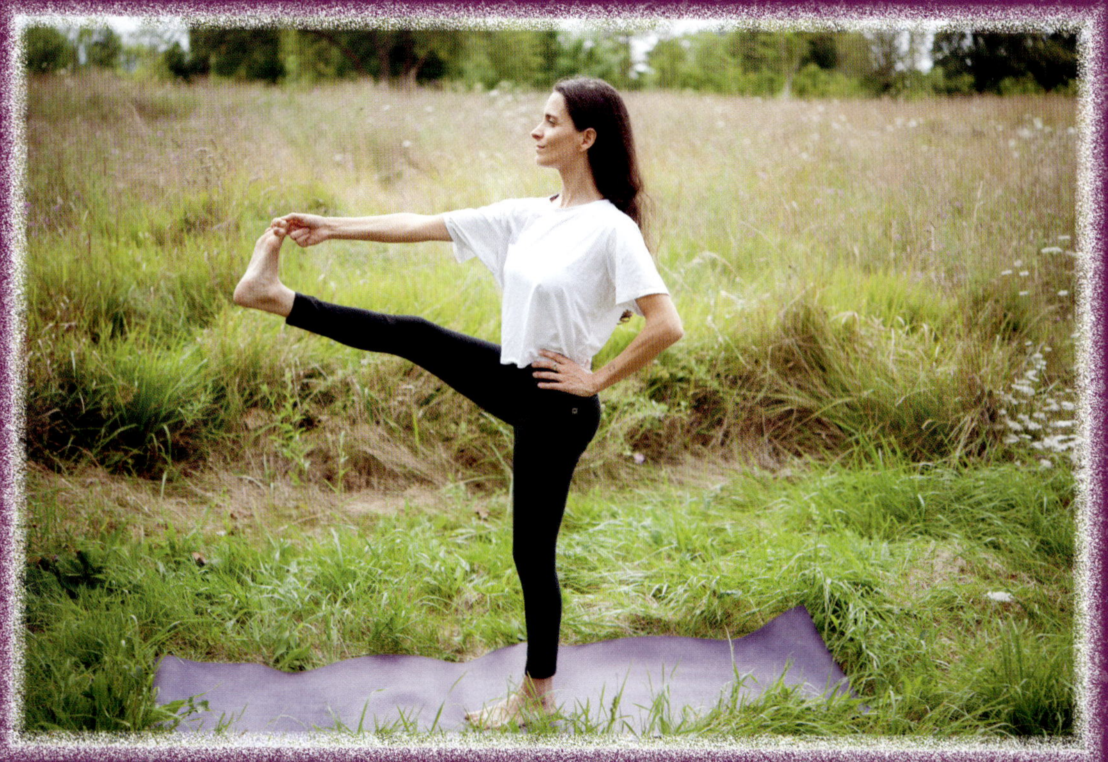

NATARAJASANA – POSTURE DU DANSEUR COSMIQUE

Nataraja est un avatar de Shiva, dieu de la Destruction. Dans cette incarnation, il représente le danseur cosmique, celui qui permet l'impermanence du grand cycle de vie, de mort et de renaissance.

Pour prendre Natarajasana :

1. Une fois debout, amenez le talon de votre pied droit vers la fesse droite et attrapez-le.
2. Inspirez pour monter l'autre bras dans le prolongement du flanc gauche et vous grandir, du talon au bout des doigts. Expirez et, en continuant de regarder vers l'avant, poussez le genou loin de la fesse, le pied dans la main et les orteils vers le ciel – sans trop décaler le genou vers la droite. Le bras gauche pourra servir de balancier, tendu vers l'avant, parallèle avec le sol ou légèrement arqué (l'esthétique de la posture importe peu, contrairement à ce que veulent nous faire croire les magazines et les réseaux sociaux…). Gardez la poitrine ouverte, les épaules et le visage détendus.

Si jamais vous deviez perdre l'équilibre, lâchez le lien main-pied pour retrouver tous vos appuis sur le sol. Cela vaudra mieux que de chercher à vous rattraper en compromettant la sécurité de votre cheville – voire celle du reste du corps.

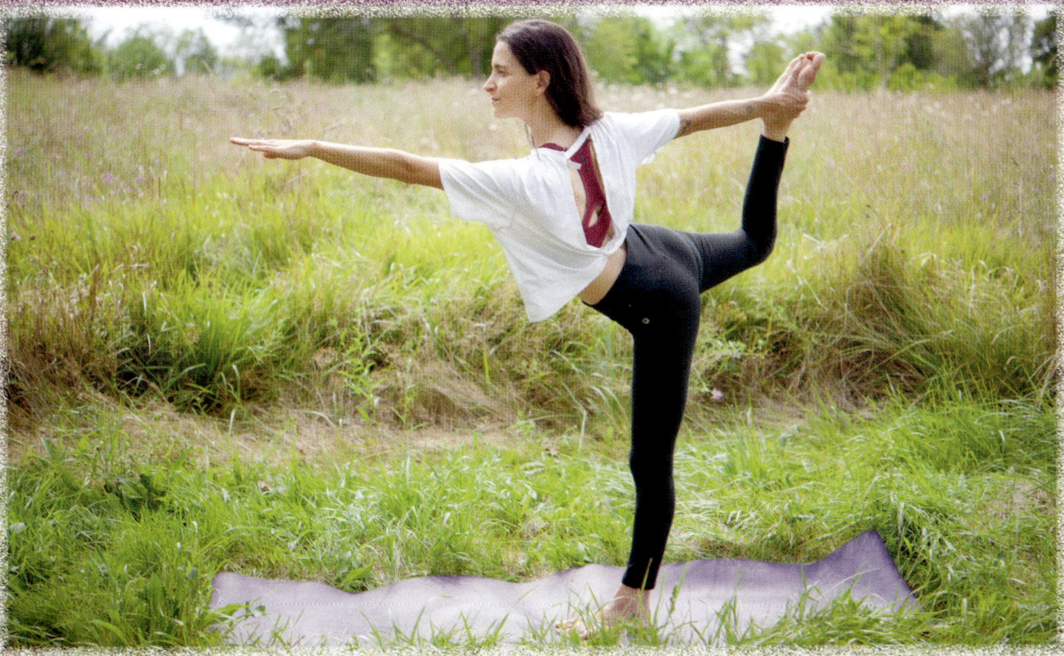

GARUDASANA – POSTURE DE GARUDA (DITE « DE L'AIGLE »)

Mais Garuda n'est pas n'importe quel aigle. C'est la monture sacrée du dieu Vishnu. La puissance et la lumière de Garuda étaient telles qu'à sa naissance, les dieux durent la contenir en réduisant sa taille et sa force. En un sens, cela nous rend très similaires. Nous, humains, êtres spirituels bornés par les limites de notre corps physique, avons oublié notre nature divine. Mais Garuda, après s'être laissé contraindre, retrouve toute sa superbe et tous ses pouvoirs, toute sa divinité.

Pour prendre Garudasana :

1. Pliez suffisamment la jambe gauche pour pouvoir glisser la cuisse droite par-dessus. Dosez votre équilibre : le pied droit peut se poser au sol, léviter, ou s'enrouler autour de la jambe gauche.
2. En passant le coude droit sous le coude gauche, vous enroulerez vos bras l'un autour de l'autre, sans forcer le mouvement : dos des mains collés, main droite attrapant le pouce gauche, ou peut-être les deux paumes jointes.
3. Installez-vous dans la posture pour plusieurs souffles, le regard fixe vers l'horizon.

Au moment de la quitter, expirez, dépliez-vous, et reprenez toute votre place à nouveau, sans restriction !

Prudence au moindre signe de gêne dans la cheville. Ne forcez pas la posture « finale », elle viendra en son temps, lorsque suffisamment d'espace se sera créé ! N'hésitez pas à utiliser un mur ou un meuble pour maintenir votre équilibre au fur et à mesure que vous le construisez.

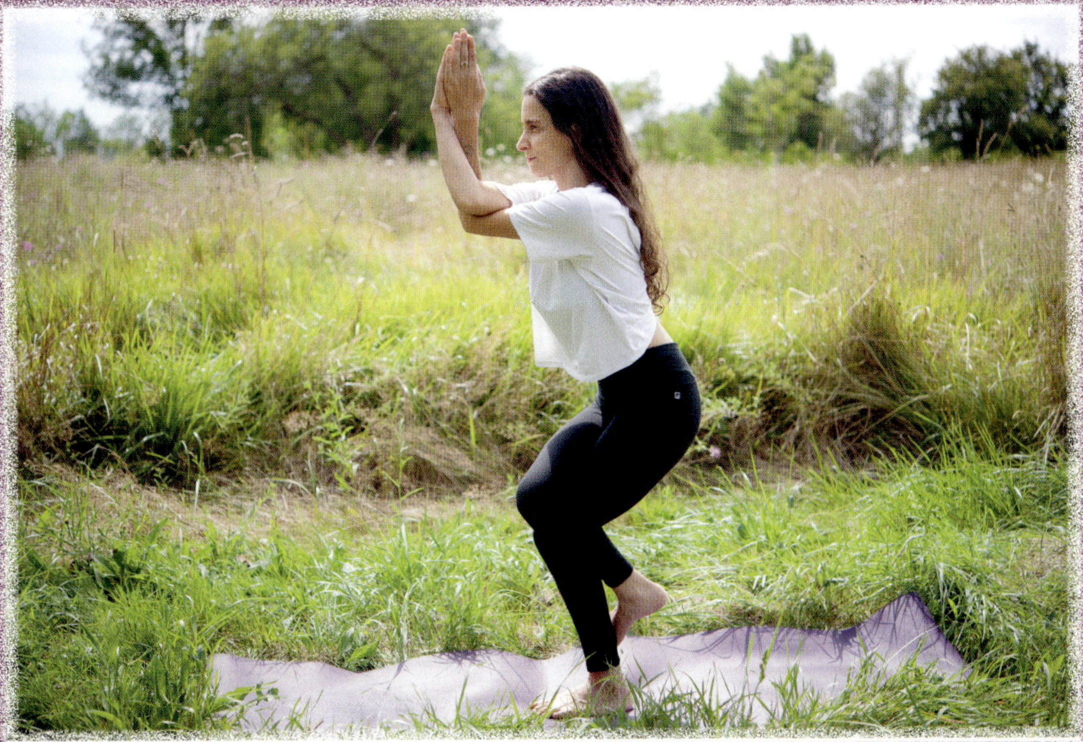

VIRABHADRASANA 3 – POSTURE DU GUERRIER 3

Dans la série des guerriers, celui-ci est le seul qui se réalise en équilibre sur une jambe. Il symbolise le moment de la légende selon laquelle Virabhadra, avatar guerrier de Shiva, se penche pour ramasser la tête de son ennemi Daksha, qu'il vient de trancher pour venger sa bien-aimée, Sati.

Pour prendre Virabhadrasana 3 :

1. Partez de la posture de la montagne et reculez le pied droit pour prendre Virabhadrasana 1.
2. Étirez les bras vers le ciel sur une inspiration, placez le poids de votre corps sur le pied gauche, assouplissez le genou gauche, et essayez de décoller le pied droit. Il est possible que vous deviez vous y reprendre à plusieurs fois pour trouver votre centre de gravité.
3. Vous allez ensuite essayer de former une ligne dans le côté droit de votre corps entre le talon, la hanche, l'épaule et le bout de vos doigts.

Peu importe si au début, c'est une diagonale. Votre ligne deviendra parallèle avec le sol avec la pratique.

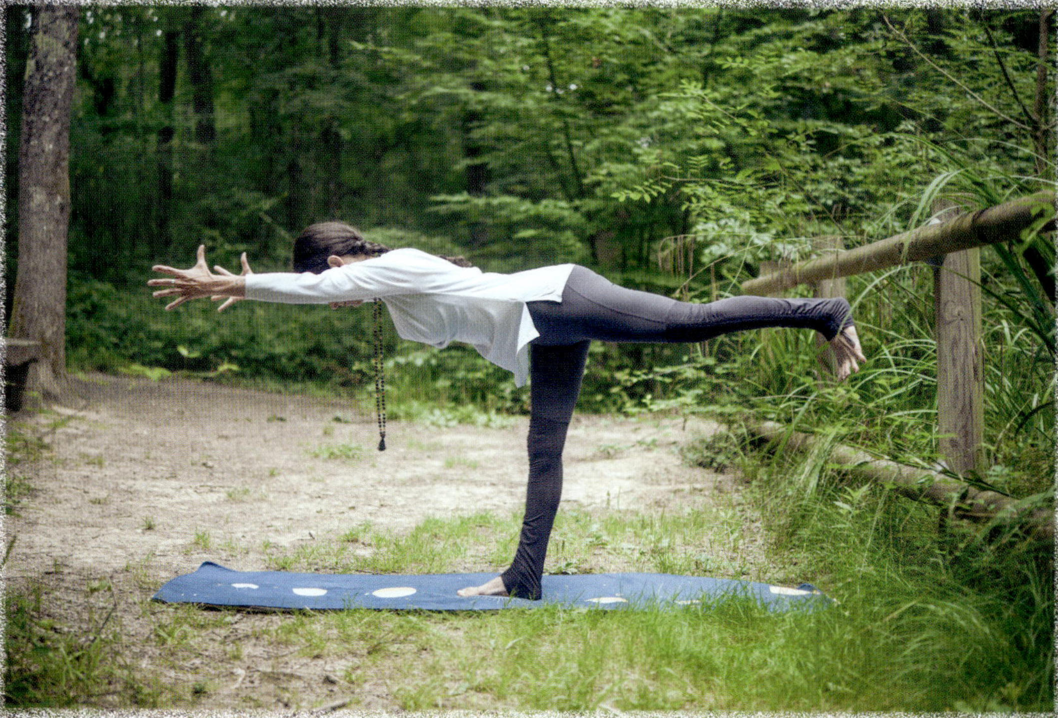

ARDHA CHANDRASANA – POSTURE DE LA DEMI-LUNE

La lune, nous l'avons vu, est l'un des astres sacrés de notre pratique. Elle représente l'aspect féminin en nous tous, œuvrant à notre équilibre avec l'énergie solaire. L'énergie lunaire est celle qui circule dans notre canal énergétique de gauche, Ida, et qui incarne en nous l'élément eau, le calme, la nuit, l'introspection, mais aussi la mort. Ainsi, beaucoup d'émotions peuvent se soulever dans cette posture : craintes, frustrations, que nous transcenderons en maîtrisant peu à peu notre équilibre.

Pour la prendre :

1. Depuis Tadasana, faites un pas en arrière avec le pied gauche. Assouplissez le genou droit tout en essayant de décoller le pied gauche.
2. Lorsque vous aurez trouvé votre équilibre sur la jambe droite, vous pourrez chercher à ouvrir le buste complètement vers la gauche du tapis, les bras tendus. Contrairement au guerrier 3, ici, les deux hanches essaient de se placer à la verticale, l'une au-dessus de l'autre. Le regard peut être dirigé vers le pouce gauche, mais si vous avez des problèmes de cervicales, préférez regarder droit devant vous.

Comme pour tous les équilibres, il faut de la patience et de la persévérance pour trouver de l'aisance dans la demi-lune. Votre version est parfaite pour le vous d'aujourd'hui !

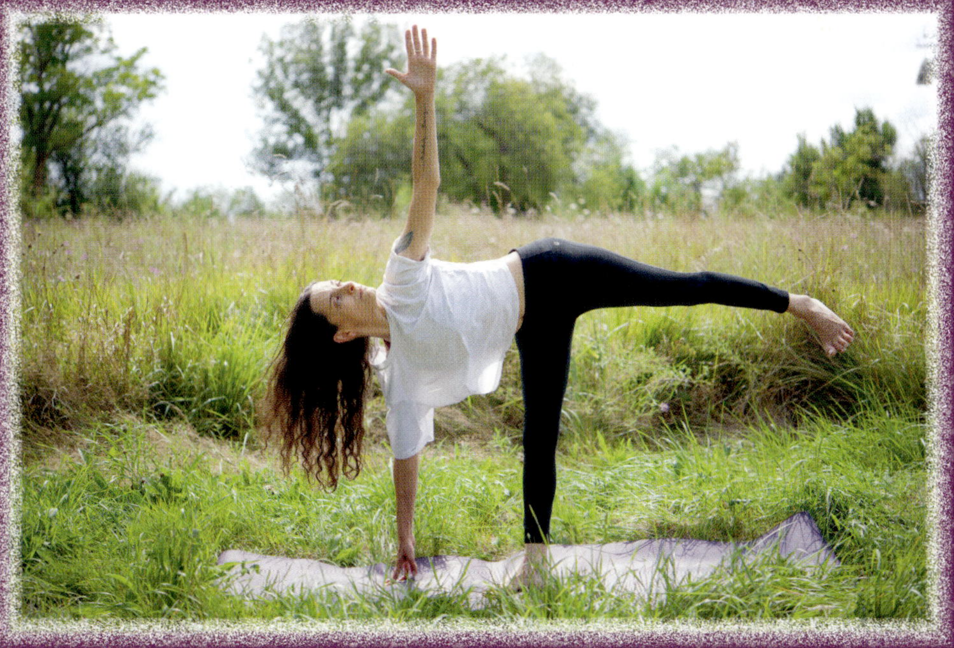

VASISTHASANA – POSTURE DU SAGE VASISTHA, OU « LA MEILLEURE DES POSTURES » (DITE « PLANCHE SUR LE CÔTÉ »)

Tout comme Marichi, qui nous a beaucoup occupés tout au long de ces chapitres, Vasistha fait partie des Saptarishis, ces grands sages qui ont aidé le dieu créateur Bhrama à concevoir le monde tel qu'il est. Malgré la signification de *vasishta*, la leçon ici est qu'on ne devient pas « le meilleur » du jour au lendemain. Au contraire, avant d'être à l'origine des enseignements du texte sacré qui porte son nom, ce sage est connu pour avoir beaucoup souffert dans une incarnation humaine. Il n'a cessé de souffrir que lorsqu'il a accepté que plaisir et douleur n'étaient que les deux facettes d'une même pièce nommée souffrance, et que le plus judicieux était de ne s'attacher ni à l'une, ni à l'autre. C'est ce que cette posture nous propose de réaliser : l'importance du détachement.

1. Depuis la planche (Utthita Chaturanga Dandasana, voir « Postures face au sol », p. 113), placez votre main gauche au centre du tapis en formant un angle droit sous votre aisselle.
2. Inspirez pour décoller la main droite et monter le bras droit vers la droite puis vers le ciel. Le buste deviendra perpendiculaire au sol et vous pourrez jouer avec la position des pieds : sur les tranches ; superposés ; pied de dessus sur la cheville, le mollet, la cuisse ; voire pied à la main…

Avant de faire l'autre côté, vous pouvez vous poser à plat ventre ou dans la posture de l'enfant et faire quelques cercles de poignet pour le soulager.

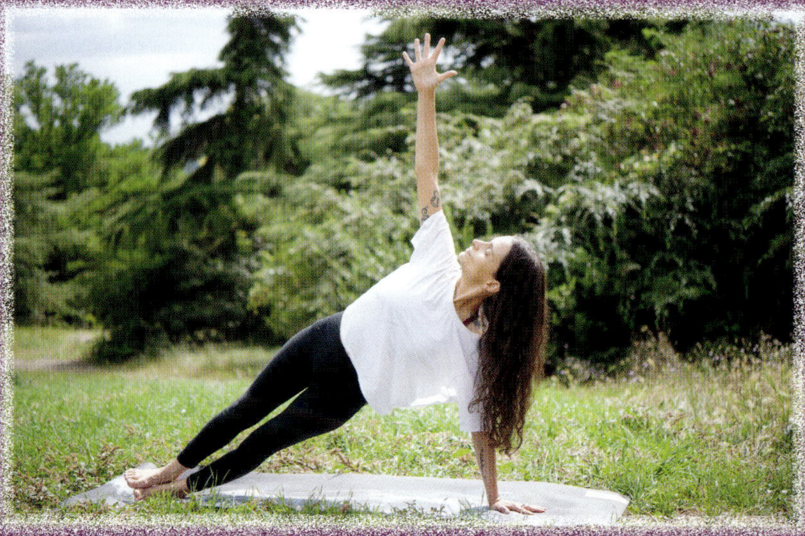

SIRSASANA A – POSTURE SUR LA TÊTE (DITE « DU POIRIER »)

1. Depuis la posture de la table, posez les avant-bras au sol, en plaçant les coudes juste en dessous des épaules. Rapprochez les mains l'une de l'autre pour les entrelacer afin que le creux de vos mains puisse accueillir l'arrière de votre tête. Une fois le sommet du crâne bien installé au sol, rappelez-vous bien qu'à aucun moment vous ne devez sentir de compression au niveau des cervicales. Au moindre doute, filez en posture de l'enfant détendre tout ça.
2. Si tout va bien jusque-là, vous allez pouvoir tendre les jambes en montant le coccyx vers le ciel. Puis, en marchant sur la pointe des pieds vers votre buste, faites en sorte que les hanches soient au maximum au-dessus des épaules (Arthur, qu'il soit un partenaire ou un mur, peut aider). Une étape intermédiaire consistera à rapprocher un genou plié de la poitrine, puis l'autre, en gardant l'un des deux pieds comme appui, jusqu'à ce que vous vous sentiez assez stable pour décoller les deux jambes, ramener les deux genoux vers la poitrine et éventuellement commencer à tendre les jambes. Évitez de creuser le dos, au contraire, comme dans la chandelle, visez vos orteils avec les os des hanches, et le plafond avec les orteils.
3. Quel que soit votre stade de pratique aujourd'hui, essayez de sentir l'inversion, l'énergie qui afflue vers le cœur et la tête, et, surtout, de vous familiariser avec la sensation du crâne sur le sol.

Pour quitter, contrôlez une descente lente et reposez-vous en posture de l'enfant ou du poisson. Savourez les sensations.

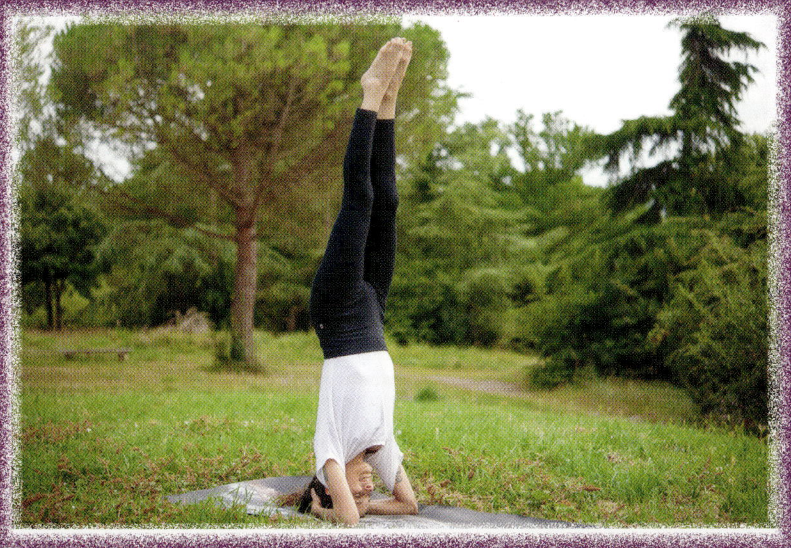

KAKASANA – POSTURE DU CORBEAU

1. Depuis Malasana (voir « Postures debout », p. 93), placez les mains à plat sur le sol et calez vos bras à l'intérieur de vos cuisses. Ce qui est crucial avant de chercher à « voler » dans la posture du corbeau, c'est de trouver l'endroit où vos genoux vont pouvoir se poser sur vos bras. Malheureusement, ici, je ne peux pas vous le décrire précisément, car cela dépend de la taille de vos jambes, de votre buste, de la façon dont vous allez réussir à tout combiner. Pendant que vous faites vos tests, n'hésitez pas à monter sur une brique pour prendre de la hauteur, ni à mettre une pile de coussins sous votre tête, juste au cas où vous piqueriez du bec ! Bien que ça ne soit pas un réflexe, je vous encourage à fixer un point loin vers l'avant du tapis pour éviter cela (je parle d'expérience…).
2. Une fois que (après quelques bleus) vous aurez localisé cet endroit précieux où les genoux se tiennent bien, vous semblent calés, vous allez pouvoir préparer votre envol. Sur une expiration, commencez à lever les fesses en vous hissant sur les orteils. Sans trop vous pencher, basculez jusqu'à ce que les avant-bras soient perpendiculaires avec le sol. Cherchez le point d'équilibre, le déclic où vous pourrez décoller un pied, puis l'autre, puis les deux à la fois.
3. Lorsque vous serez assez à l'aise pour tenir plusieurs souffles, vous pourrez respirer en de petites séries de Bhastrika (voir chapitre 6, p. 203) ou respirer dans l'axe central en utilisant Kaki Mudra, c'est-à-dire la langue roulée en tuyau, ou la bouche formant un bec (*kaki* = la femelle du corbeau). Voilà un beau corvidé, dans cette posture où ce sont la concentration, la légèreté, l'énergie qui nous soutiennent, et non la force physique.

Pour quitter, rebasculer en arrière un pied après l'autre. Faites quelques mouvements de poignet si nécessaire. Et observez le retour à l'ancrage.

Il existe aussi une version de cette posture où la tête vient se poser au sol et former un triangle avec les mains, et c'est un très bon point de départ pour notre posture suivante.

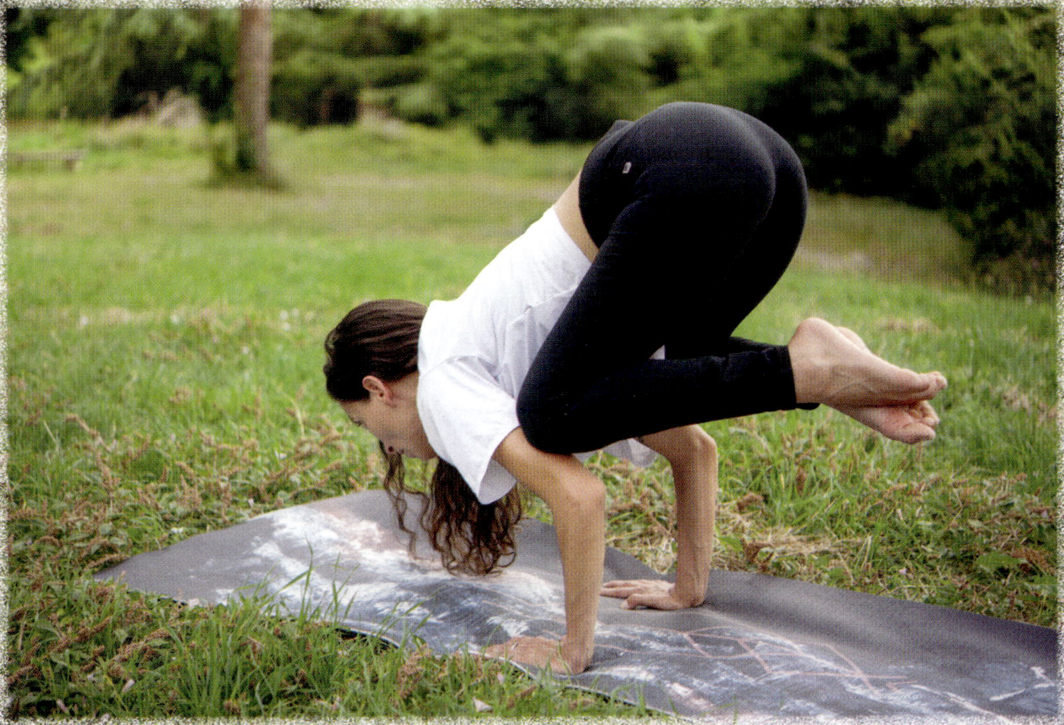

SIRSASANA B – POSTURE SUR LA TÊTE (DITE « DU TRÉPIED »)

1. Préparez-vous comme pour la posture du corbeau (voir posture précédente) et posez votre tête au sol pour former un triangle avec les mains.
2. Toujours en cherchant à garder les avant-bras perpendiculaires au sol, essayez de placer à nouveau vos genoux là où ils se sentiront stables, quelque part entre les coudes et la naissance des épaules. Pointez les orteils vers le ciel. Si l'équilibre est là aujourd'hui, bien sûr, vous pouvez décoller un genou et essayez de tendre une jambe vers le ciel.
3. Après avoir testé votre équilibre ici et reposé votre genou sur le bras, essayez avec l'autre jambe et observez ce qui change. Continuez à vous concentrer sur le souffle. En temps voulu, peut-être que les deux jambes arriveront à se dresser en même temps, à se tendre, et à rester solidement soudées.

Mais si en attendant vous avez besoin de vous aider d'un mur (ou de votre canapé) pour vous réceptionner, je vous en prie, faites-le.

Si vous deviez vous sentir tomber, essayez de le faire dans l'axe de votre colonne vertébrale, soit en faisant une roulade, le menton bien rentré, soit en reposant vos deux pieds fermement au sol.

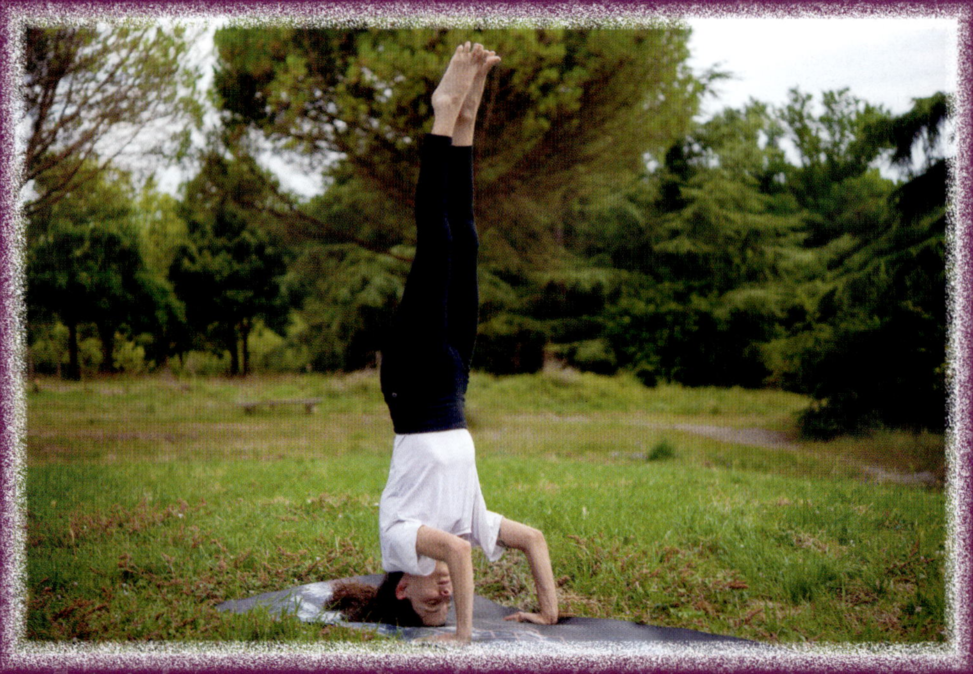

MAYURASANA – POSTURE DU PAON

À pratiquer absolument à jeun. Gardez à l'esprit que c'est une posture assez avancée et que, comme dans le corbeau, les chutes en avant ne sont pas impossibles (un jour, je vous montrerai cette photo de moi prise à l'instant parfait où mon nez s'écrasait contre le sol…). Un ou plusieurs coussins sous le « bec » sont là aussi très utiles pour ôter les inhibitions.

1. Depuis la posture de la table, rassemblez vos avant-bras et, en tournant les doigts vers l'arrière, calez vos coudes juste au-dessus de votre nombril.
2. Après avoir trouvé du confort, commencez à tendre une jambe, puis l'autre. Le buste actif et ouvert, penchez-vous progressivement en avant.
3. Quand vous le sentirez, et seulement si vous le sentez, essayez de lever un pied, puis l'autre.

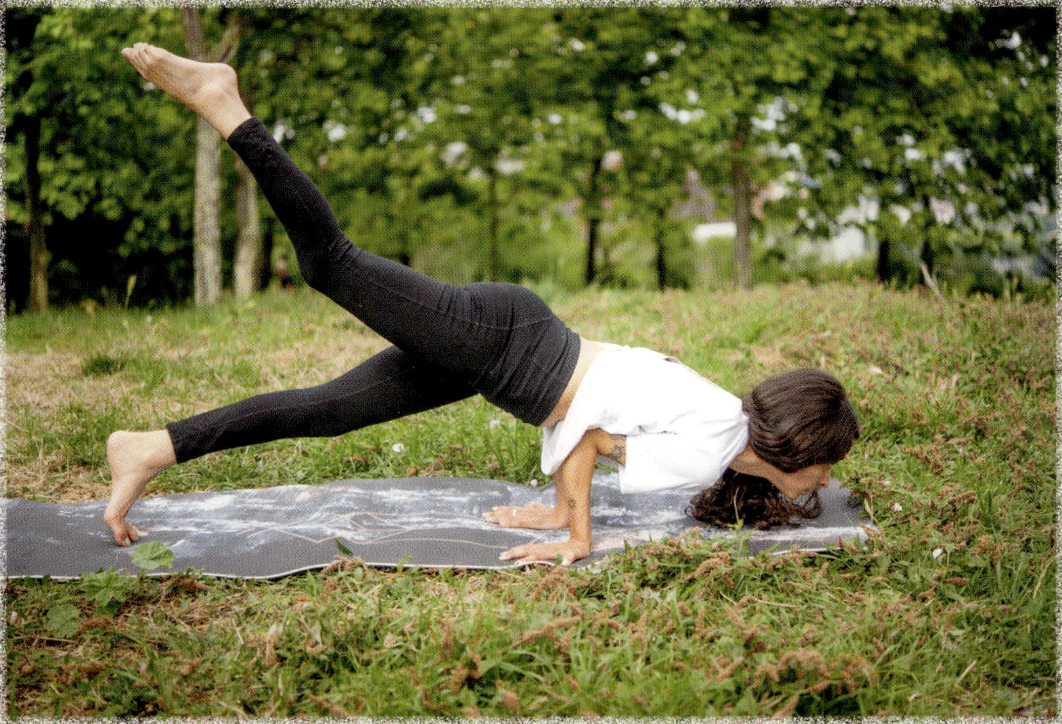

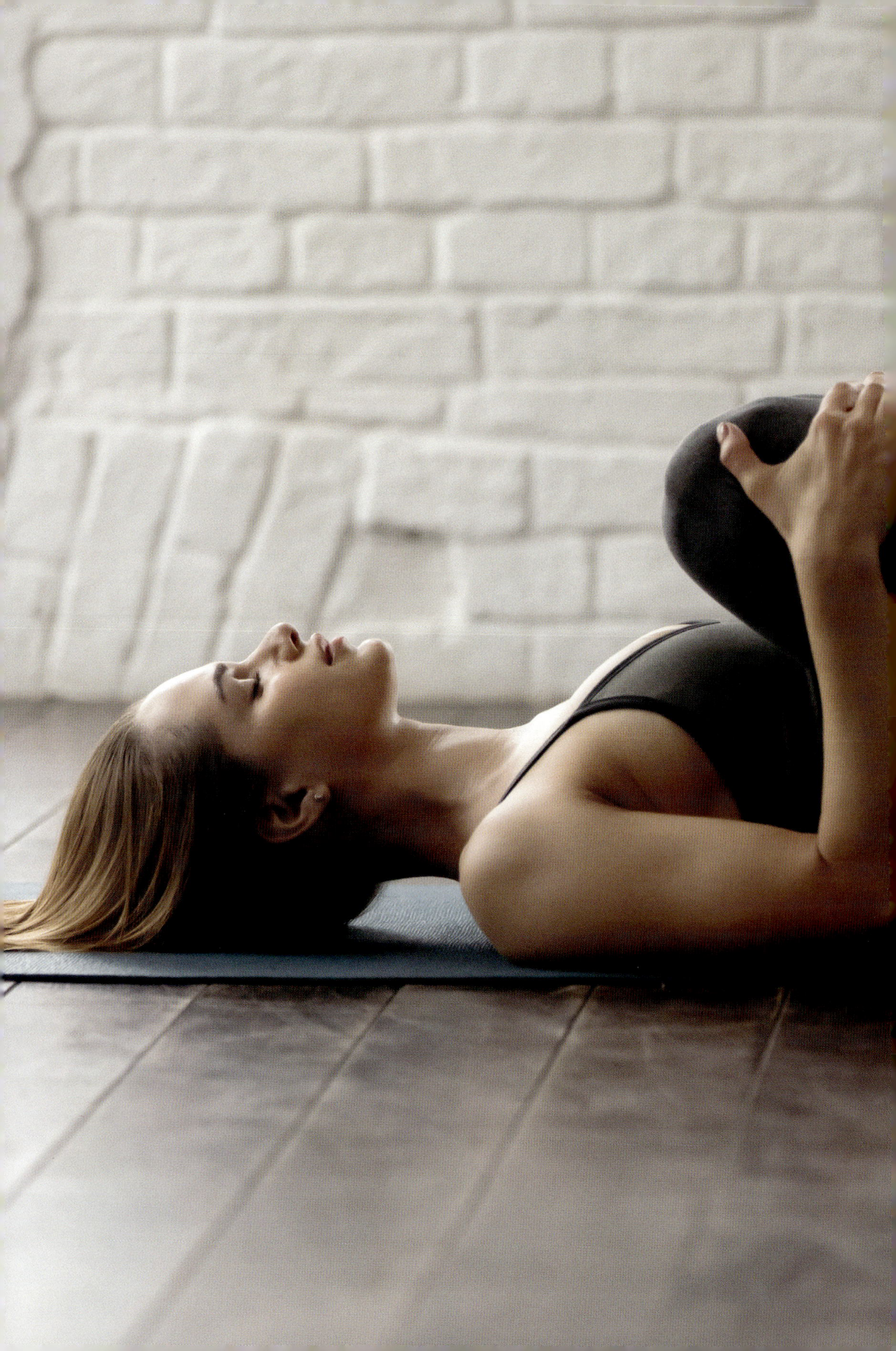

POSTURES DOS AU SOL

Une séance peut se passer totalement sur le dos et pourtant nous procurer des sensations et nous apporter des bienfaits divers : renforcement, étirement, ancrage, introspection et, bien sûr, relaxation...

SOMMAIRE

ENCHAÎNEMENTS

SOMMAIRE

SETUBANDHA SARVANGASANA – POSTURE DU DEMI-PONT

Le pont revêt une symbolique toute particulière. Dans le Ramayana, un des grands textes sacrés de l'Inde, Hanuman, le roi des singes, et son armée transportent des rochers pour créer un passage entre l'Inde et le Sri Lanka. Rama, à qui Hanuman accorde toute sa dévotion, peut délivrer Sita, son aimée, retenue prisonnière par un démon. Nous incarnons dans cette posture la détermination, l'amitié, la fidélité mêmes.

Pour prendre le demi-pont :

1. Allongez-vous sur le dos et posez les pieds à plat, avec les talons sous les genoux pliés. Les bras sont le long du buste, paumes face au sol. Le cou est long, et vos appuis bien ancrés.
2. En inspirant, décollez progressivement le bassin, les reins, puis le reste du dos. Restez un temps dans une version où le buste forme une diagonale.
3. Puis, si votre dos vous donne son accord, vous pouvez pousser un peu plus les hanches vers le ciel en vous cambrant.

En quittant la posture, il est souhaitable – et très agréable – de dérouler le dos vertèbre après vertèbre.

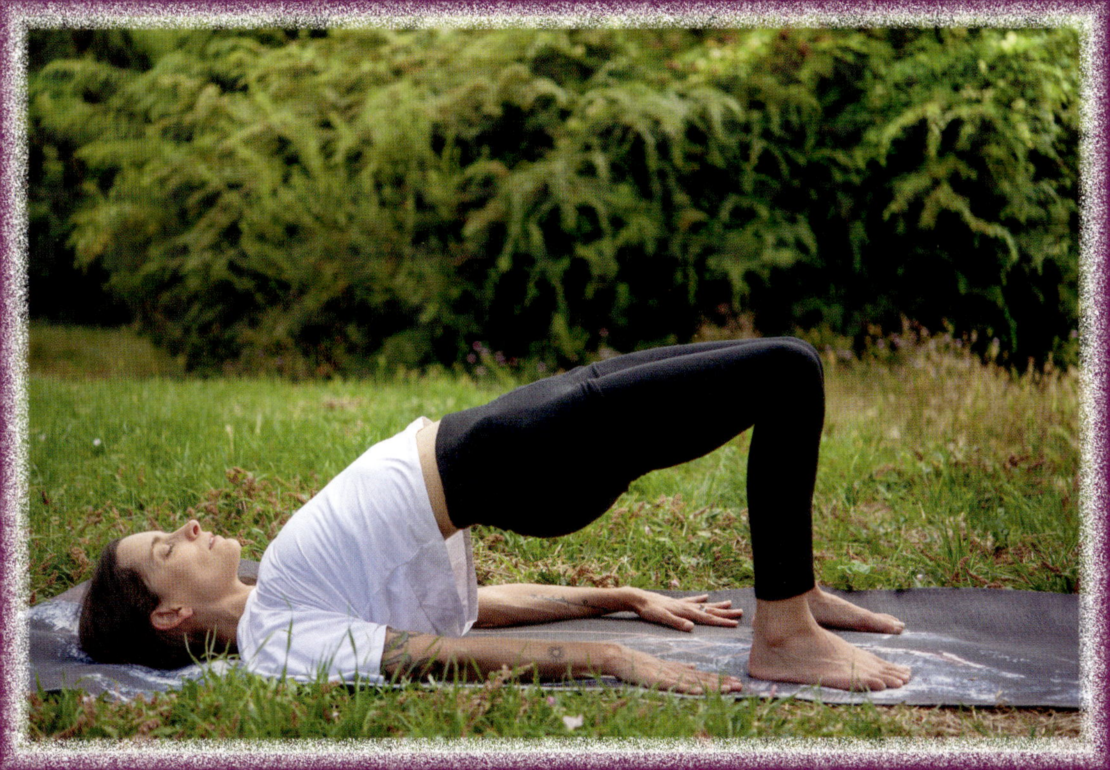

SUPTA BADDHA KONASANA – POSTURE DE L'ANGLE LIÉ ALLONGÉ

Cette posture présente une ouverture irrésistible des hanches et du cœur, si bien que parfois on peut y ressentir une certaine vulnérabilité. Laissez la Terre vous accueillir, vous soutenir. Vous êtes en sécurité sur votre tapis, vous pouvez vous y montrer tel que vous êtes.

1. Dans une posture allongée, pliez les genoux et laissez-les s'ouvrir en collant les plantes de pied l'une à l'autre. Si les genoux n'atteignent pas le sol, vous pouvez glisser deux briques ou deux coussins sous les cuisses. Les bras peuvent être le long du corps.
2. Pour vous réconforter et prendre conscience de la respiration complète, les mains peuvent se placer sur le buste : main droite sur le ventre, main gauche sur le sternum. Pour une plus grande ouverture encore, vous pouvez envoyer les bras de chaque côté de la tête, et attraper vos coudes avec la main opposée.

Si le creux des reins décolle trop à votre goût et que vous ne pouvez pas le poser sur le sol, placer un coussin ou une couverture roulée dessous rendra la posture encore plus restaurative.

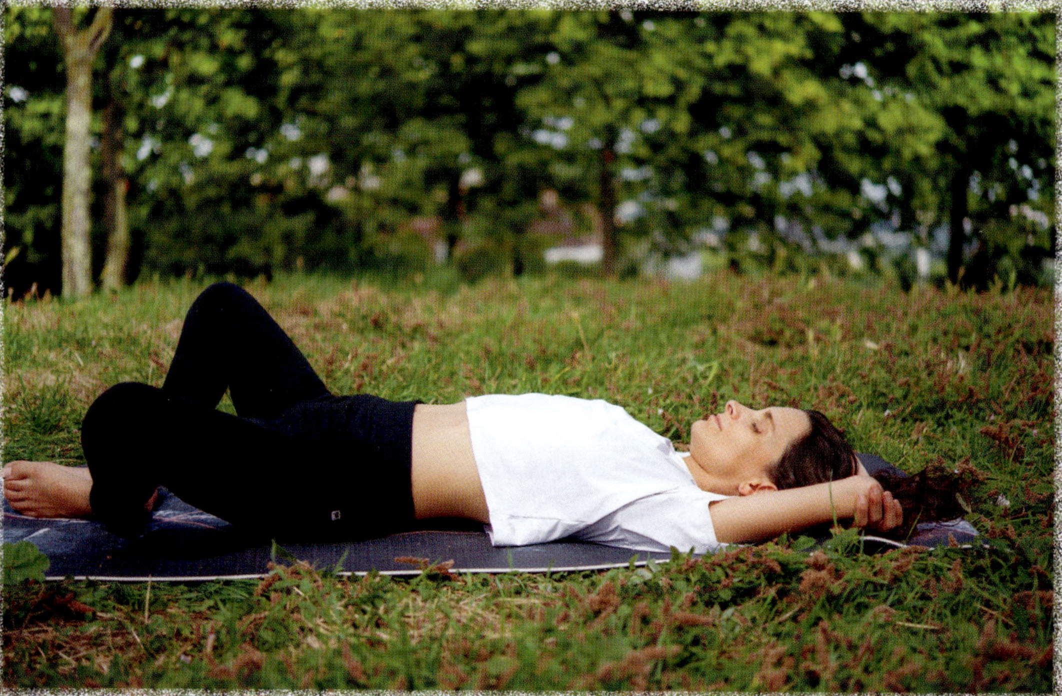

(ARDHA) PURVOTTANASANA – TABLE ET PLANCHE INVERSÉES

1. Depuis Dandasana (voir « Postures assises », p. 75), pliez les genoux à l'aplomb des talons, les pieds à plat. Écartez bien chaque doigt, chaque orteil. Sentez qu'une base solide se crée aux quatre coins de votre paume, aux quatre coins de votre plante. Inspirez profondément, expirez puis décollez les fesses du sol et ouvrez grand la poitrine en ayant l'intention de créer une ligne entre les genoux, les hanches et les épaules. Si cette ligne ne se dessine pas, vous pouvez imaginer la lettre M à la place. Répartissez votre poids entre tous vos appuis de façon juste, ne bloquez pas le souffle pour qu'il reste fluide et tenez tant que c'est confortable. Sur une expiration, vous pourrez revenir en Dandasana puis faire une posture de repos de votre choix.
2. Pour une version dynamique, alternez Dandasana sur l'inspire et la table inversée sur l'expire quelques fois.
3. Pour aller plus loin, une fois en table inversée, vous pouvez essayer la planche inversée en tendant une jambe puis l'autre. Vous prendrez alors appui sur les mains et les talons ou les mains et les pieds à plat.

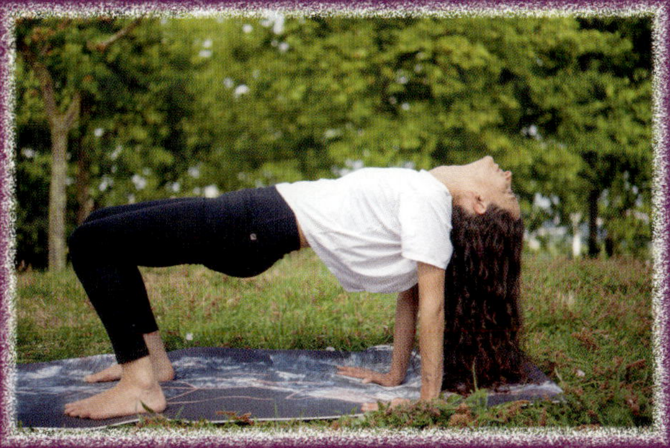

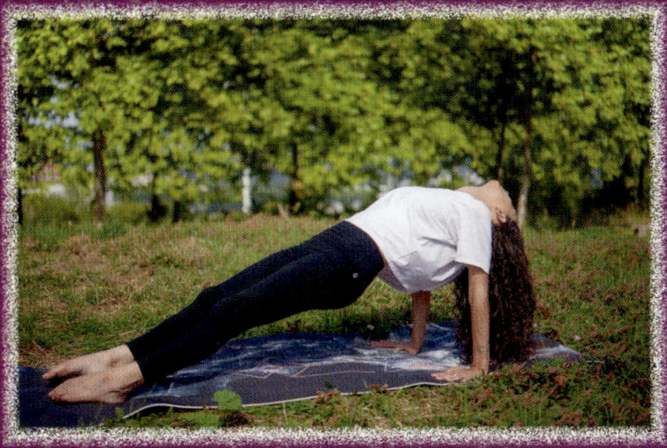

MATSYASANA – POSTURE DU POISSON

Encore une posture au nom d'animal… et encore un poisson ! Un vrai poisson, cette fois. Enfin, presque. Matsya, dont il est question ici, est un avatar, une incarnation du dieu Vishnu. En effet, un jour, le dieu de la Préservation a dû se transformer pour protéger et sauver les Vedas, qu'un démon avait cachées au plus profond de l'océan.

Si votre corps accepte de prendre la posture du lotus ou du demi-lotus aujourd'hui, vous pouvez partir de cette assise, puis vous pencher en arrière et vous réceptionner sur les avant-bras délicatement. Mais il sera tout aussi agréable, sinon plus, de partir allongé, de garder les jambes tendues, de glisser les mains sous les fesses pour les caler et d'arquer le dos.

Pour toutes les versions, en ce qui concerne le fait d'avoir la tête à l'envers, tout dépend de l'état de vos cervicales en ce moment.

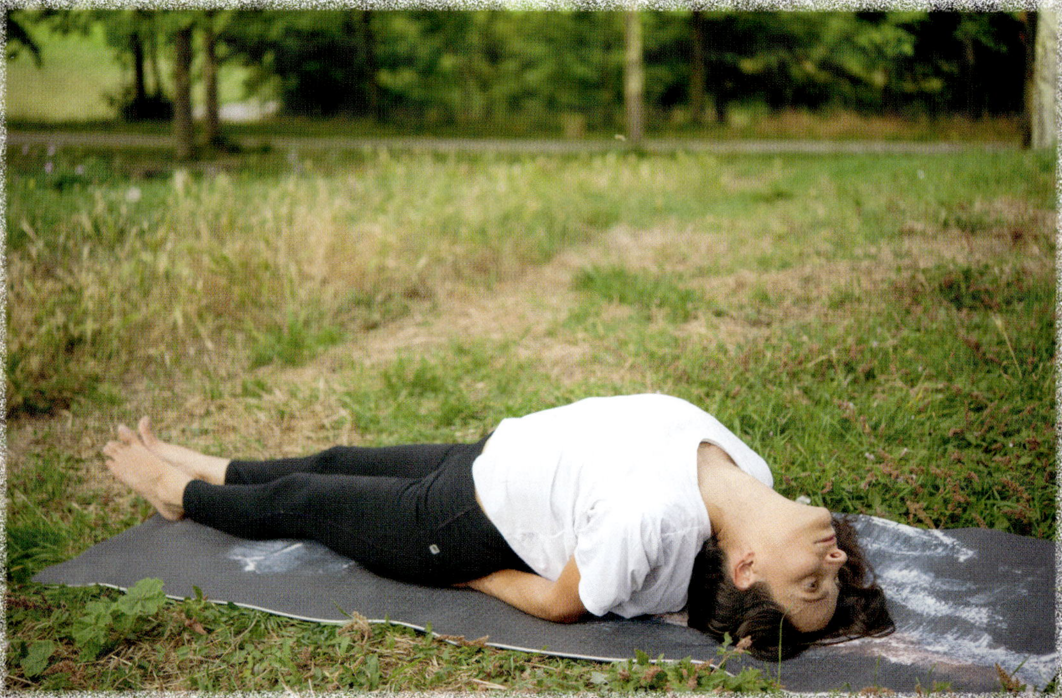

SUCIRANDHRASANA – POSTURE DU CHAS DE L'AIGUILLE

On appelle parfois cette posture le « pigeon incliné », car le placement des jambes et les sensations qu'on peut y ressentir rappellent Kapotasana.

1. Allongé sur le dos, pliez les genoux pour poser les deux pieds bien à plat sur le sol.
2. Décollez le pied droit, tendez cette jambe vers le ciel pour créer plus d'espace, puis posez la cheville droite de façon perpendiculaire sur la cuisse gauche. Vous pouvez en rester là et vous détendre, les bras lâchés. Sinon, vous pouvez utiliser la main droite pour repousser légèrement le genou droit vers l'avant et amplifier l'étirement. Vous pouvez également décoller le pied droit, passer la main droite entre les deux cuisses et la rattraper derrière la cuisse gauche avec la main gauche, doigts entrelacés.
3. Autre option encore : tendre la jambe droite quelques instants. Vérifiez en tout cas que vous ne vous déséquilibrez pas et que les deux hanches et les deux épaules restent bien à plat sur le sol.

Pour quitter la posture, défaites tous les nœuds lentement, savourez en posture de libération des vents (voir posture suivante) ou en faisant les « essuie-glaces » avec les jambes, puis répéter la ou les mêmes versions de l'autre côté.

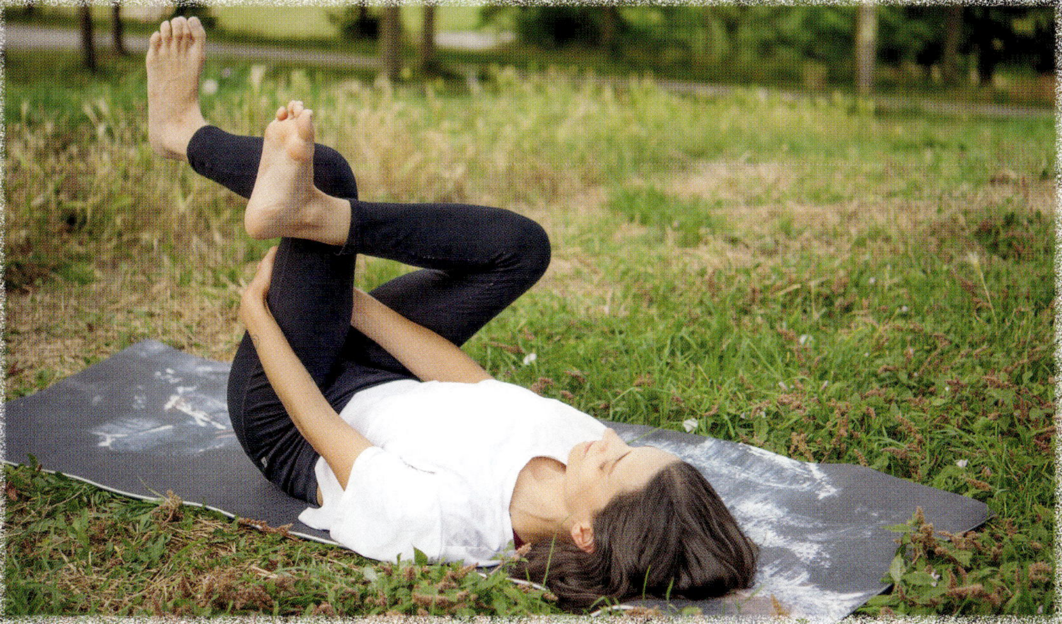

PAVANMUKTASANA – POSTURE DE LIBÉRATION DES VENTS

Cette asana a une signification des plus littérales : sa visée est bel et bien de nous aider à éliminer les gaz accumulés dans le ventre. Je la conseille sincèrement à tous mes élèves et mes patients en yoga thérapie pour ses bienfaits sur le système digestif, mais aussi pour le dos qui peut s'y relâcher en acceptant de doux mouvements au contact du tapis. Cela en fait une très bonne contre-posture « universelle », car elle neutralise la colonne vertébrale et permet de détendre les jambes.

1. Tout simplement, une fois que vous êtes sur le dos, rassemblez vos deux jambes pliées et amenez les genoux vers la poitrine en enveloppant vos tibias avec vos bras.
2. Vous pouvez bouger, à gauche, à droite, d'avant en arrière, décoller la tête et la reposer... Tant que cela vous fait du bien physiquement, mentalement et énergétiquement, faites-vous confiance.

Cette posture peut aussi se réaliser de façon asymétrique, en commençant par la droite, pour masser les intestins de haut en bas – elle s'appelle alors Ardha Pavanmuktasana : demi-posture de libération des vents. Seulement un genou vient vers la poitrine. La jambe opposée peut être pliée, le pied à plat sur le sol ou tendue avec le talon qui pousse vers l'avant du tapis.

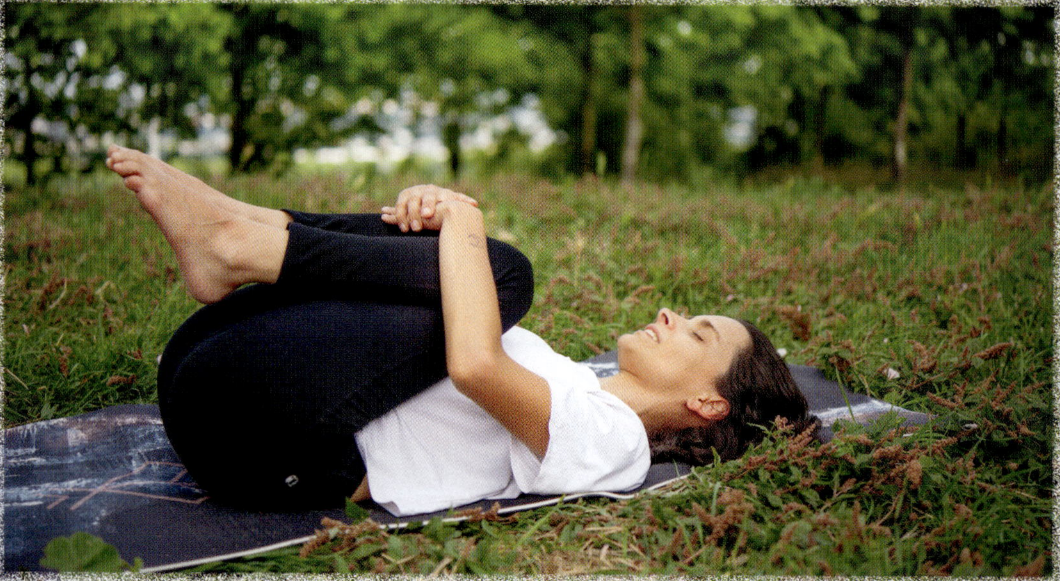

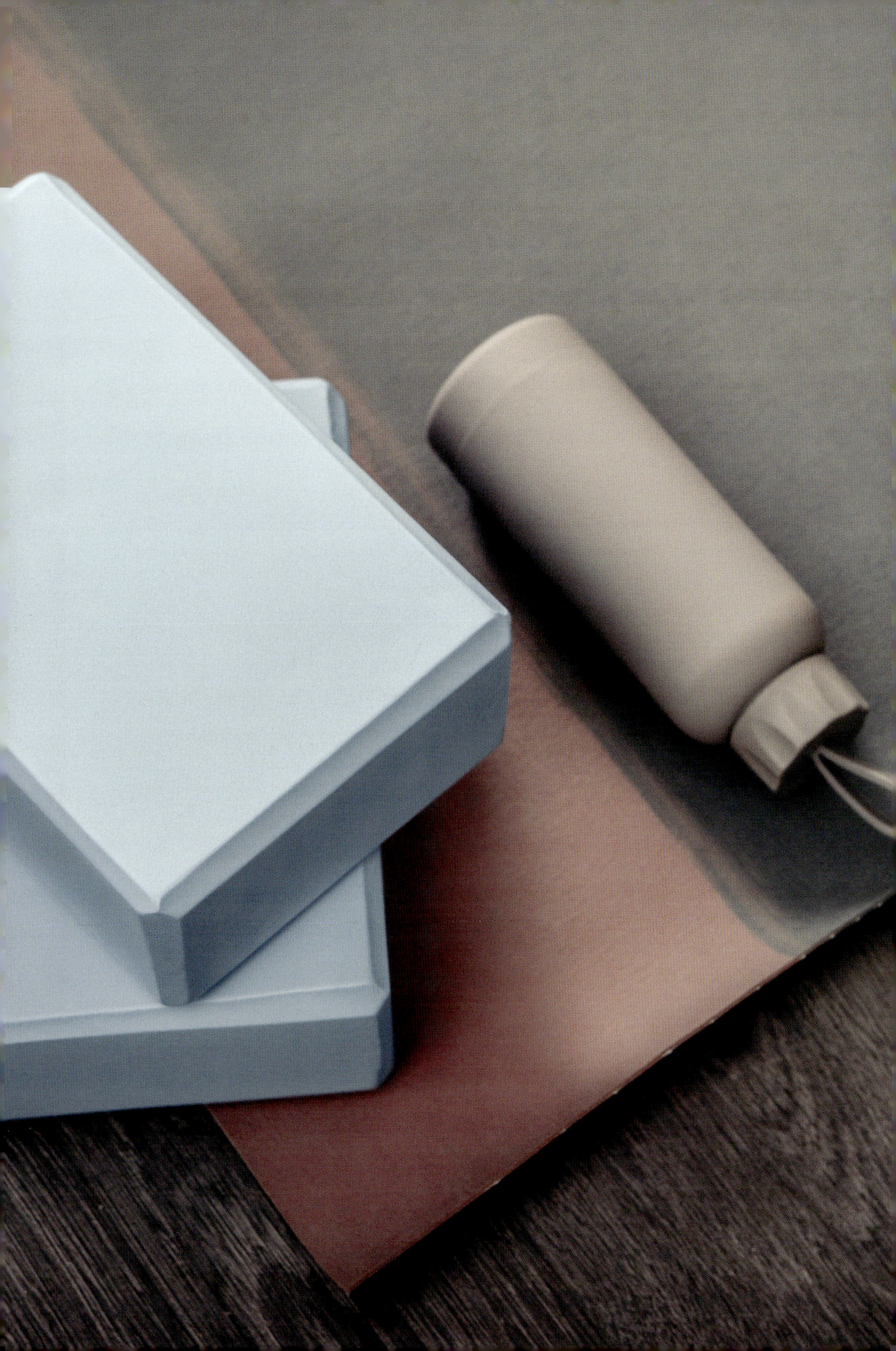

ANANDA BALASANA – POSTURE DU BÉBÉ HEUREUX

Après avoir incarné des animaux, des dieux ou de grands sages, nous voilà tout à coup changés en de fragiles bébés. Quel est le message, ici ? Que faisons-nous, tels des enfants dans un berceau, à jouer avec nos pieds comme si nous découvrions leur existence ? Justement : cette posture souligne l'importance de conserver un regard neuf et joyeux sur sa pratique et sur le monde. De s'amuser dans le grand jeu cosmique qu'est Lila, dans cette illusion temporaire qu'est Maya, notre monde « matériel ». Alors, trouvons notre joie là où elle est ! Rions, jouons !

Ananda Balasana se pratique ainsi :

1. Depuis Pavanmuktasana (voir posture précédente), ouvrez les genoux comme s'ils voulaient se diriger vers les aisselles.
2. À pleines mains, saisissez vos mollets, vos chevilles, vos pieds ou vos gros orteils.
3. Tout en gardant les genoux écartés, éloignez les talons des fesses et poussez-les vers le ciel.
4. Cette posture peut aussi se réaliser de façon asymétrique – elle s'appelle alors Ardha Ananda Balasana : la demi-posture du bébé heureux. Depuis la demi-posture de libération des vents, n'ouvrez qu'une jambe. La jambe opposée peut rester tendue avec le talon qui pousse vers l'avant du tapis ou être pliée, le pied à plat sur le sol pour plus de stabilité. Dans ce cas, n'oubliez pas de répéter de l'autre côté.

N'hésitez pas à vous regarder et à viser un angle à peu près droit entre les mollets et les cuisses, mais, surtout, rappelez-vous que la posture s'adapte à vous et qu'elle n'a pas à ressembler parfaitement à la photo, qu'elle n'a pas à ressembler à la version de qui que ce soit d'autre. Autorisez-vous à bouger la tête, à ouvrir et fermer les jambes comme votre corps vous le réclame… Chaque bébé est unique en son genre, mais tous n'ont qu'une aspiration : découvrir et profiter de la vie.

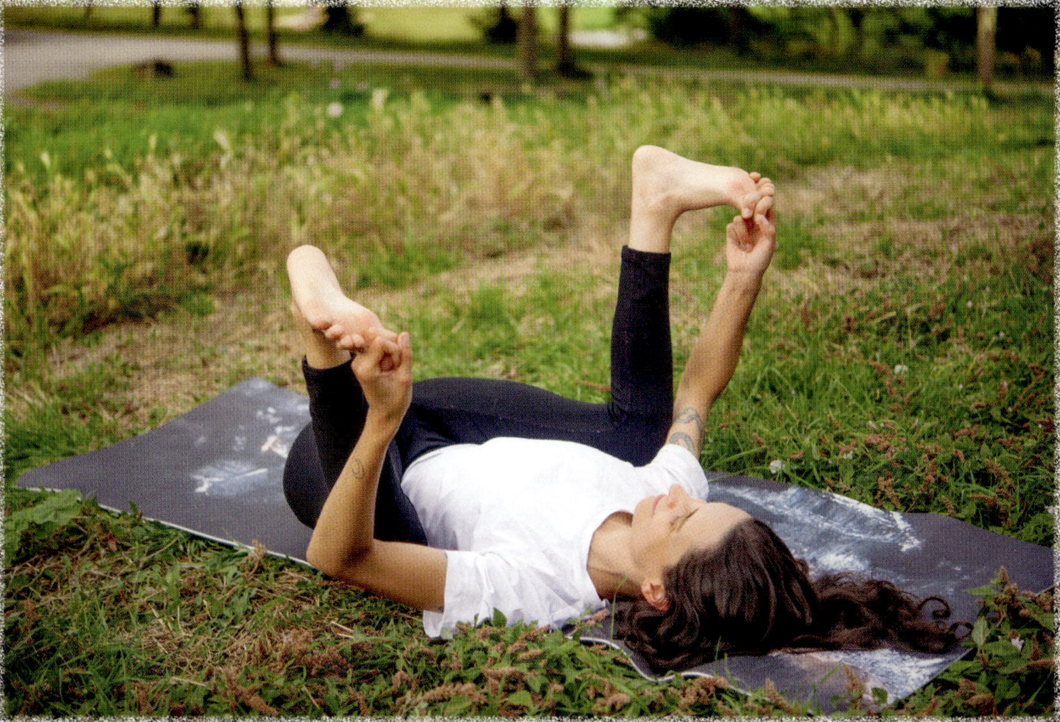

SUPTA PADANGUSTHASANA – POSTURE INCLINÉE DE LA MAIN AU GROS ORTEIL

L'un de mes professeurs considère vraiment cette posture comme la panacée. Sa grande sollicitation de tout l'arrière du corps, du crâne au talon, fait d'elle une véritable merveille pour la détente du corps physique et la fluidité de la circulation dans le corps énergétique.

1. Depuis la demi-posture de libération des vents (que nous avons vue au-dessus), poussez le talon vers le ciel en imaginant cette fois que vous allez tendre votre jambe.
2. Cherchez votre limite et placez vos mains là où elles seront utiles pour garder le dos bien à plat. Elles attraperont peut-être aujourd'hui la cuisse, le mollet, la cheville, le pied, ou encore une seule main formera une pince autour du gros orteil ? L'essentiel est de garder le buste ancré, les hanches et les épaules bien posées sur le sol, sans créer de tensions superflues : tout ce qui peut se détendre se détend. Tout ce qui doit être actif dans la posture s'énergise.

Après un repos en posture de libération des vents, répétez les mêmes étapes de l'autre côté.

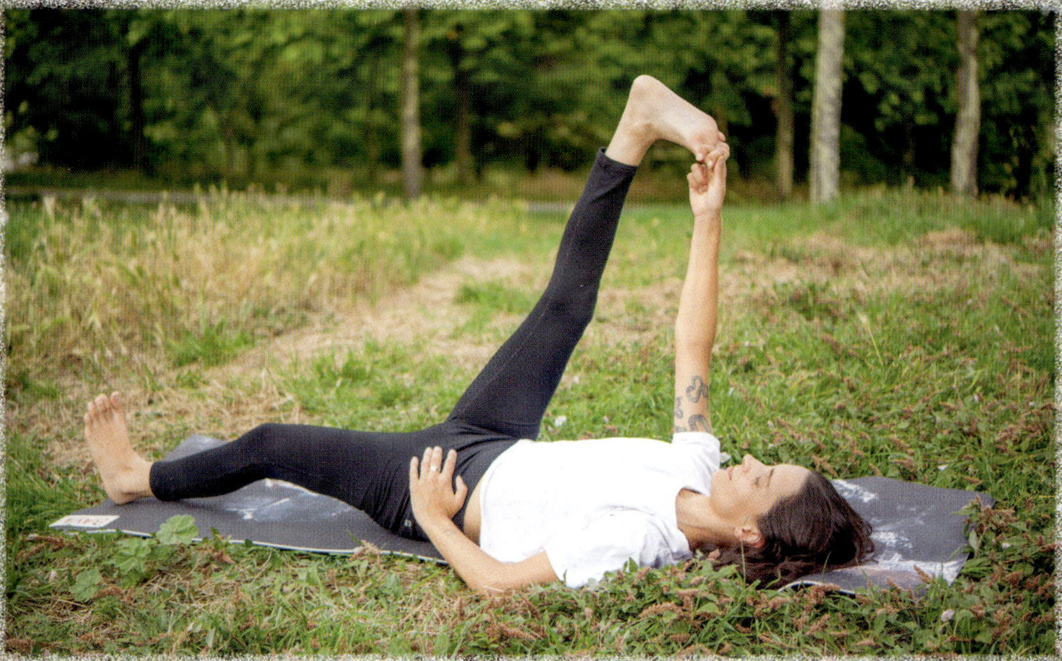

SAVASANA – POSTURE DU CADAVRE

Cette posture est pleine de contrastes : son immobilité parfaite, et parfois si difficile à maintenir. Son relâchement, qui peut paraître simple, et qui pourtant dévoile de nombreuses profondeurs. Son nom percutant, qui nous permet une si belle renaissance. Son exécution, au premier abord facultative, qui avec le temps se révèle cruciale pour que le corps absorbe les bienfaits de la pratique.

Pour la prendre, suffit-il de s'allonger comme dans son lit ? Pas tout à fait. Si effectivement nous mimons ici la pesanteur et l'immobilité du sommeil, il nous faut nous installer dans une présence curieuse et continue. Observer comment détente du corps, lenteur du souffle et calme de l'esprit se répondent.

1. Allongez-vous et faites tout de suite les ajustements nécessaires pour pouvoir tenir cette immobilité plusieurs minutes.
2. Écartez les jambes de la largeur du tapis. Fléchissez les pieds pour mieux les laisser retomber à droite et à gauche. Décollez le sacrum pour encore mieux l'installer ensuite et laissez les fesses s'étaler naturellement sur le tapis. Soulevez votre cœur, collez vos omoplates l'une à l'autre, puis laissez tout se détendre dans un soupir. Autorisez les bras à s'éloigner du buste, les épaules à s'éloigner des mâchoires. Choisissez de poser les paumes à plat sur le sol pour plus d'ancrage, ou le dos des mains pour une belle ouverture.
3. Enfin, trouvez l'axe central du tapis, l'axe central de votre corps. Laissez tout se déposer de part et d'autre de cet axe, si possible de façon symétrique. Laissez le souffle aller et venir, les pensées passer.

Si l'esprit se fait trop agité, observez doucement le trajet de l'air dans le corps, sans le forcer. Lâchez prise.

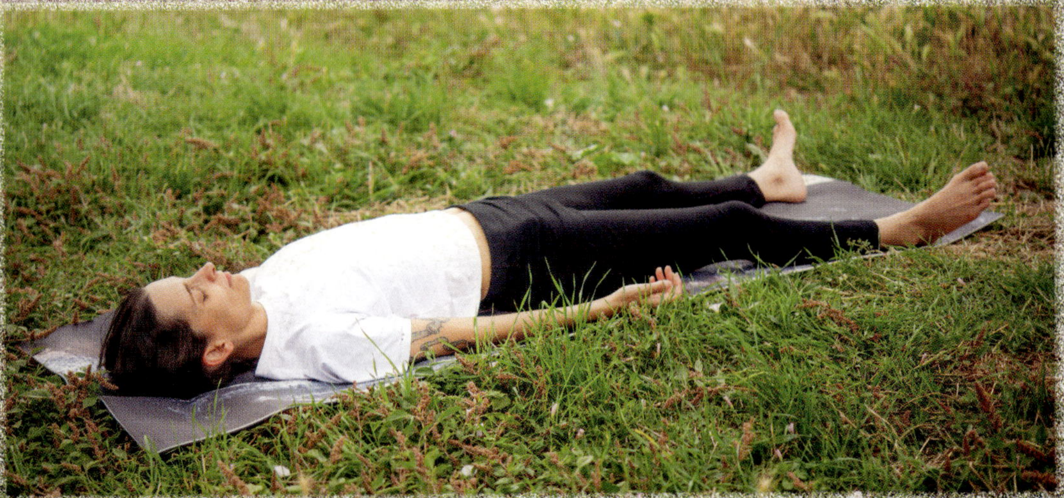

SURYA NAMASKARA – SALUTATION AU SOLEIL

Contrairement à ce que l'on pourrait penser, cette pratique n'est pas ancestrale : elle n'apparaît concrètement dans aucun texte fondateur du yoga. La salutation au soleil (et toutes ses variantes) serait plutôt assez récente, faisant converger la dévotion à l'astre solaire dans les Vedas, les pratiques de prosternation dans les temples ainsi que le mélange entre gymnastique et asanas du début du XXe siècle. En revanche, cela n'enlève rien aux qualités de ces séquences dynamiques. Leur répétition nous entraîne dans une véritable méditation en mouvement, où notre présence à notre corps physique, notre attention envers notre souffle et notre connexion au divin s'accroissent. Leur intensité, somme toute ajustable, procure un réveil de l'énergie dans tout le corps subtil. Et, bien sûr, leur pratique nous permet de ressentir dès le matin une gratitude immense envers l'astre solaire, qui permet la vie et donc de commencer la journée dans la joie.

1. Commencez en Tadasana, et prenez une grande inspiration. Expirez, amenez les mains en prière devant le cœur et invoquez toute votre concentration.
2. Puis, sur une inspiration, levez les bras au ciel. Les mains se rejoignent au-dessus de la tête.
3. Expirez pour pencher le buste vers l'avant en pince debout.
4. Inspirez pour amener le pied et le genou droits vers l'arrière sur le tapis, en fente basse ; le bout des doigts est au sol, le regard vers l'avant.
5. Retenez votre souffle en passant en planche : deux pieds vers l'arrière, jambes tendues, mains sous les épaules, le corps droit.
6. Expirez en descendant à plat ventre ou en Ashtangasana, posture des huit points : les genoux se posent au sol, la poitrine entre les mains, et le menton ou le front en appui sur le tapis. Les coudes et le coccyx en revanche poussent vers le ciel.

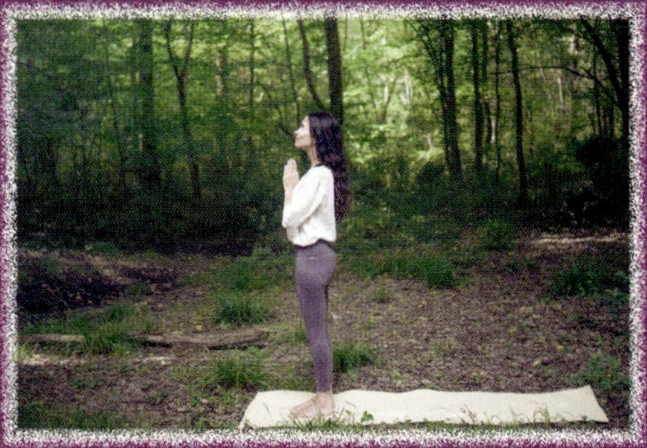

1

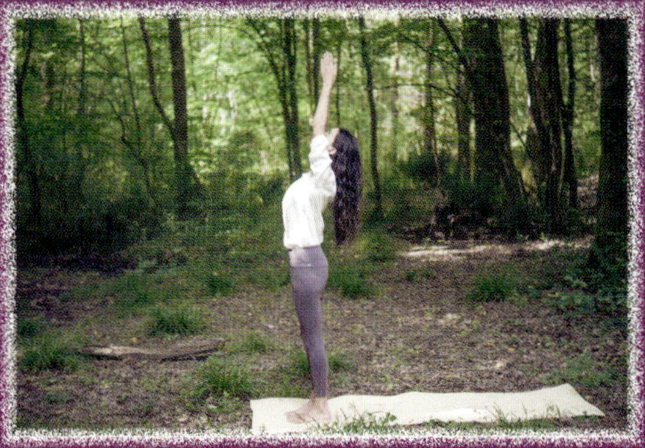

2

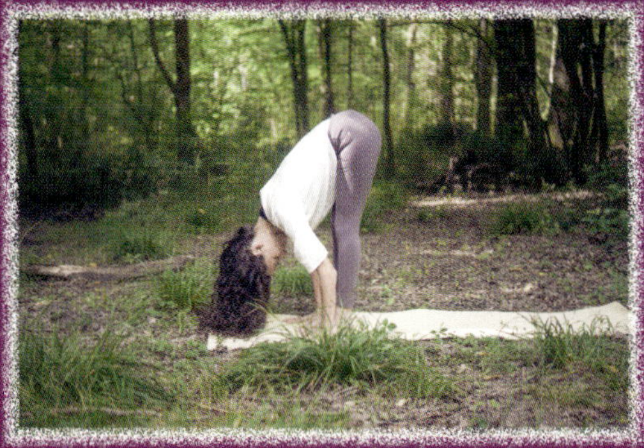

3

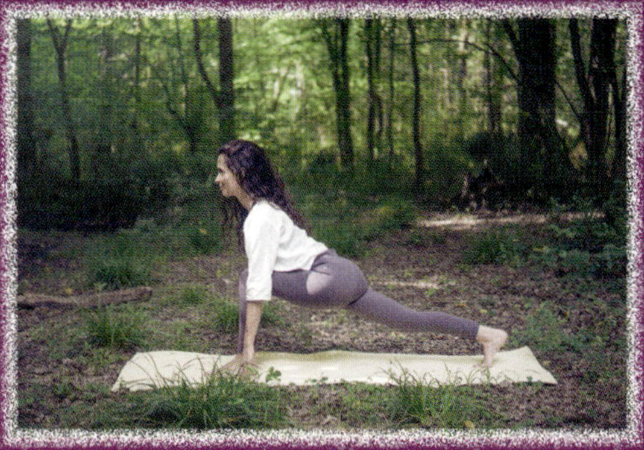

4

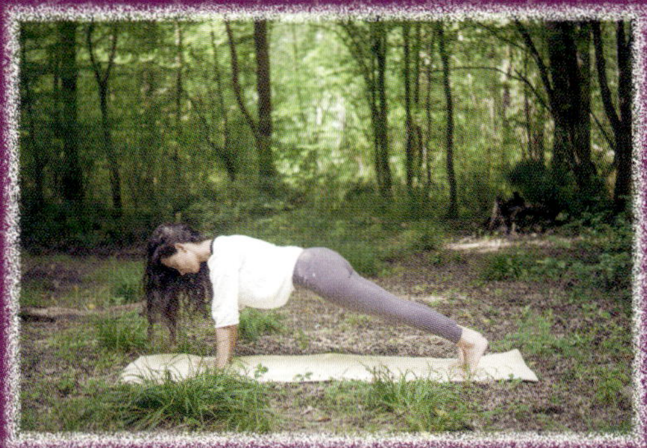

5

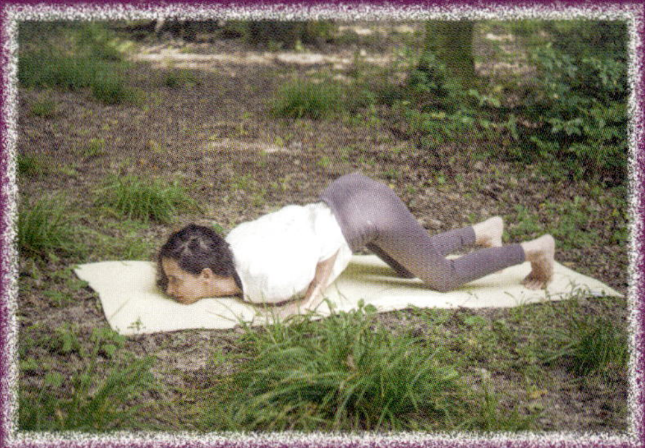

6

7. Inspirez pour étirer et ouvrir votre corps vers la posture du cobra : épaules loin des mâchoires, coudes près des côtes, regard droit devant.
8. Expirez pour passer en chien tête en bas de la façon la plus aisée possible pour vous (*via* la table, la planche...).
9. Inspirez et amenez votre pied droit entre vos mains, en une ou plusieurs fois, pour prendre la fente basse de l'autre côté. N'hésitez pas à vous aider de vos mains pour bien avancer le pied.
10. Expirez en pince debout en un grand pas ou plusieurs petits pas.
11. Inspirez pour remonter le buste et les bras vers le ciel, mains jointes.
12. Expirez, les mains reviennent devant le cœur, puis le long du corps.

Vous venez de réaliser la première moitié de votre première salutation au soleil. Maintenant, pour équilibrer l'énergie et les sensations, répétez les instructions depuis le début avec le pied gauche comme guide.

Puis vous pourrez recommencer le tout deux fois ou plus, selon le temps, l'énergie et l'intention que vous aviez au départ.

N'hésitez pas à rester plusieurs souffles dans chaque posture, surtout sur les premières séries du matin.

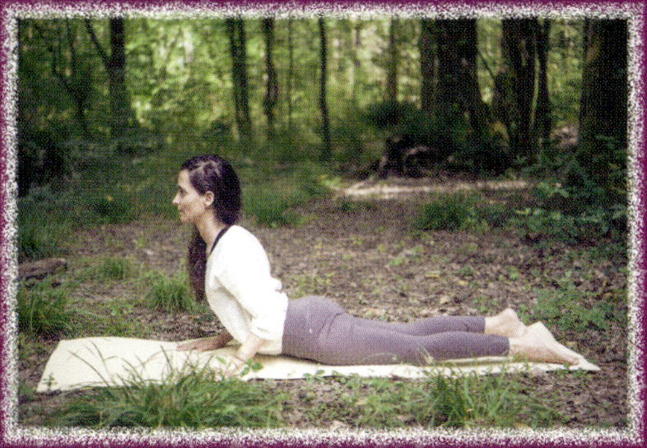

7

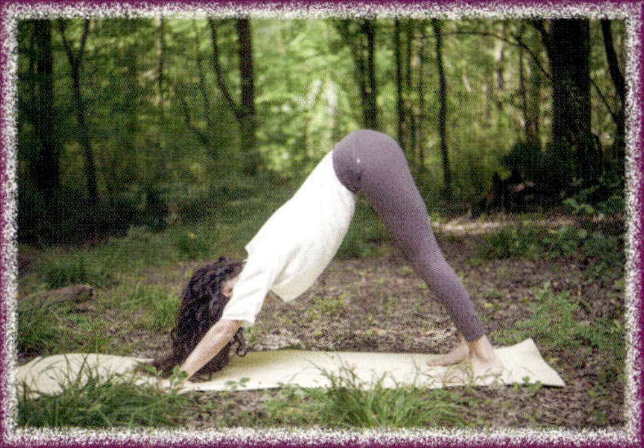

8

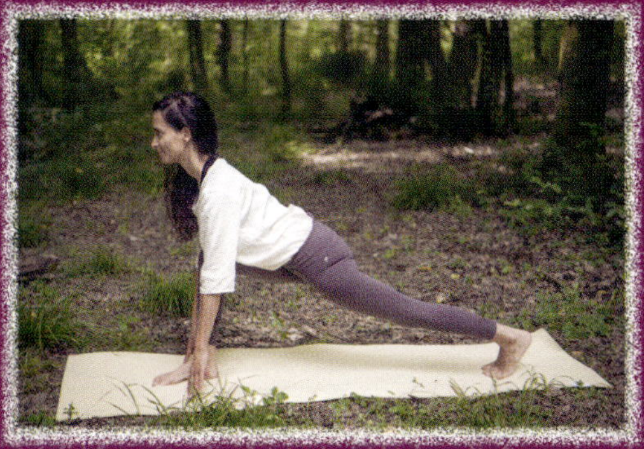

9

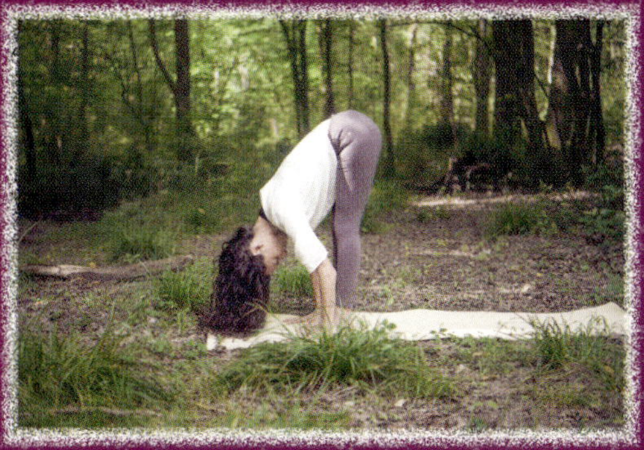

10

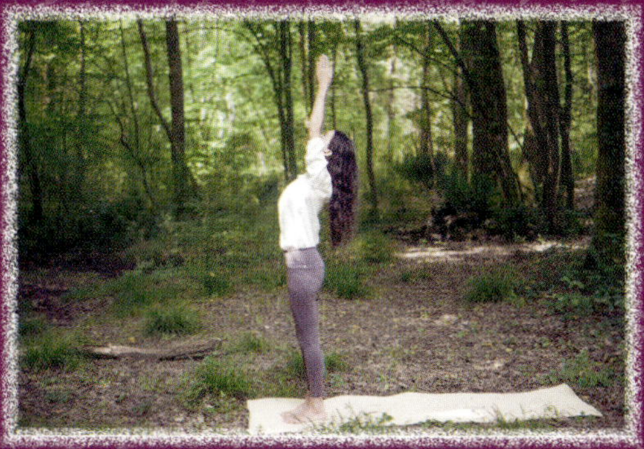

11

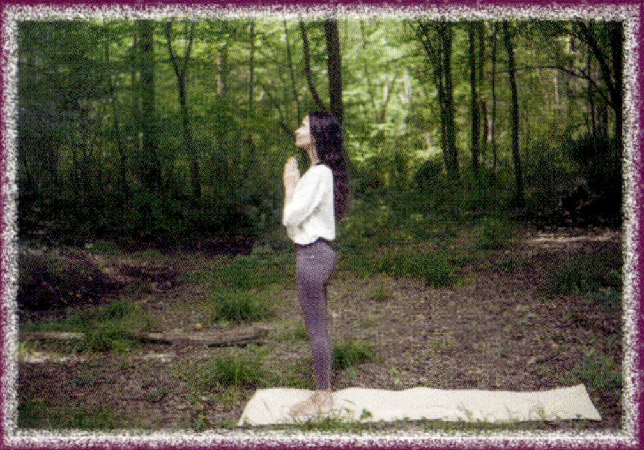

12

CHANDRA NAMASKARA – SALUTATION À LA LUNE

La tradition Hatha Yoga considère que nous avons tous en nous le soleil *(surya)* et la lune *(chandra)*. Le soleil représente notre côté lumineux. L'activité, le jour, la chaleur. L'extériorité, la vie, l'agitation. La lune, par opposition, symbolise le côté obscur, le mental, la nuit. L'intériorité, l'intimité, mais aussi la mort. Ainsi, selon cette école, certaines postures se pratiquent idéalement à certaines parties du cycle lunaire, afin de mieux en harmoniser les énergies.

En Ashtanga Yoga, cette discipline créée par Sri Krishna Pattabhi Jois, les pratiquants s'abstiennent lors de la pleine lune et de la nouvelle lune. Si l'on s'en tient à ses dires, il s'agit d'une ancienne croyance concernant l'alignement des « planètes » (comprenez, Terre, Lune et Soleil), qui engendre un décuplement des énergies à ce moment-là. Prana, l'énergie montante, étant à son point culminant à la pleine lune, et Apana, l'énergie descendante, atteignant son pic à la nouvelle lune.

1. Commencez en Tadasana, puis, sur une inspiration, levez les bras au ciel. Les mains se rejoignent au-dessus de la tête. [1 et 2]
2. Expirez pour pencher le buste vers la droite, en croissant de lune. [3]
3. Inspirez pour amorcer la transition en posture de la déesse, et expirez en baissant bien les fesses. [4]
4. Inspirez et, sans bouger les pieds, tendez jambes et bras, en posture de l'étoile à 5 branches. [5]
5. Expirez pour prendre la posture du triangle sur votre jambe droite. [6]
6. Inspirez pour pivoter le pied gauche et passer en posture de la pyramide, le dos droit – puis expirez en envoyant le ventre vers la cuisse droite et le nez vers la jambe. [7]
7. Utilisez un souffle complet pour passer en fente sur votre jambe droite, le pied gauche loin vers l'arrière du tapis, genou au sol ou non. Inspirez, les doigts frôlent le sol et se dirigent vers l'avant, puis le haut et enfin l'arrière, avec une légère cambrure dans le dos si vous le souhaitez. [8]
8. Expirez pour reposer les doigts de chaque côté du pied droit. Inspirez, passez votre buste vers la gauche du tapis en fente basse sur le côté. [9]

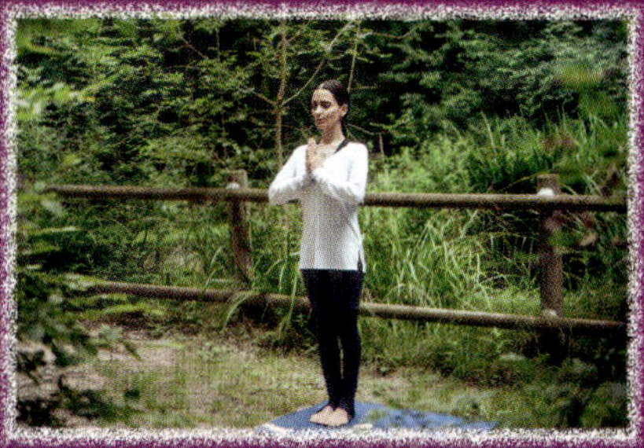
1
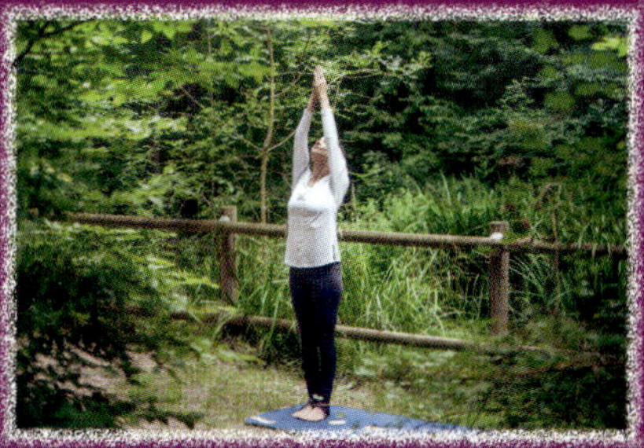
2
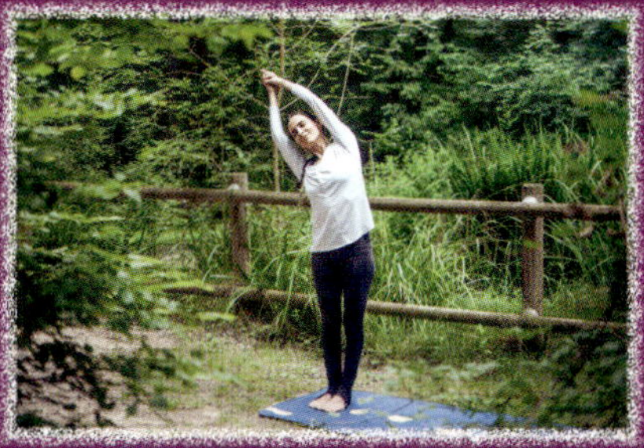
3
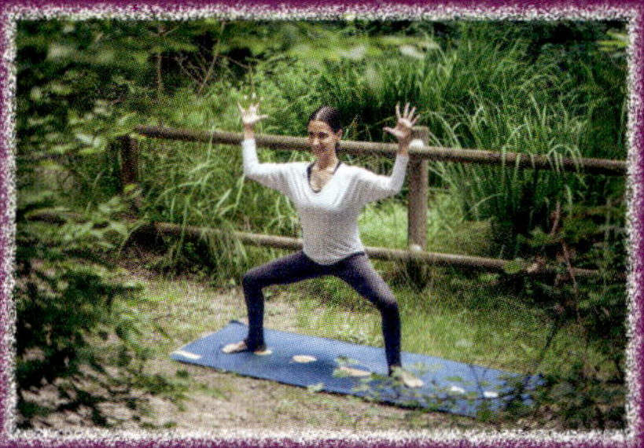
4
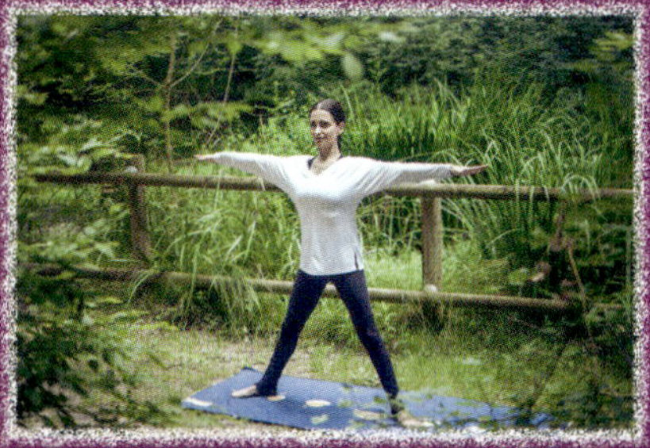
5
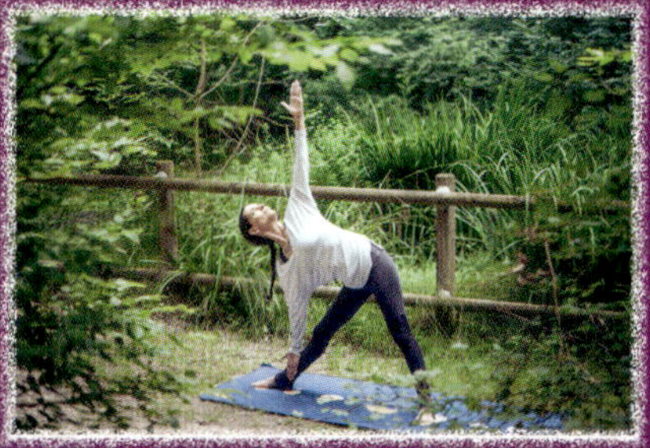
6
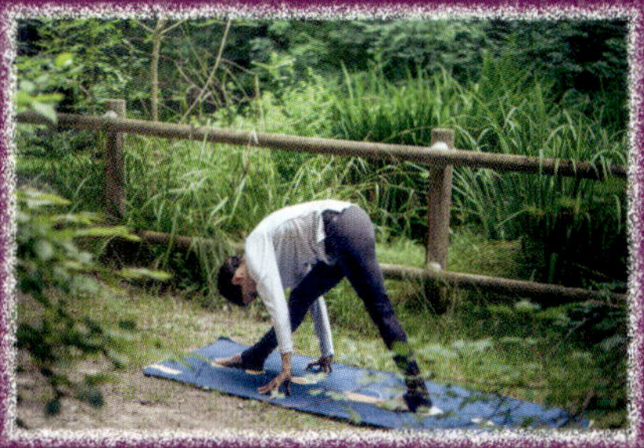
7
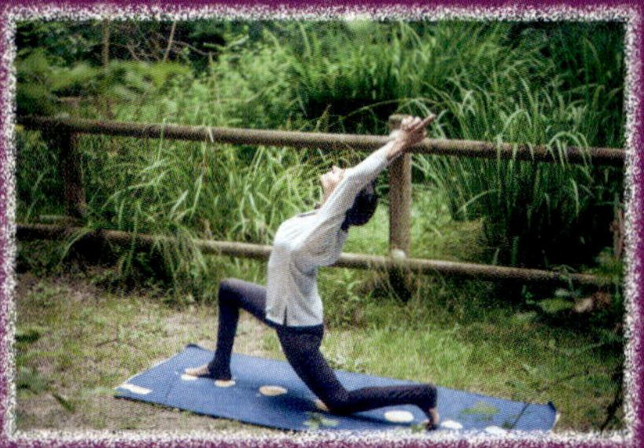
8
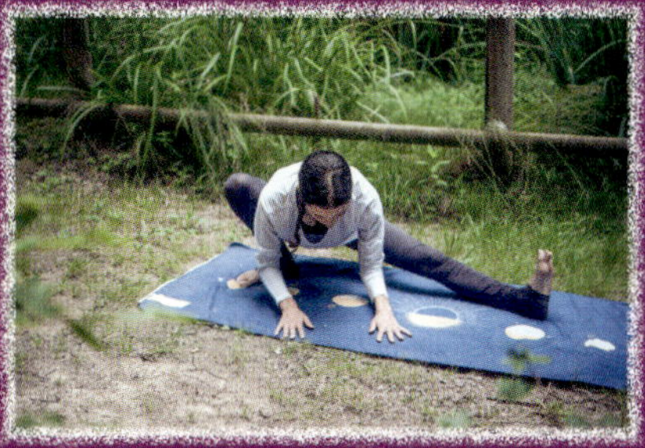
9

9. Expirez en basculant dans la même posture sur votre autre pied et faites l'exact chemin inverse, toutes les postures en miroir de l'autre côté. [10]

10. Vous pouvez maintenant repartir de la dernière posture sur l'image à la première, et recommencer autant de fois que vous le souhaitez. [11, 12, 13, 14, 15, 16, 17]

Vous pouvez aussi choisir de rester plusieurs souffles dans chaque posture, pour une version plus lente et méditative.

Bien sûr, n'hésitez pas à protéger vos genoux à l'aide d'une couverture et à vous aider d'une brique pour remonter le sol à vous dans toutes les asanas qui le nécessiteraient.

Il existe plusieurs versions de Chandra Namaskara, que vous pourrez tester avant de trouver celle qui vous fait vraiment vibrer.

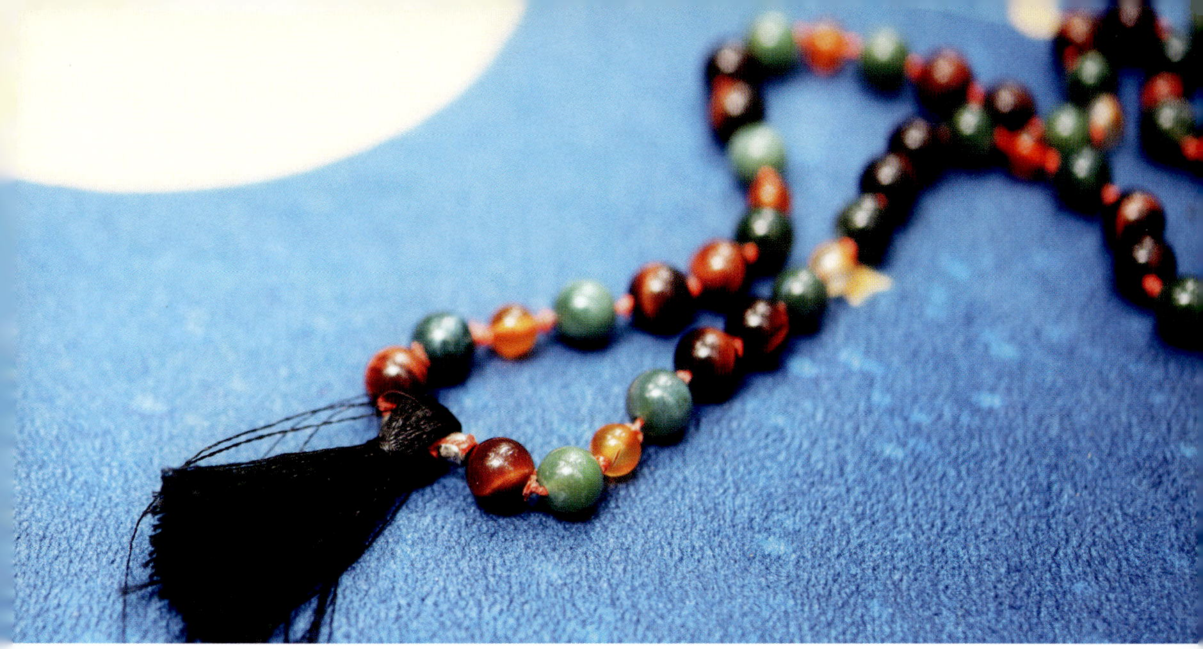

visualiser, les personnes anxieuses, ayant des troubles de l'attention ou ayant vécu des traumas. L'immobilité, le silence, l'obscurité des yeux clos sont autant de déclencheurs pour les émotions.

Mais la bonne nouvelle, c'est qu'il n'y a pas de mauvaise façon de méditer !

Ni de mauvais moment : vous pouvez « méditer » (ou vous concentrer, donc) avant votre séance de yoga, pour arriver dans l'espace sacré de votre tapis, vous centrer et entrer en introspection avant les autres techniques.

Vous pouvez aussi méditer vers la fin de la session, avant la relaxation, pour la faciliter. De même après la relaxation, pour ramener le corps et l'esprit à un état neutre afin de reprendre le cours de votre journée dans les meilleures conditions.

Enfin, vous pouvez considérer la concentration comme une pratique à part entière et vous y plonger quotidiennement comme moyen d'introspection, de connaissance de vous, et d'ascèse spirituelle vers un état méditatif de plus en plus aisé qui vous guidera vers Samadhi (voir « Quel est le but ? », p. 18).

Tout comme je suis persuadée qu'il existe une variante de posture pour tous les corps, je suis sûre que chacun peut méditer à sa manière. Car le yoga se cache dans chaque petit moment de la vie ; il déborde largement du tapis. Par conséquent, la méditation le peut aussi.

Je vous propose ci-dessous quelques objets de concentration utilisables facilement dans votre pratique, mais souvenez-vous bien du fait que cette liste n'est ni obligatoire, ni exhaustive.

LE SOUFFLE

L'idée ici est de se servir du souffle comme une ancre, pour nous préserver de la tempête des pensées et des émotions. Tout simplement, nous pouvons noter la qualité du souffle : est-il calme ou agité, fluide ou saccadé ? Nous pouvons, en inspirant, observer la sensation de l'air sur les ailes du nez, autour des narines, entre le nez et la bouche… Et terminer par une longue expiration par la bouche.

Sama Vritti : on se concentre sur la sensation de l'air qui entre et sort par les narines. On ralentit le souffle, suffisamment pour s'apaiser, pas trop pour ne pas s'étouffer. On vient compter, à son rythme, 4 temps pour inspirer, 4 temps pour expirer.

Respiration complète : on pose les mains sur le ventre et on y respire. On pose les mains sur les côtes et on y respire. On pose les mains sur le cœur et on y respire. Puis on inspire ventre/côtes/cœur ; et on expire cœur/côtes/ventre.

ROTATION DE LA CONSCIENCE : CORPS PHYSIQUE

Il s'agit de déplacer son attention dans le corps, préférablement les yeux clos et sans suivre avec le regard le mouvement de la conscience. Ce faisant, vous détendrez chaque partie où notre esprit se déplace. Vous pouvez pratiquer cela allongé sur votre tapis ou assis sur une chaise/un coussin.

On se concentre d'abord sur le côté droit du corps, en commençant par le pouce de la main droite et en terminant par le petit orteil du pied droit. Puis on passe au côté gauche du corps, du pouce gauche au petit orteil du pied gauche. Nous parcourons ensuite l'arrière du corps, des talons à l'arrière de la tête ; et enfin l'avant du corps, depuis le front et tous les traits du visage jusqu'aux jambes.

Ce n'est qu'un exemple, il existe plusieurs variantes à cette technique, mais toutes procurent une grande relaxation.

OBJET PHYSIQUE (IMAGE, FLAMME, STATUETTE…)

Cette méthode s'appelle Trataka. Installez une bougie allumée à l'aplomb du regard (en faisant attention à la sécurité). Installez-vous de manière stable et confortable. Respirez profondément et calmement. Fixez la flamme de la bougie en essayant de cligner des yeux le moins possible. Si besoin, fermez les yeux, détendez les paupières et continuez à visualiser intensément la flamme.

Si l'esprit vagabonde, tentez une technique des jours précédents pour vous concentrer puis fixez à nouveau la flamme.

OBJET MENTAL (VISUALISATION)

Lieu refuge : imaginez un lieu où vous vous sentez bien. Utilisez les cinq sens pour vous le représenter intensément : la vue, l'ouïe, l'odorat, le toucher, le goût. Associez ce lieu au calme, à la sécurité, et revenez-y dès que vous en avez besoin.

Ancrage : il sert à installer le souffle et la détente du corps. Visualisez une boule blanche au-dessus de la tête. Son énergie lumineuse descend dans le corps et se loge au creux de votre assise. Vous allez ressentir tous les points de contact avec la surface sur laquelle vous êtes installé. Puis l'énergie blanche devient rouge et, tel un rayon laser, fuse vers le noyau terrestre. Une fois la connexion établie, depuis votre coccyx descendent rapidement des racines, qui prennent vos jambes, vos pieds, s'étendent autour de vous et vers les profondeurs de la Terre, vous ancrant profondément ici, et maintenant.

Puis la visualisation se dissipera, mais vous resterez présent bien longtemps après cette pratique.

INTENTION

En vous installant pour votre méditation, vous pouvez décider d'une intention pour la pratique : après avoir mis en place le souffle et la détente du corps, vous laisserez venir à vous une pensée, un mot, une qualité sur laquelle vous aimeriez vous attarder pendant ces quelques minutes.

Vous pouvez aussi poser une intention pour la journée qui arrive (ou pour le lendemain, si vous méditez le soir). Dans votre posture choisie, laissez venir à vous une chose que vous souhaitez cultiver durant cette journée. Quelque chose que vous aimeriez développer en vous, ou mieux voir chez les autres aujourd'hui. Laissez-la devenir votre point de focalisation.

Le *sankalpa*, quant à lui, s'installe sur le long terme. Il s'agit d'un mot positif ou d'une courte phrase positive qui va résumer quelque chose que vous aimeriez améliorer ou mieux déceler dans votre vie. Je propose toujours ces trois mêmes étapes pour l'établir.

– D'abord, *l'idée* : qu'est-ce qui vous tient à cœur ? Dans quel domaine ne voulez-vous plus avoir de regret ? Choisissez une chose, une qualité, une situation, que vous essaierez de vous rappeler jusqu'à sa réalisation.

– Ensuite, vient la partie cruciale de *l'affirmation* : il vous faut chercher à bien formuler votre sankalpa. Une phrase positive, à la forme active, au temps présent, qui commence par « je ». Par exemple : « Je suis calme. » Comme si cela était déjà acquis. Car dès que vous prononcerez ces mots, ce sera le cas. On dit que tout sankalpa formulé devient tôt ou tard réalité, alors attention à ce que vous souhaitez.

– Enfin, vient la partie peut-être la plus importante : *l'ancrage*. Essayez de vous imprégner complètement de cette intention. Écrivez votre sankalpa, répétez-le. Ressentez-le s'infuser, la graine germer, et projetez-vous dans tout ce qu'il vous procurera une fois matérialisé.

Laissez-le de temps en temps vous échapper et faire son œuvre, mais revenez-y régulièrement pour voir où vous en êtes avec lui : faut-il le reformuler ? Faut-il en changer car il a porté ses fruits ?

MANTRA

En décomptant avec les doigts de la main gauche, à l'aide d'un mala ou non, vous allez répéter votre sankalpa, choisi lors de la dernière séance, sur chaque expiration. Les yeux sont fixes, le corps reste détendu.

Installez-vous de manière stable et confortable. Respirez profondément et calmement. En décomptant avec les doigts de la main gauche, à l'aide d'un mala ou non, répétez le son « Aum », ou un mantra plus long (voir « Mantras »), sur chaque expiration.

CHAKRAS : HARMONISATION DE L'ÉNERGIE

Nous avons parlé des chakras dans le chapitre sur le corps subtil. Lorsque vous vous serez familiarisé avec cette énergie présente en vous et autour de vous, vous pourrez vous concentrer sur elle et ses qualités, non seulement dans les postures mais aussi dans votre pratique intérieure.

En plaçant votre attention sur le chakra racine, vous pourrez visualiser une lumière rouge et/ou ressentir de la sécurité, de la stabilité, de l'ancrage.

Puis le chakra sacré : lumière orange, créativité, sensualité, sexualité.

Puis le chakra du plexus solaire : lumière jaune, courage, confiance, force, ego.

Puis le chakra du cœur : lumière verte, compassion, amour, générosité.

Puis le chakra de la gorge : lumière bleu clair, communication, écoute.

Puis le chakra du troisième œil : lumière indigo, intuition, clairvoyance.

Et enfin le chakra coronal : lumière violette/blanche, silence, entièreté, alignement.

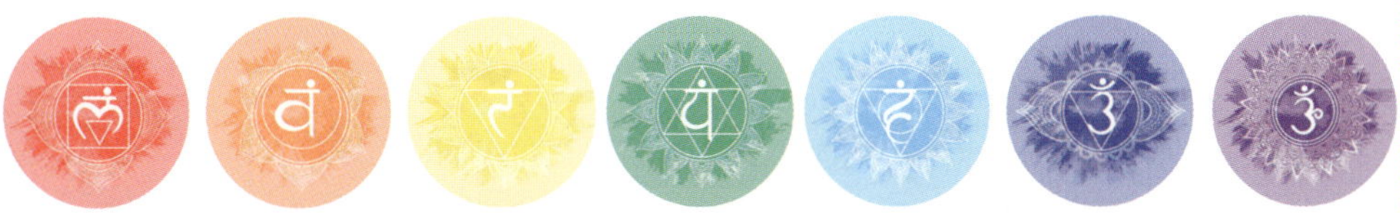

STIMULATION DES SENS (PLEINE CONSCIENCE)

On utilise ses cinq sens. Ce qu'on peut apercevoir, loin ou proche, en bougeant le regard le plus lentement possible, en laissant l'environnement être, simplement, tel qu'il est. Ce qu'on peut entendre, sans se préoccuper de savoir si ces sons sont agréables ou non, sans les juger. Ce qui parvient à nos narines. Ce qui touche notre peau : les tissus, les cheveux, l'air… Le goût dans notre bouche. Vous pourrez ainsi de mieux en mieux observer.

RETRAIT DES SENS (PRATYAHARA)

On se met dans une bulle et rien ne peut nous en faire sortir.

Fermez les yeux ou laissez votre regard devenir flou, sans rien fixer en particulier. Oubliez les sensations physiques : le tapis sous vous, les vêtements sur votre peau, la température. En laissant votre langue se coller à votre palais, détachez-vous du goût dans votre bouche. Les odeurs n'importent plus, tout comme le contact de l'air sur les ailes du nez, qui devient imperceptible. Tous les sons autour de vous se font rassurants, familiers, enveloppants. Il n'y a plus de place pour les impressions, les sentiments, les jugements.

MARCHE MÉDITÉE

Quelle que soit votre façon de vous déplacer – en marchant, en roulant, en volant ou dans votre imagination –, vous pouvez traiter tout trajet comme une pratique méditative. Votre voyage n'a même pas à avoir de but, vous pouvez faire les cent pas dans votre salon ou votre esprit, du moment que vous le faites en vous concentrant. Si vous pouvez marcher (chanceux), dans la nature (doublement chanceux), vous verrez à quel point on en ressort apaisé, l'esprit plus clair, le mental attentif à ce qui nous entoure. L'idée est de poser toute son attention sur le mouvement. Percevoir le paysage qui défile avec les cinq sens, avec une économie d'énergie et une lenteur choisie. Si vous marchez, par exemple, vous ralentirez le pas et observerez vos appuis en train de changer : le talon, la plante, les orteils du pied droit ; le talon, les orteils, la plante du pied gauche ; le balancement de votre corps. Vos yeux se promèneront lentement sur le paysage, s'imprégnant des couleurs, des formes, des distances. Vous laisserez venir à vous tous les sons qui vous entourent, sans jugement de valeur – ou vous apprécierez leur absence. Vous pourrez essayer d'isoler chaque senteur, sans chercher à analyser leur provenance.

Si votre esprit se remet à vagabonder, rappelez-lui que cette pratique est une occasion pour lui de rester dans le moment et revenez observer ce que vos cinq sens vous apportent comme informations.

Pour apaiser l'esprit et calmer l'avidité des sens qui cherchent toujours la nouveauté et la stimulation extérieure, il est bon de garder une fidélité à un « objet » de méditation plusieurs jours d'affilée (un cycle de 40 jours est une durée d'engagement traditionnellement admise pour qu'une pratique s'installe, s'infuse en nous).

Nous pouvons aussi essayer de rester fidèle à un seul objet toute notre vie, ce qui constituera un haut degré d'ascèse et permettra à notre esprit de se fixer de plus en plus facilement.

Car c'est à travers cette fixation que nous parvenons à vivre ici et maintenant, dans ce seul instant où tout est possible. Installer les inspirations et expirations, puis les rétentions : à vide, puis à plein. Pendant ces suspensions, sentir la paix, l'arrêt de tout jugement. Où nous sommes conscients d'être conscients. Où nous sommes conscients d'être la conscience.

Car c'est à travers cette fixation que nous changeons notre vision de la réalité. Loin du passé, des souvenirs, des regrets. Loin du futur, des projets, de l'anxiété. Dans l'instant présent, où tout est comme cela devrait être.

Vivre l'instant et s'en servir pour mieux exister, pour soi et avec les autres.

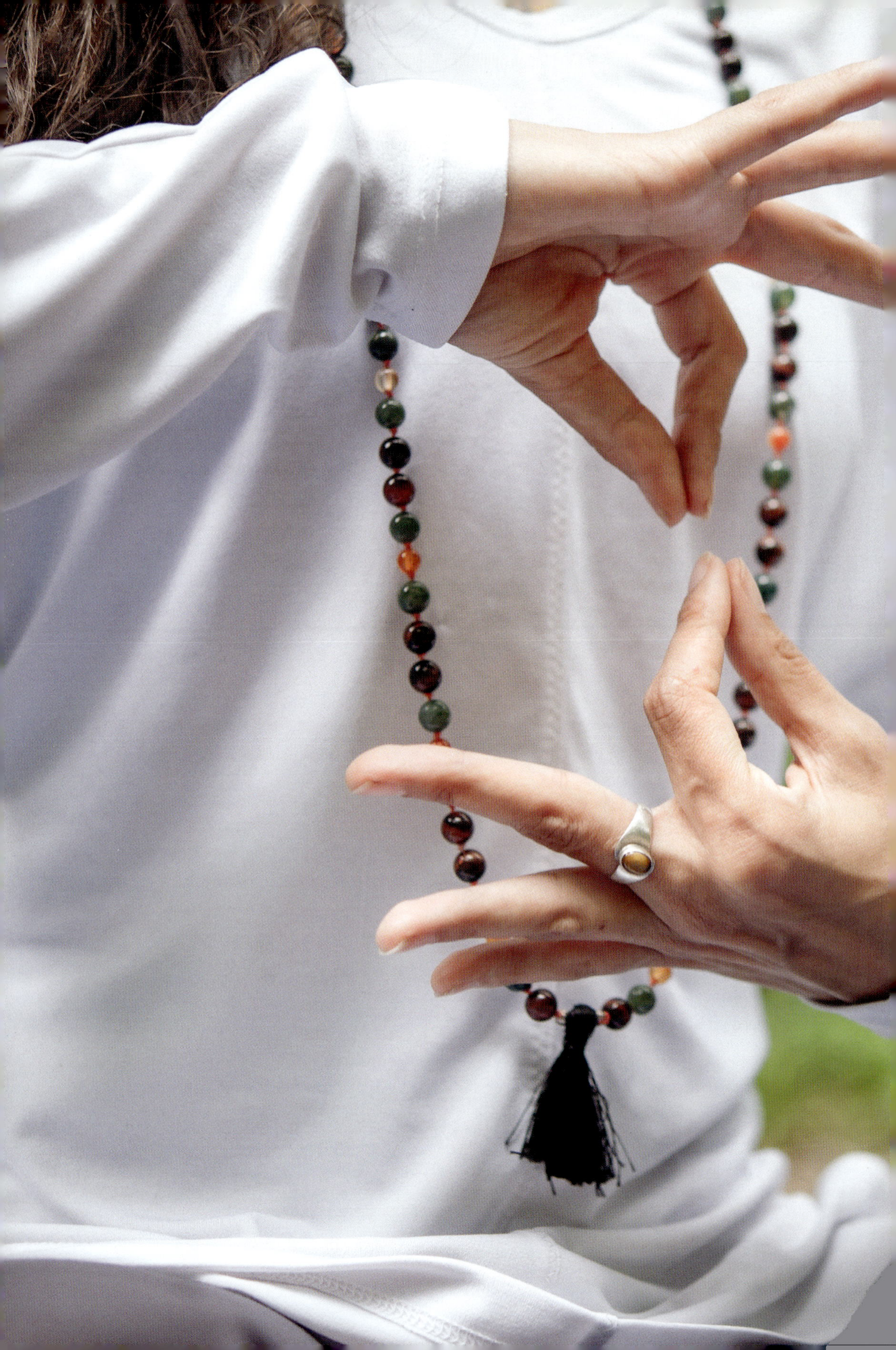

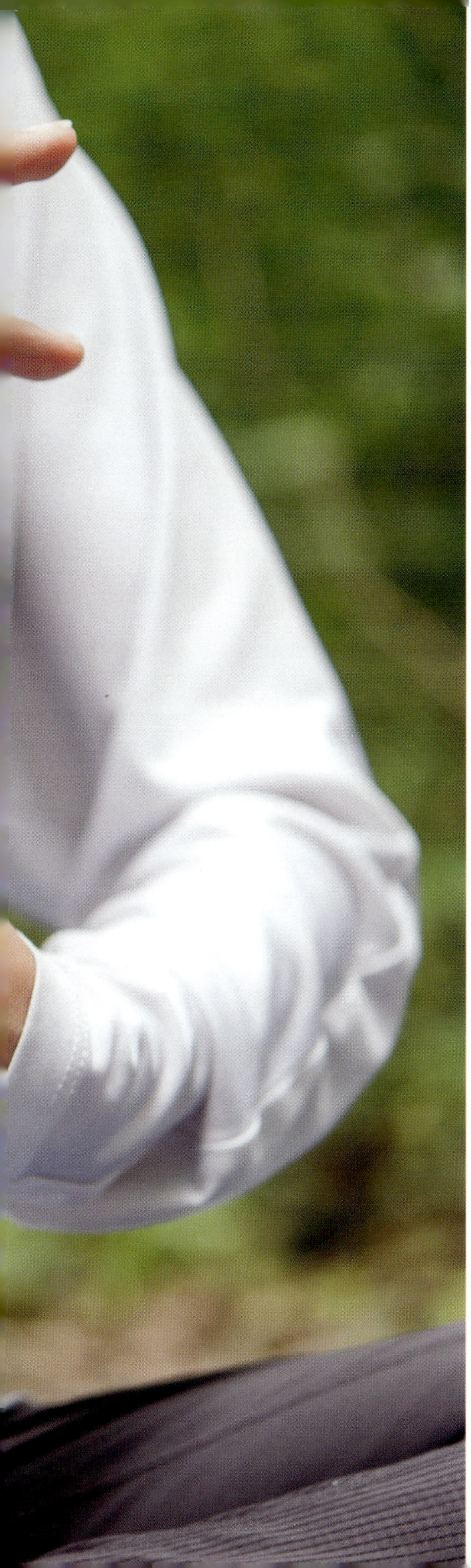

CHAPITRE 7

KRIYAS, MUDRAS ET BANDHAS

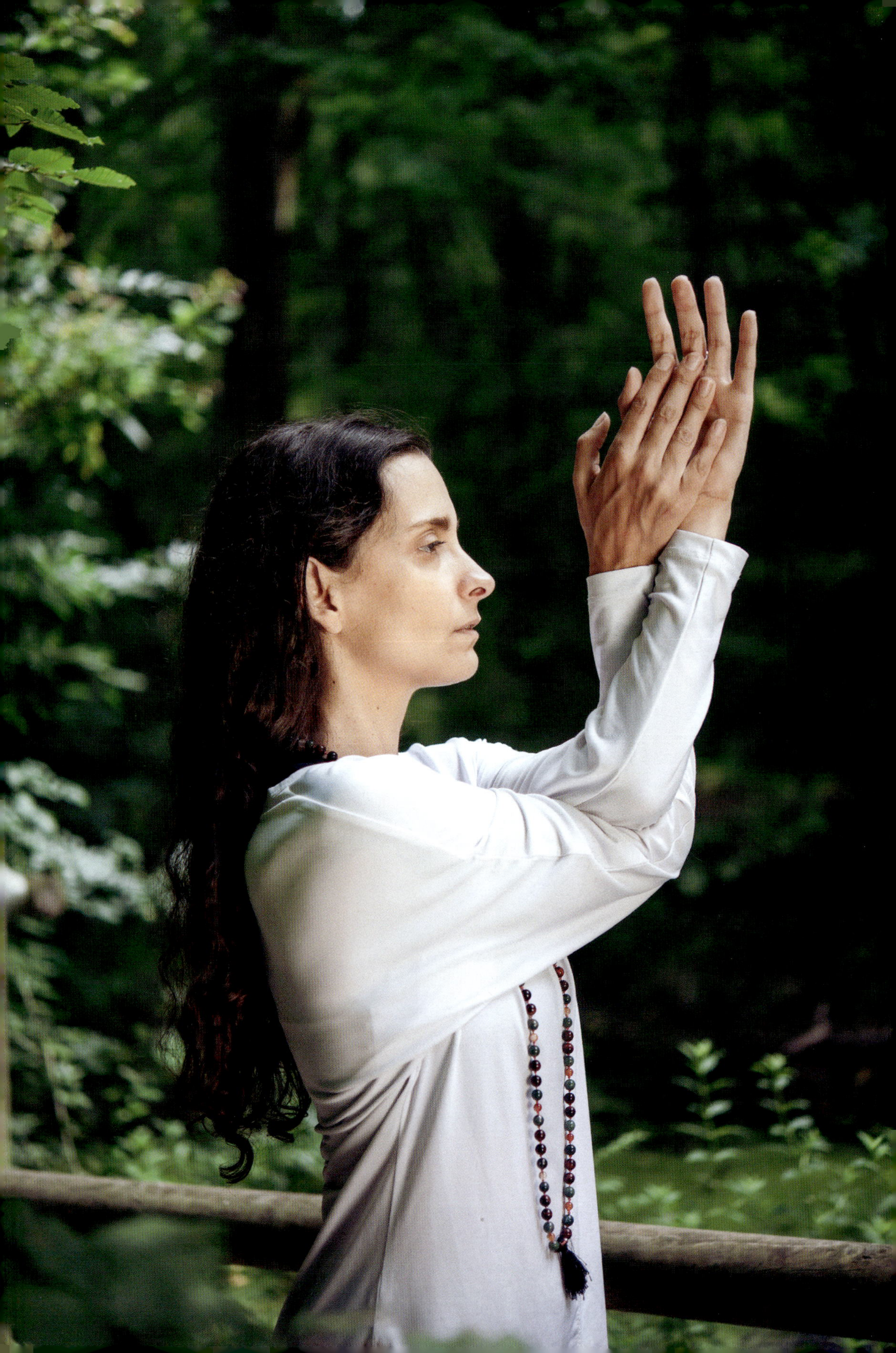

KRIYAS

Les kriyas sont des techniques multiples de purification des systèmes corporels, mais également d'efficaces et puissants moyens de réveil de l'énergie dormante dans le chakra racine, la kundalini. Comme présenté dans le Hatha Yoga Pradipika, les kriyas sont au nombre de 6 (Shat Kriyas : « les 6 actions réalisées »).

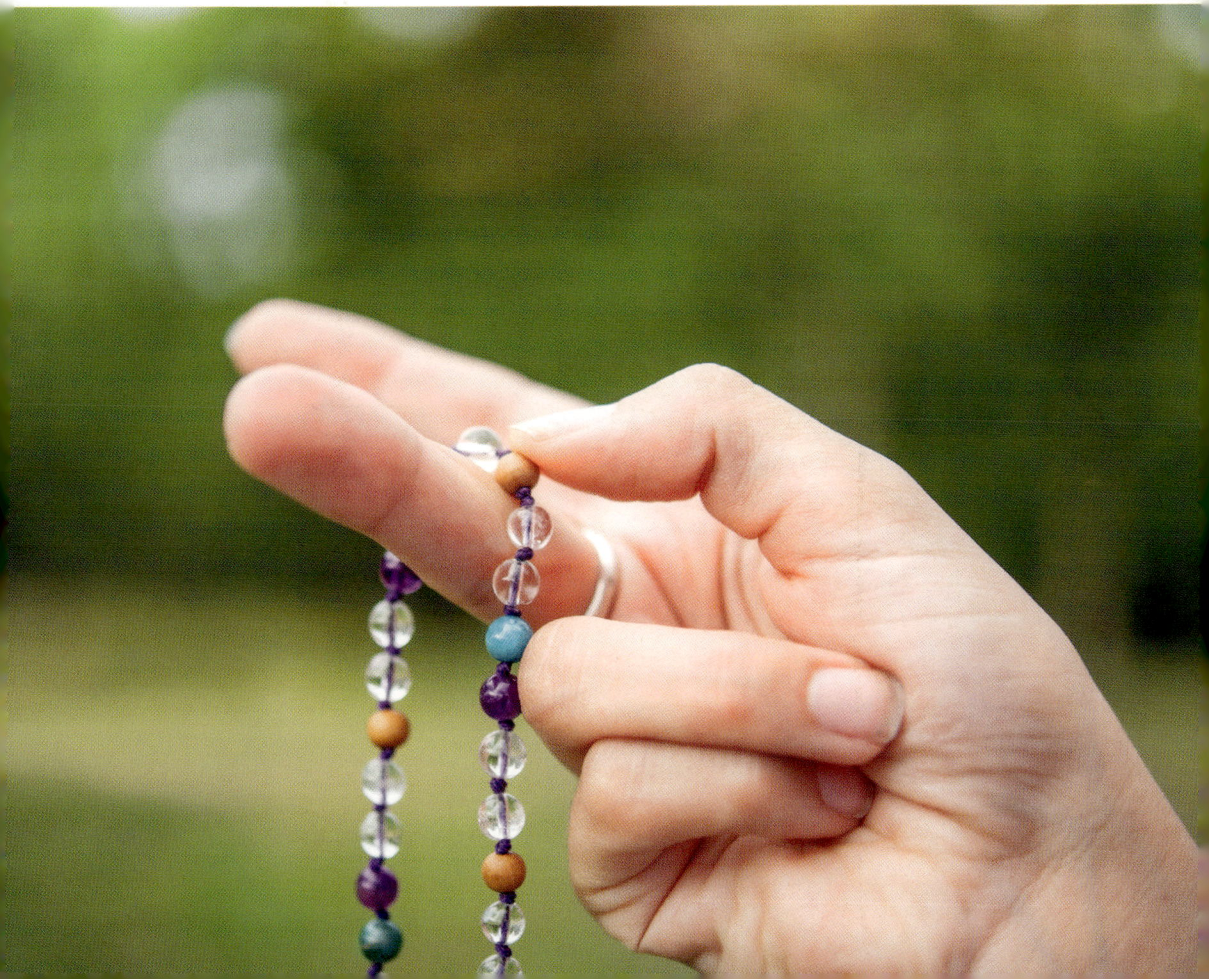

1. En sanskrit, *dhauti* signifie « purification » et englobe des nettoyages de la tête (yeux, oreilles, dents, langue), du système digestif (purge à l'eau salée, nettoyage anal...), et du système respiratoire pour en retirer le mucus (vomissement, engloutissement d'un tissu de gaze).

2. Basti veut dire « lavement », qui peut se faire à l'eau, au café, avec une décoction de plantes...

3. Nauli est le nettoyage abdominal par barattage du ventre. Sur une rétention les poumons pleins, on vient rentrer et sortir le ventre, le faire comme rouler de droite à gauche, pour un automassage actif et dynamique.

4. Peut-être que vous connaîtrez mieux Kapalabhati, qui n'est pas un pranayama comme on peut l'entendre parfois, mais bien un kriya. C'est en effet un puissant nettoyage respiratoire. Son nom signifiant « lumière sous le crâne », on comprend que l'énergie y est vouée à monter. Dans cette respiration de purification, sur les expirations, le ventre rétracte, comme si le nombril reculait et remontait dans une pulsation qui chassait l'air par les narines bien ouvertes. On laisse le corps inspirer et on se concentre sur la succession plus ou moins rapide des expirations, qui sont les seules à être actives et volontaires. Après quelques dizaines de répétitions, on peut faire deux ou trois grands souffles par les narines puis laisser la respiration revenir à la normale.

5. Neti regroupe toutes les techniques de nettoyage en profondeur du nez : par exemple, Jala Neti, nettoyage à l'aide d'un lota ou neti pot, un récipient en plastique ou en céramique permettant de guider l'eau salée dans les conduits nasaux et de les débarrasser en profondeur des impuretés. Bien sécher l'intérieur des narines ensuite, voire les enduire d'un peu d'huile.

6. Enfin, Trataka (« regard fixe ») consiste à contempler avec attention un objet fixe : la flamme d'une bougie, une statuette, un symbole... tout en restant immobile. Cela défatigue non seulement les yeux mais aussi le mental, qui parvient mieux, au fil des répétitions, à se concentrer.

Bien sûr, pour les pratiques présentées ci-dessus, il est bon d'être accompagné par un professeur ou un yoga thérapeute qui saura vous guider et vous conseiller.

Dans certaines traditions, comme le Kundalini Yoga, les techniques de kriyas, dans un sens un peu différent, se font plus nombreuses encore. Et s'allient bien souvent à un souffle, une mudra, voire également un mantra. Découvrez trois exemples ci-dessous.

SAT NAM

C'est peut-être la plus connue de ces pratiques. À genoux, levez les bras au-dessus de la tête et joignez les mains. En inspirant, aspirez le nombril et dites « Sat ». En expirant, relâchez le ventre à nouveau et dites « Nam ». Continuez à alterner ainsi 2 ou 3 minutes avant de retenir le souffle, immobile, les bandhas actifs et le drishti (voir p. 256) sur le point du troisième œil… Puis expirez en relâchant tout.

Savourez et observez la circulation de l'énergie de bas en haut.

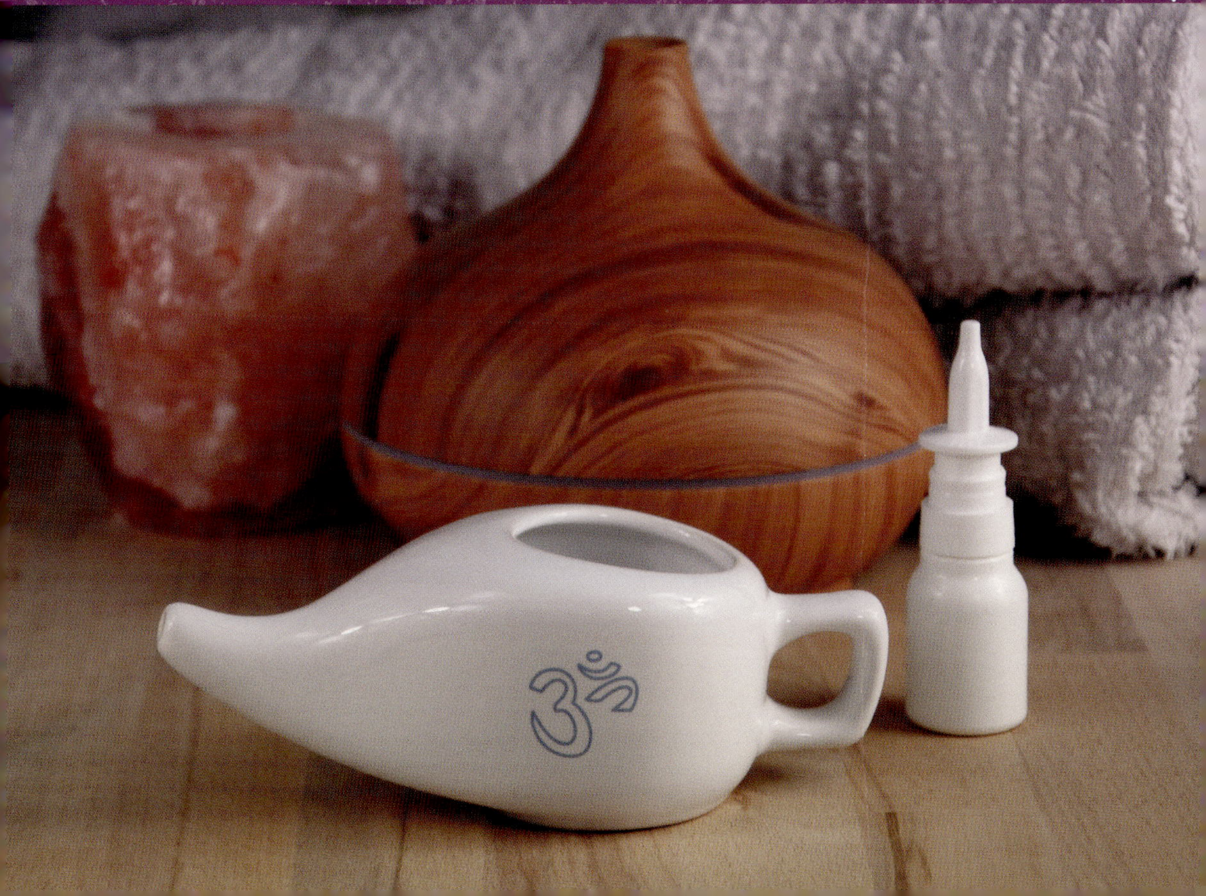

SABAD KRIYA

C'est une pratique parfaite pour le soir car elle permet d'apaiser le mental qui se retrouve baigné dans le mantra, le système nerveux qui se régénère, et l'endormissement qui se fait plus sereinement.

Dans une assise méditative, prendre Dhyani Mudra (p. 236). On utilisera le mantra Sat Nam Wahe Guru.

Sur quatre inspirations successives, répétez mentalement « Sat Ta Na Ma ». Retenez votre souffle le temps de répéter quatre fois « Sat Ta Na Ma », sur le même rythme. Enfin, divisez votre expiration en deux pour prononcer mentalement « Wahe » sur la première, « Guru » sur la deuxième.

Vous pouvez continuer jusqu'à 11 minutes.

LES QUATRE U

Les quatre U sont une succession de quatre postures faisant ressembler le corps à la lettre U.

– Dans la première, nous sommes allongés sur le dos, les bras et les jambes tendus vers le ciel.

– La deuxième est similaire à la posture de la charrue : toujours sur le dos, on envoie les jambes par-delà la tête. Mais ici, les bras se tendent vers l'arrière et les jambes restent parallèles avec le sol.

– Dans la troisième posture, on s'assoit comme en Dandasana, mais en gardant les bras tendus vers l'avant, parallèles au sol.

– Enfin, dans la dernière, on se met debout et on place le buste à 90 degrés des jambes tendues et les bras visant le sol.

Chaque U doit être tenu jusqu'à 11 minutes sans bouger. On peut pour s'y aider compter ses respirations, chanter un mantra, réciter un texte… On fera suivre la pratique d'une longue relaxation de 11 minutes elle aussi. Le bénéfice sur la volonté et sur le rééquilibrage subtil de l'énergie est très puissant.

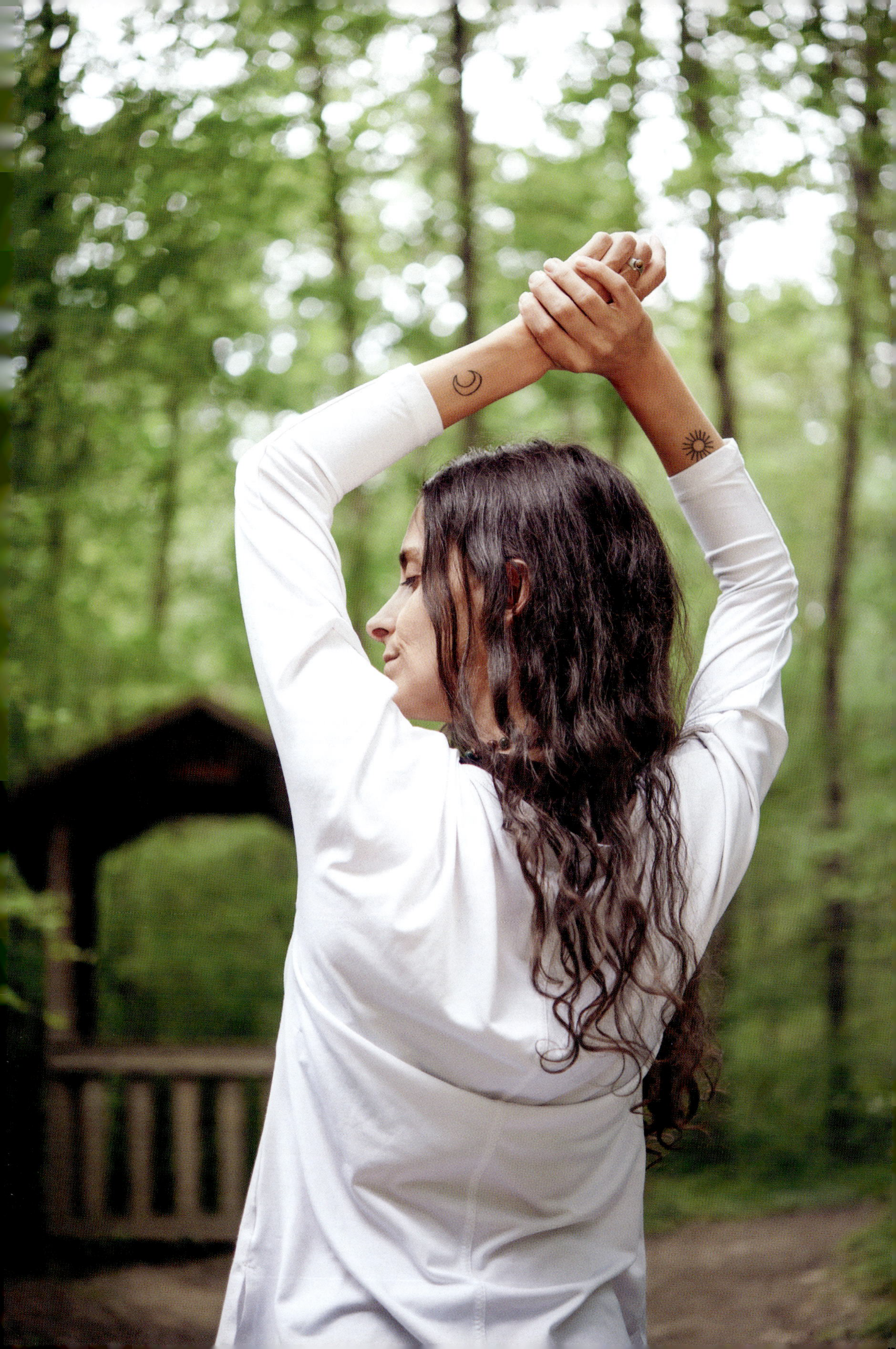

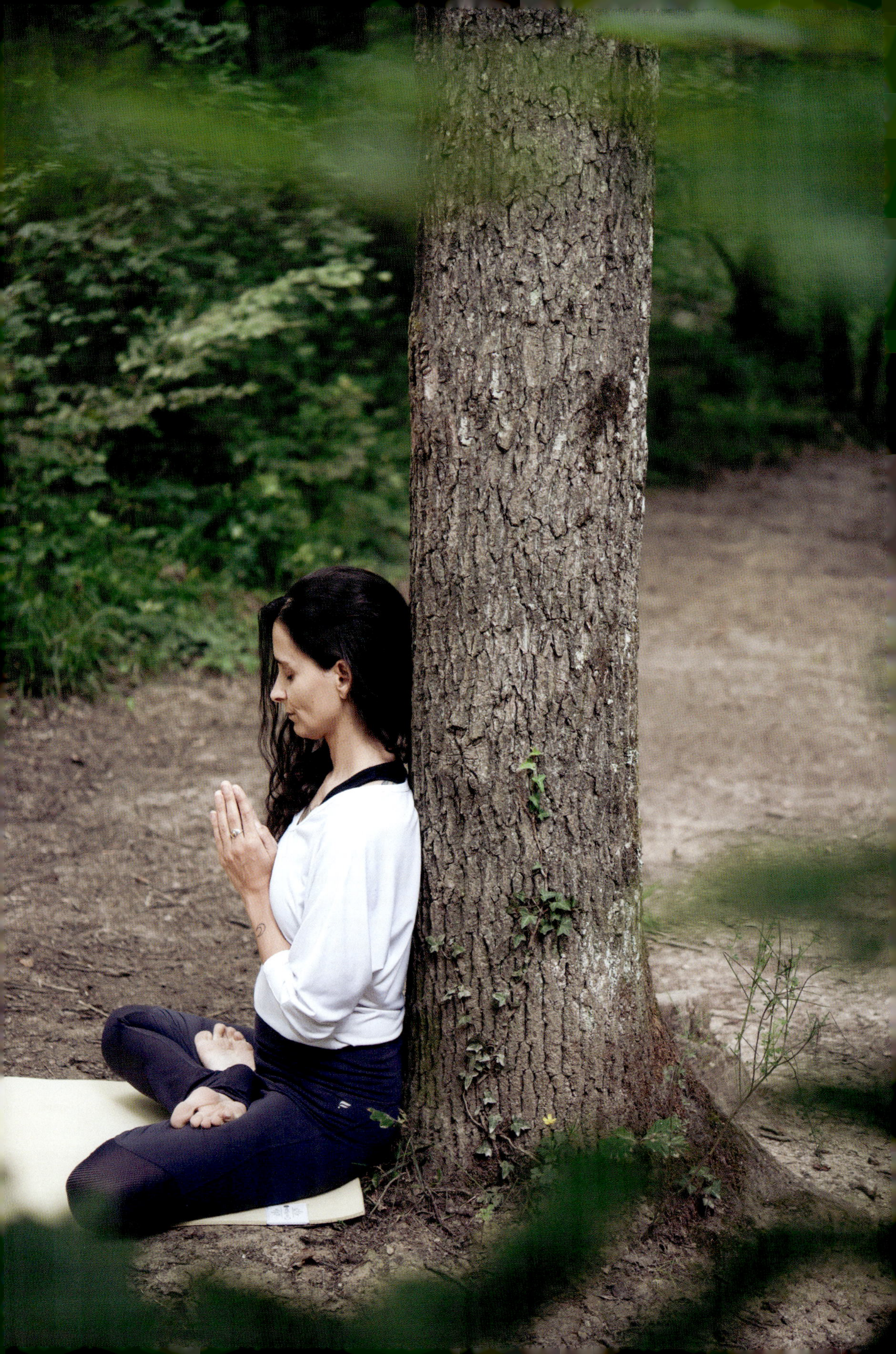

MUDRAS

Les mudras sont des sceaux : tout comme les postures de yoga, elles permettent à l'énergie de circuler dans le corps d'une certaine façon et ainsi de stimuler certaines zones du corps, certains centres énergétiques, certaines intentions plus que d'autres.

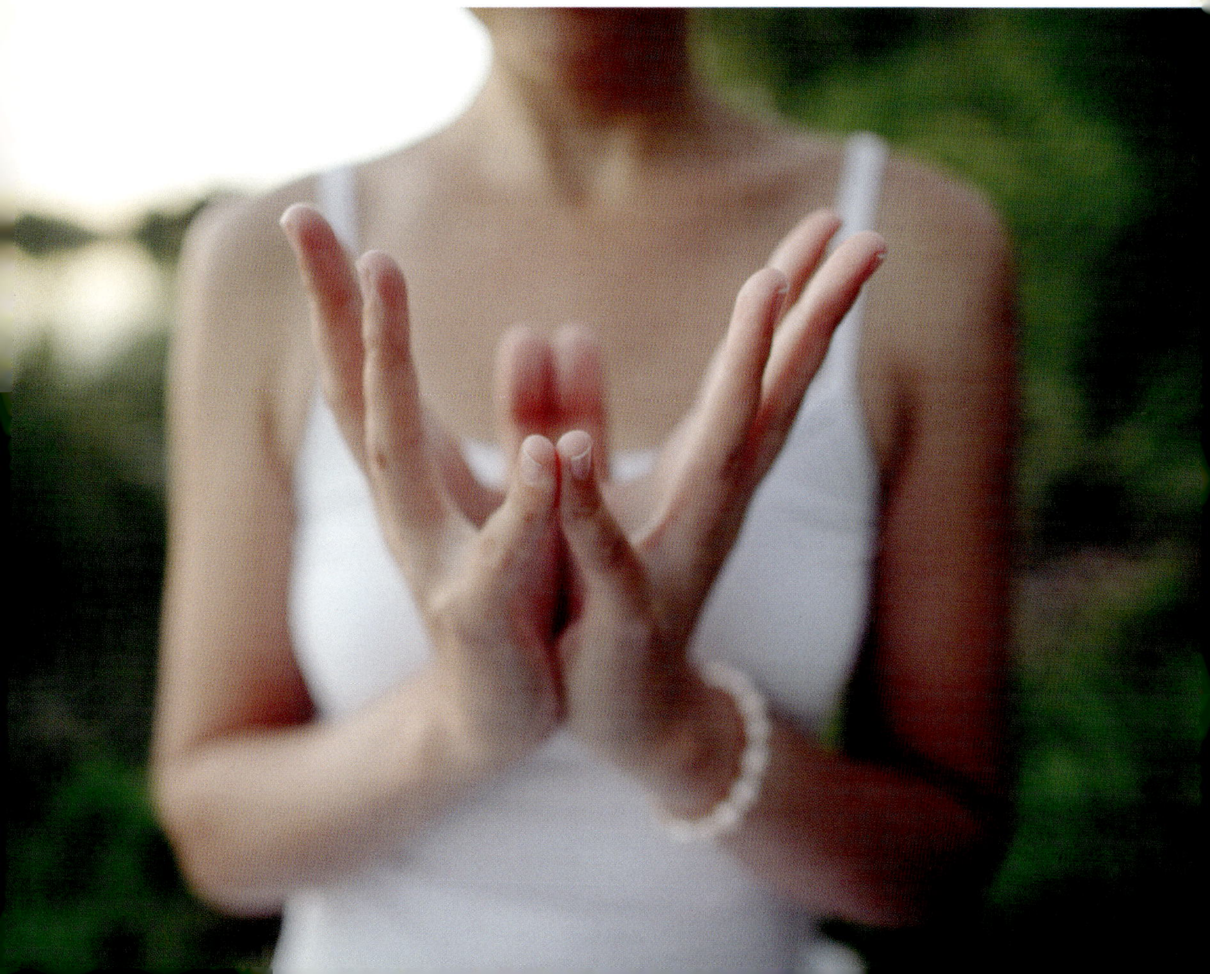

GESTES DES MAINS (HASTA MUDRAS)

Dans la tradition yogique, il est dit que 5 éléments circulent en nous : la terre, l'eau, le feu, l'air et l'éther (ou espace). C'est l'équilibre entre ces éléments, reliés à des fonctions du corps, qui fait le bien-être, la bonne santé, l'ouverture spirituelle.

Chaque doigt de la main symbolise un élément :

» Le pouce est le doigt du feu ;

» L'index est le doigt de l'air ;

» Le majeur est le doigt de l'éther ;

» L'annulaire est le doigt de la terre ;

» L'auriculaire est le doigt de l'eau.

Les hasta mudras, alors, sont des façons de privilégier un élément, ou de le combiner à un autre, pour appuyer un effet physique, mental, énergétique et spirituel. Ce sont pour moi des alliées précieuses dans la pratique, une façon d'avoir la magie du yoga dans sa poche.

Elles peuvent accompagner une asana pour en potentialiser les effets. Vous pouvez même les intégrer dans votre vie quotidienne : en lisant, en marchant, en vous endormant...

Mais le plus souvent, c'est dans une assise méditative qu'on les tiendra, en se concentrant sur la forme que prennent les mains, sur la circulation de l'énergie, sur notre intention – de façon stable et confortable.

Les yeux fermés, on respirera amplement et lentement, de façon complète dans les trois parties du buste (Dirga Pranayama – voir chapitre 6).

Vous pouvez prendre une mudra pour quelques secondes, ou plusieurs minutes d'affilée.

Si vous souhaitez les utiliser dans une démarche thérapeutique, vous privilégierez une mudra en particulier. Vous pourrez vous en faire une « prescription » pendant un temps donné, ou jusqu'à amélioration des symptômes : 45 minutes par jour ou 15 minutes trois fois par jour, par exemple.

Comme d'habitude, n'hésitez pas à demander conseil à votre professeur de yoga ou à votre yoga thérapeute.

Quelques gestes des mains ci-contre :

ATMANJALI MUDRA

Atmanjali Mudra est le sceau de salutation. Elle s'apparente à un geste de prière, mais plus exactement, en yoga, c'est une façon de s'incliner humblement. Devant l'autre, devant la pratique, devant son ou ses gurus.

Parfois nommée « Namaskara Mudra », elle s'accompagne parfois du mot Namaste, qui est la façon de se dire bonjour et au revoir en Inde, ou de Namaskar, qui a une signification plus spirituelle. Nous admettons en prononçant ces mots que nous reconnaissons et que nous nous inclinons devant la lumière en l'autre, en notre guide spirituel, et dans le divin.

Comment la prendre ?

Il suffit de joindre les mains, de façon équilibrée, sans qu'une ne prenne le pas sur l'autre, et de déposer les pouces sur le sternum afin de stimuler l'espace du cœur. Vous pouvez laisser un espace entre les deux paumes.

Quand la pratiquer ?

Au début et à la fin d'une pratique, quelle qu'elle soit. Pour se recueillir, s'installer dans cet espace sacré. Pour se remercier, se féliciter, se saluer.

Bienfaits

Atmanjali Mudra nous permet d'équilibrer les deux hémisphères de notre cerveau, les deux côtés de notre corps, ainsi que de connecter notre conscience individuelle à la conscience collective, en parfaite union.

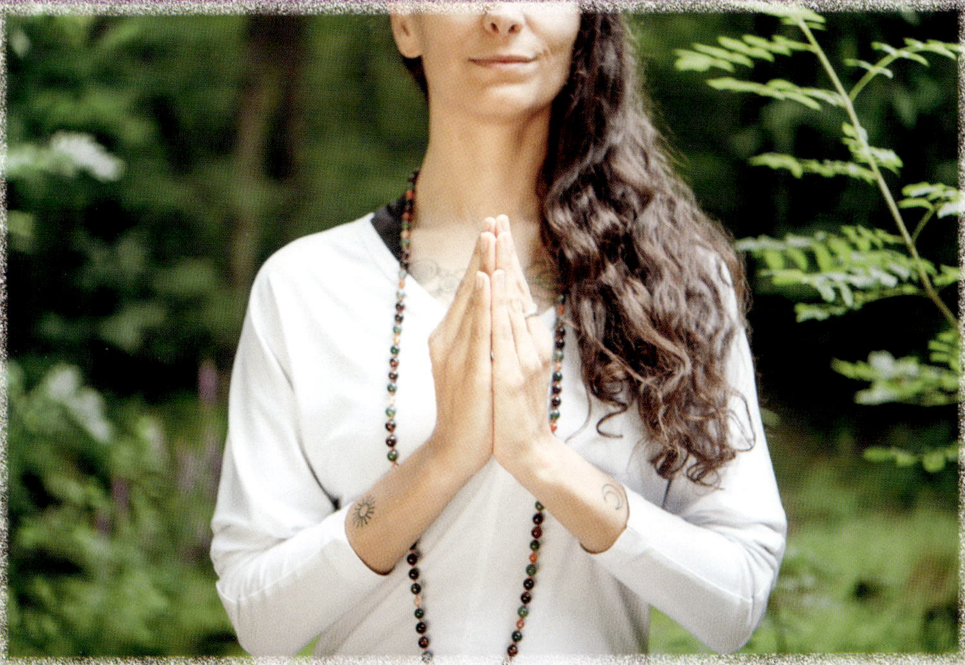

JNANA MUDRA

Peut-être est-ce la mudra la plus connue… Et la plus méconnue, puisque galvaudée. Et pourtant, elle est si bénéfique et puissante !

Comment la prendre ?

Sur chaque main, pouce et index viennent se rejoindre et les autres doigts restent tendus. Les mains se déposent sur les cuisses ou les genoux, paumes vers le ciel.

Quand la pratiquer ?

Dans toute assise prolongée ; durant la pratique de la concentration, pendant les techniques de pranayama qui ne nécessitent pas d'utiliser ses mains…

Bienfaits

Jnana signifie « connaissance ». Ce geste nous permet alors de nous ouvrir à notre espace intérieur, dans une belle introspection, et nous rappelle le lien entre notre conscience individuelle (symbolisée ici par l'index) et la conscience universelle (symbolisée par le pouce).

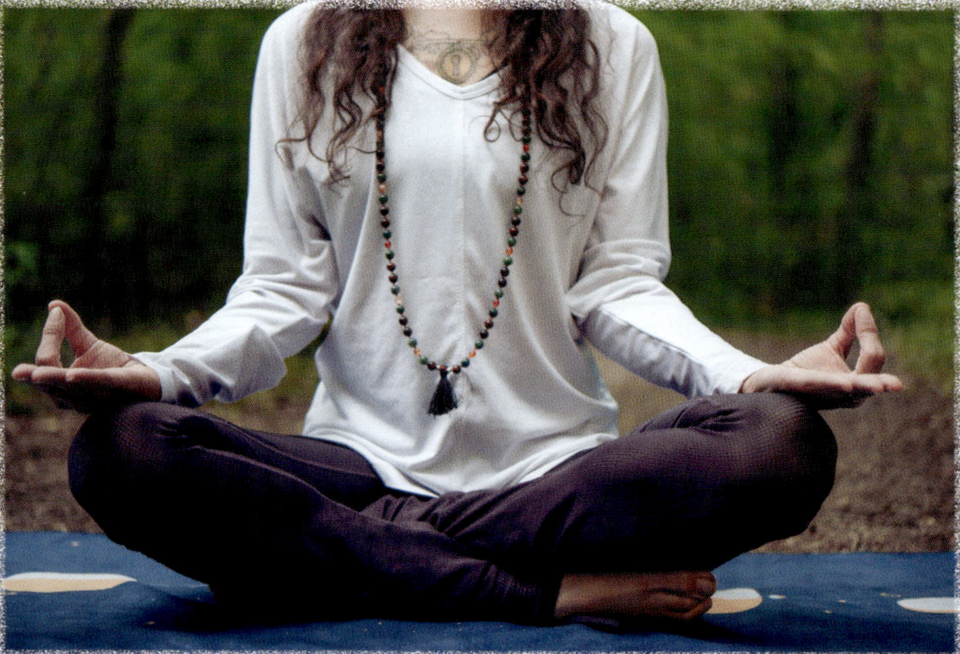

CHIN MUDRA

Elle peut être facilement confondue avec la mudra précédente, car leur différence est subtile.

Comment la prendre ?

Sur chaque main, pouce et index viennent se rejoindre de façon délicate. Les mains se déposent ensuite sur les cuisses ou les genoux, paumes vers le sol.

Quand la pratiquer ?

Pendant la pratique de la concentration, pendant les techniques de pranayama qui ne nécessitent pas d'utiliser ses mains, voire pendant d'autres postures tenues longuement.

Bienfaits

Tout comme Jnana Mudra, Chin Mudra nous permet de nous unir à la conscience universelle et cosmique. Le fait de poser les paumes vers le sol vient appuyer une idée de présence, d'ancrage, de conscience de l'instant présent.

Notez que selon les traditions, ces deux noms s'emmêlent, et que parfois même on retrouve ce geste sous un autre terme : « Gyan Mudra ». Il est également possible de gentiment coincer l'index sous le pouce. Parfois, cela est plus facile à tenir pour les débutants sur une longue période.

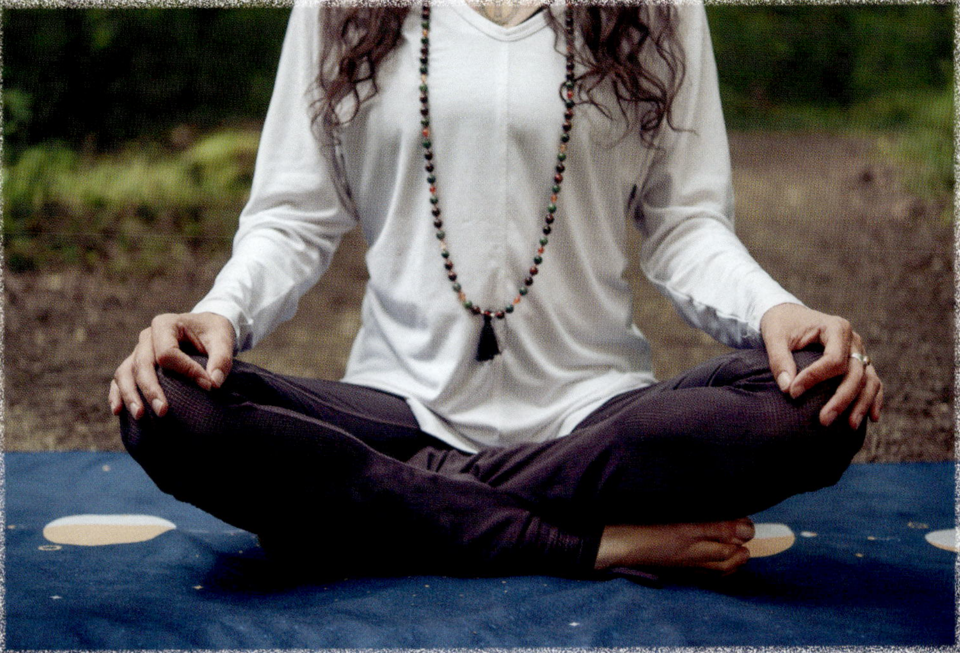

DHYANI MUDRA

Dhyana, nous l'avons vu dans le chapitre sur les 8 piliers, signifie « méditation ». Voyez comme Dhyani Mudra nous évoque tout de suite le Bouddha, sous son arbre, manifestant l'éveil spirituel.

Comment la prendre ?

La main gauche est placée sur les jambes, paume vers le haut. La main droite se pose par-dessus, paume vers le ciel également, et les pouces se rejoignent.

Quand la pratiquer ?

Dans votre posture de méditation.

Bienfaits

Elle symbolise la parfaite immobilité du mental atteinte via la méditation, dans laquelle nous essayons de nous vider de tout jugement, toute préconception, émotion, pensée… Et nous laissons une énergie de calme, de présence, d'abandon, nous emplir.

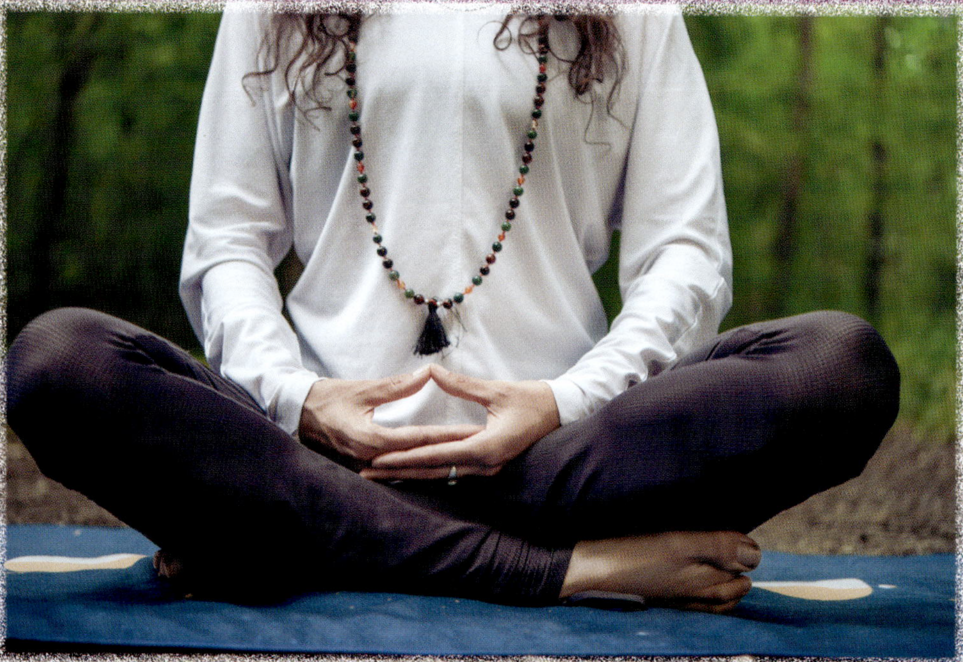

YONI MUDRA

Yoni est le nom de la vulve en sanskrit et il symbolise l'aspect féminin de l'énergie, présent en chacun de nous en tant qu'archétype.

Comment la prendre ?

Il en existe deux variantes.

Dans la première, les index se rejoignent et les pouces font de même, pour former un losange entre les deux mains, les autres doigts s'entrelacent vers l'intérieur des paumes, pulpes contre pulpes. Elle est utile pour éveiller la shakti, l'énergie créatrice en nous.

Dans la seconde, il s'agit de pratiquer un retrait des sens complet, en plaçant les index sur les paupières, les majeurs sur les narines ; en utilisant les annulaires et les auriculaires pour sceller la bouche en la pinçant, et en bouchant les oreilles avec les pouces. Alors, dans la rétention du souffle et le retrait des sens, on peut goûter au véritable silence intérieur, une profonde introspection.

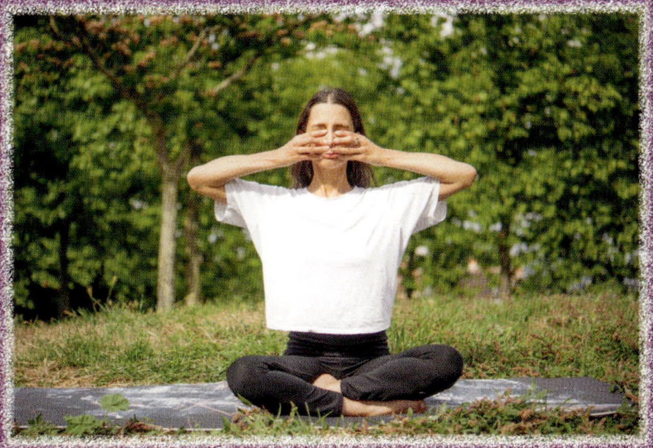

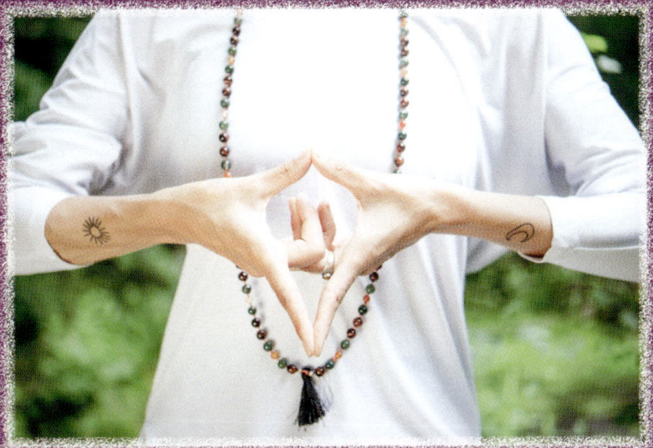

LES MUDRAS DES VAYUS

Ce sont les courants d'énergie dans le corps (voir chapitre 2).

PRANA MUDRA

Comment la prendre ?

Sur chaque main, auriculaire, annulaire et pouce se rejoignent, et index et majeur restent tendus.

Quand la pratiquer ?

Le matin, elle vous apportera de la force et de la volonté pour la journée. En cas de baisse de vitalité, elle vous aidera à vous recharger.

Bienfaits

Nous l'avons vu, le prana est l'énergie vitale qui circule en nous de notre naissance à notre mort. En pratiquant ce sceau, nous venons soutenir cette circulation, la fluidifier.

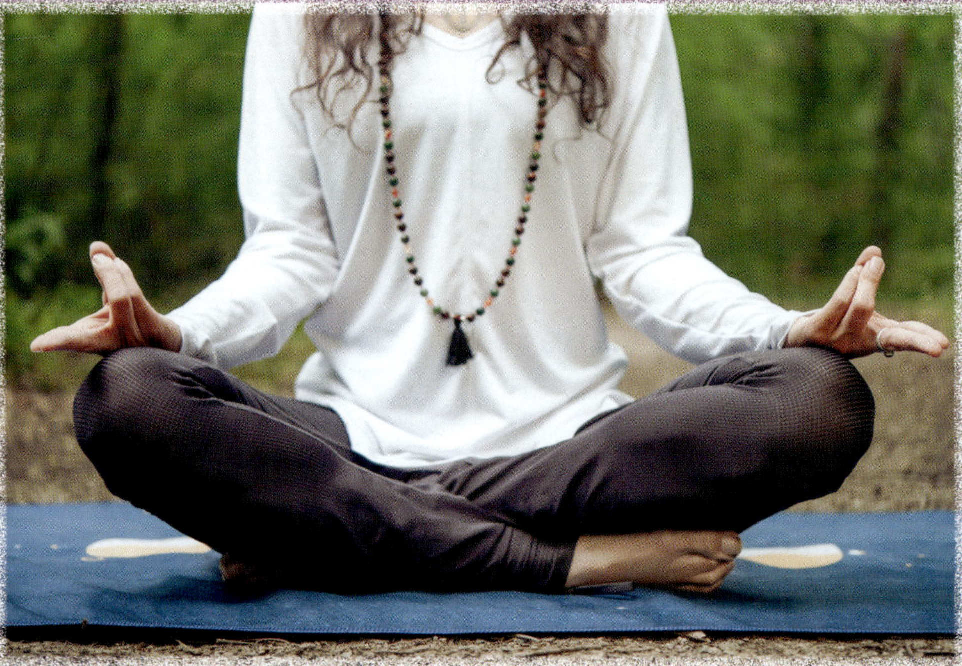

APANA MUDRA

Comment la prendre ?

Sur chaque main, l'annulaire et le majeur rejoignent le pouce, et les deux autres doigts restent tendus.

Quand la pratiquer ?

Dès le matin pour éliminer les toxines (ama) accumulées pendant la nuit, ou pendant la digestion pour aider le corps dans le processus.

Bienfaits

Elle stimule le courant d'énergie descendant qui gouverne l'élimination et l'excrétion.

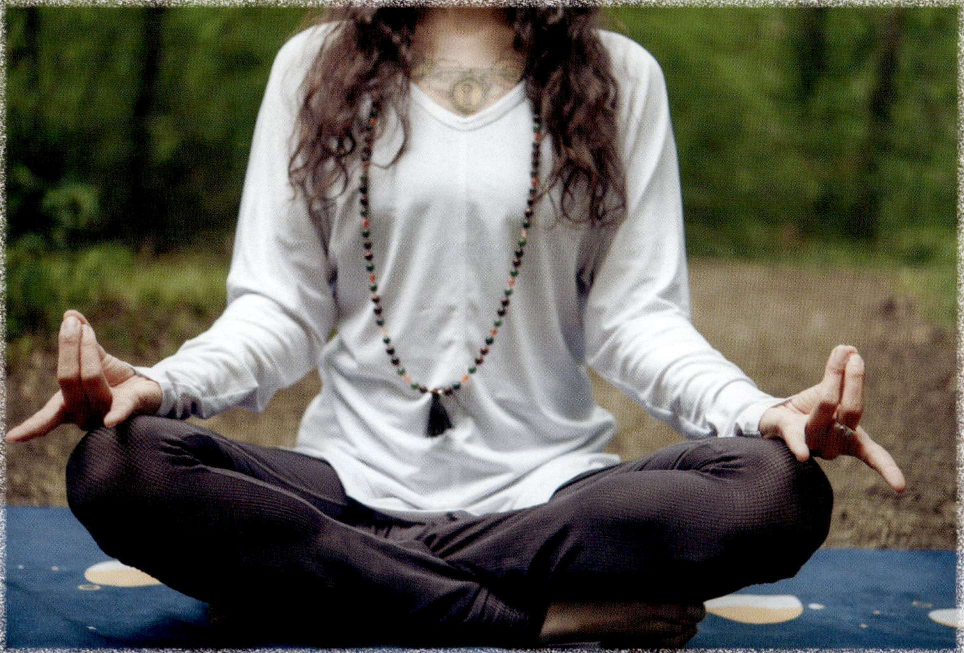

SAMANA VAYU MUDRA

Comment la prendre ?

Sur chaque main, tous les doigts rejoignent le pouce.

Quand la pratiquer ?

En Inde, elle était pratiquée lors des repas, pour prendre la nourriture et l'apporter à sa bouche. En mangeant avec cette mudra à la place d'une fourchette, on infuse dans nos aliments chaque élément en quantité égale et on commence la digestion dès la première bouchée.

Bienfaits

Elle stimule Samana Vayu, le courant d'énergie de l'assimilation, qui rayonne dans toutes les directions autour du nombril.

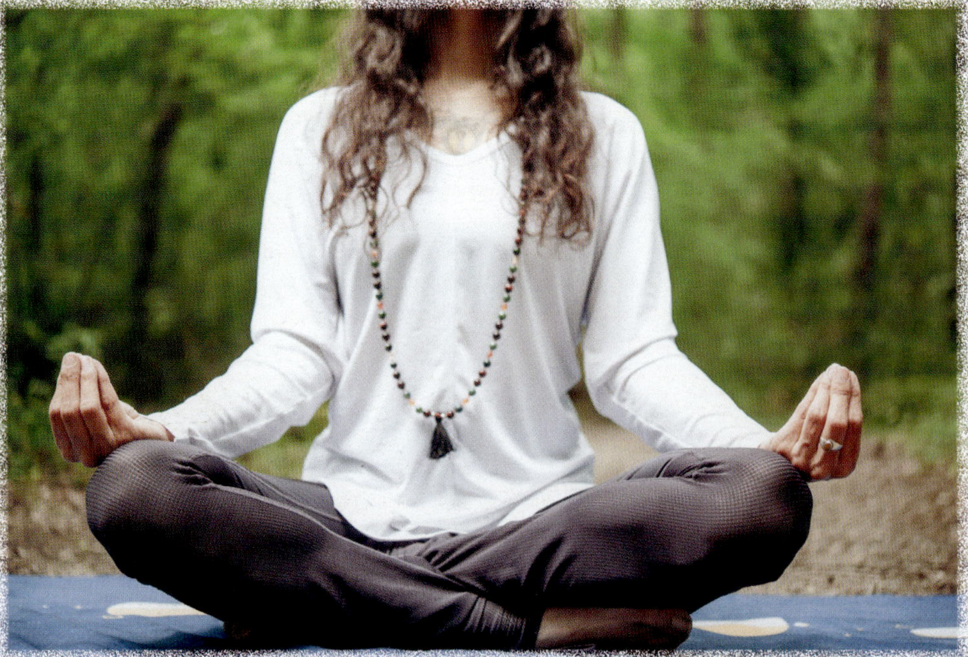

UDANA MUDRA

Comment la prendre ?

Dans la version que j'ai choisie pour nous, tous les doigts se rejoignent sur le pouce, à l'exception de l'auriculaire qui reste tendu.

Quand la pratiquer ?

Lorsque vous avez besoin de fluidifier votre communication, tant avec vos semblables qu'avec les plans plus subtils.

Bienfaits

Udana est le courant ascendant de l'énergie, du chakra de la gorge vers les chakras supérieurs. Cette mudra favorise la prise de parole juste, la volonté et l'enthousiasme, ainsi que l'élévation de la conscience.

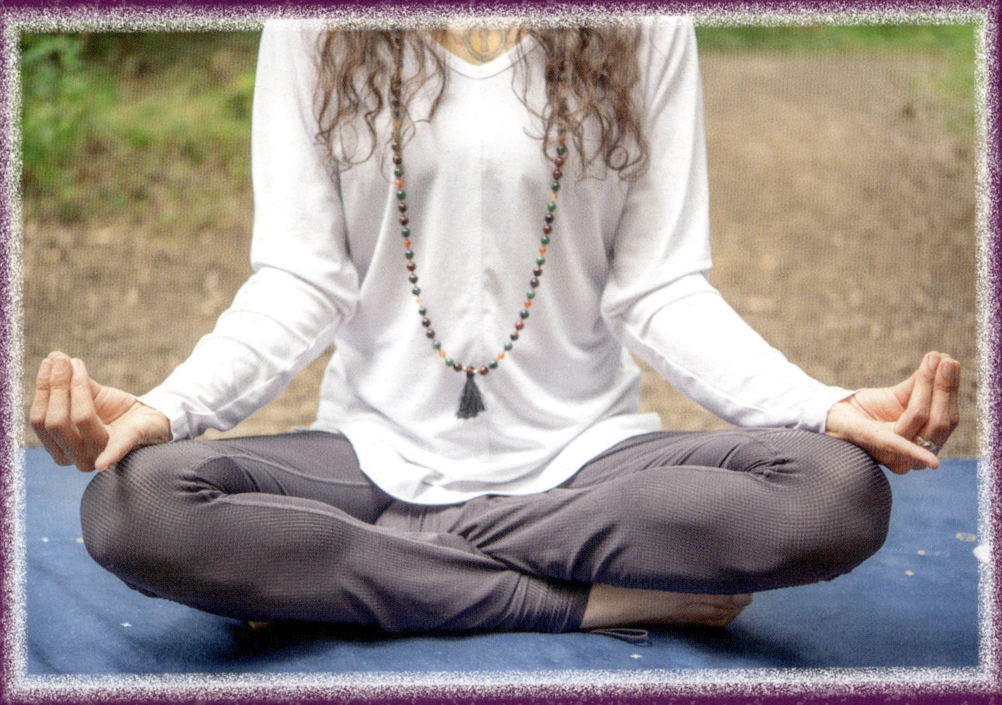

VYANA MUDRA

Comment la prendre ?

Sur chaque main, c'est l'index et le majeur qui se rejoignent sur le pouce. Les autres doigts restent tranquillement tendus et éloignés les uns des autres.

Quand la pratiquer ?

Lorsque vous avez besoin d'une meilleure circulation globale, des fluides, de l'énergie. Lorsque vous avez besoin d'équilibre entre vos pensées, vos paroles, vos émotions et vos actions.

Bienfaits

Vyana Vayu étant le courant d'énergie présent dans tout le corps, il agit à tous les niveaux, grossiers et subtils. Il transmet de la force dans tous les organes conjointement à tous les autres vayus.

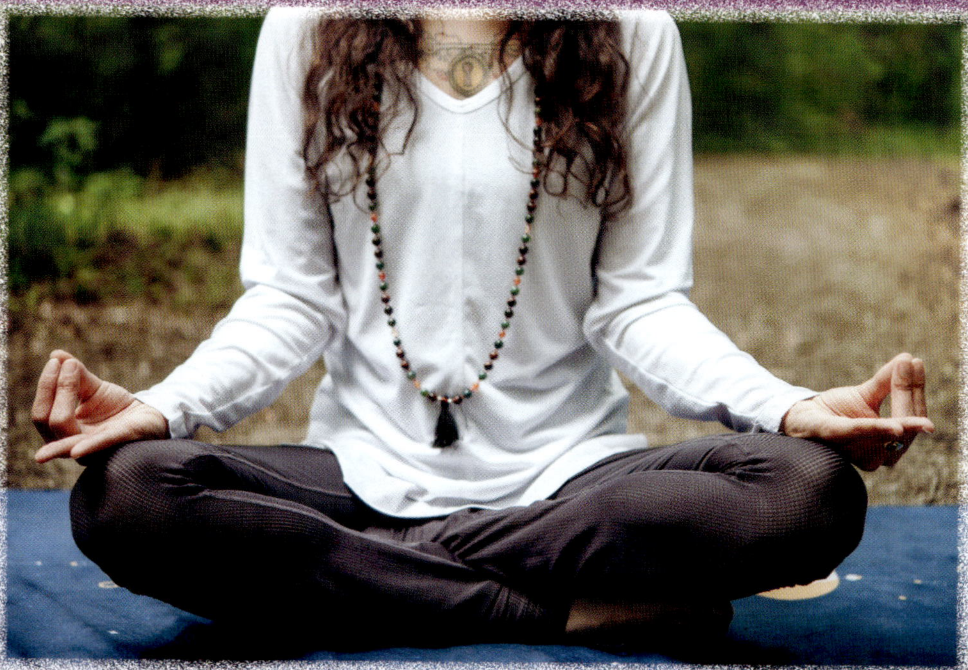

GANESHA MUDRA

Comment la prendre ?

La paume de la main gauche se place vers le ciel, celle de la main droite par-dessus, paume vers le sol, puis les doigts se crochètent et on opère une légère tension vers l'extérieur.

Quand la pratiquer ?

Vous pouvez la pratiquer lorsque vous êtes en plein doute. Lorsque vous avez des projets devant vous et que vous avez besoin de confiance, de réassurance.

Bienfaits

Vous pouvez compter sur Ganesha pour vous ancrer, vous envelopper et faire tomber les obstacles devant vous.

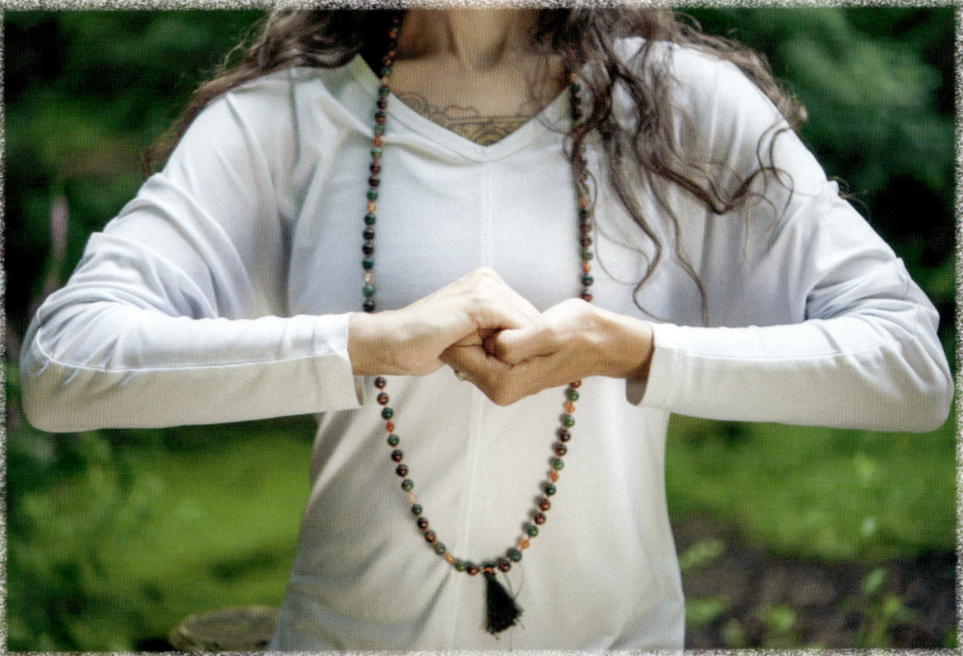

BRAHMA MUDRA

Dans la trinité hindoue, Brahma est la puissance créatrice.

Comment la prendre ?

Les pouces sont repliés à l'intérieur des poings. Puis les premières phalanges des doigts viennent se coller l'une contre l'autre, dos des mains vers le sol. On tient le sceau confortablement au niveau du nombril. On peut y ajouter des mouvements lents de la tête de haut en bas, puis de droite à gauche, pour symboliser les quatre visages de Brahma.

Quand la pratiquer ?

Il sera plus agréable de la pratiquer le ventre vide.

Bienfaits

Ce sceau est bénéfique pour le système nerveux, qu'il aide à retrouver un fonctionnement sain. Au-delà de ses bienfaits physiques sur le haut du corps, il agit sur les trois chakras supérieurs et peut aider la conscience à s'élever.

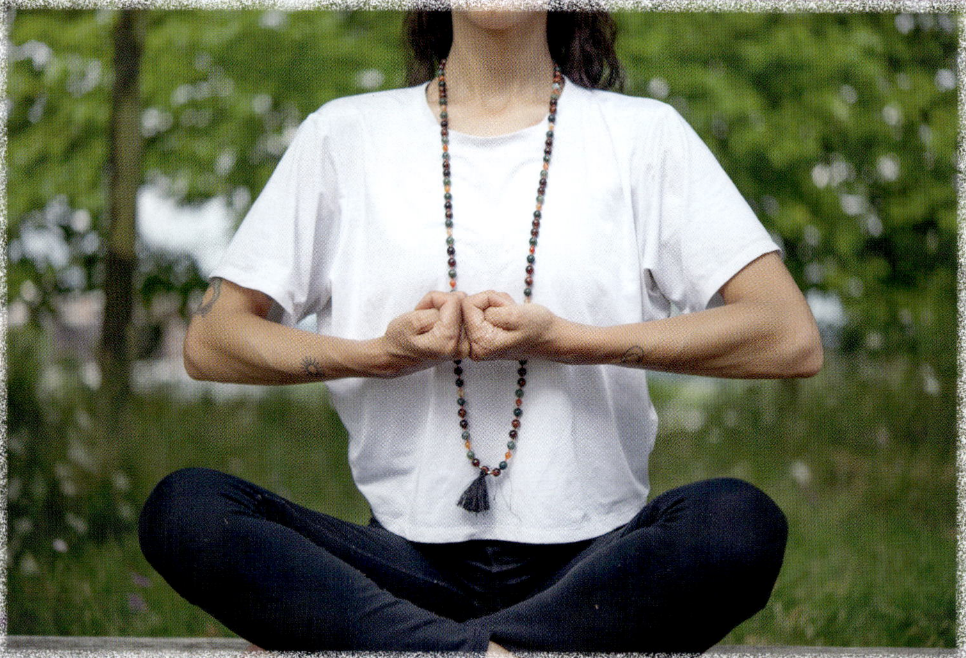

VISHNU MUDRA

Dans la trinité hindoue, Vishnu est le dieu du Maintien, de l'Équilibre.

Comment la prendre ?

Sur la main droite (et uniquement cette main-là), l'index et le majeur se replient à l'intérieur de la paume ; l'annulaire et l'auriculaire restent collés, le pouce tendu.

Quand la pratiquer ?

Dans Nadi Shodhana (voir chapitre 6), la respiration alternée que nous avons vue plus haut, c'est souvent Vishnu Mudra qui sert à boucher successivement la narine gauche puis la droite. Mais vous pouvez aussi utiliser ce sceau dans vos postures et méditations.

Bienfaits

Dans ce pranayama, nous évoquons les qualités d'équilibre de Vishnu pour les appliquer à notre souffle, qui s'harmonise dans les deux canaux d'énergie de gauche et de droite après quelques minutes de pratique.

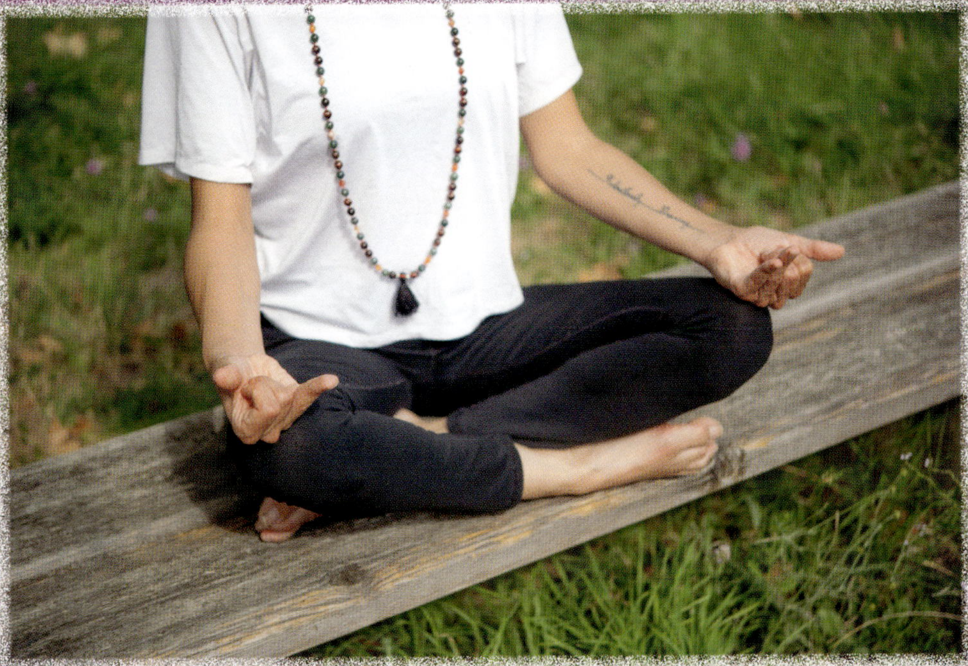

SHIVA LINGAM MUDRA

Shiva est à la fois le dieu destructeur qui clôture un cycle et celui qui en permet un nouveau.

Comment la prendre ?

La main gauche forme une coupe et la main droite se pose en poing par-dessus, pouce vers le ciel. Les avant-bras sont parallèles au sol et les coudes s'éloignent activement du buste.

Quand la pratiquer ?

Lorsque vous avez besoin d'un peu plus d'énergie vitale.

Bienfaits

Stimulant la circulation de l'énergie vitale, elle peut contrer des maux comme la fatigue, la dépression… C'est une puissante mudra de guérison.

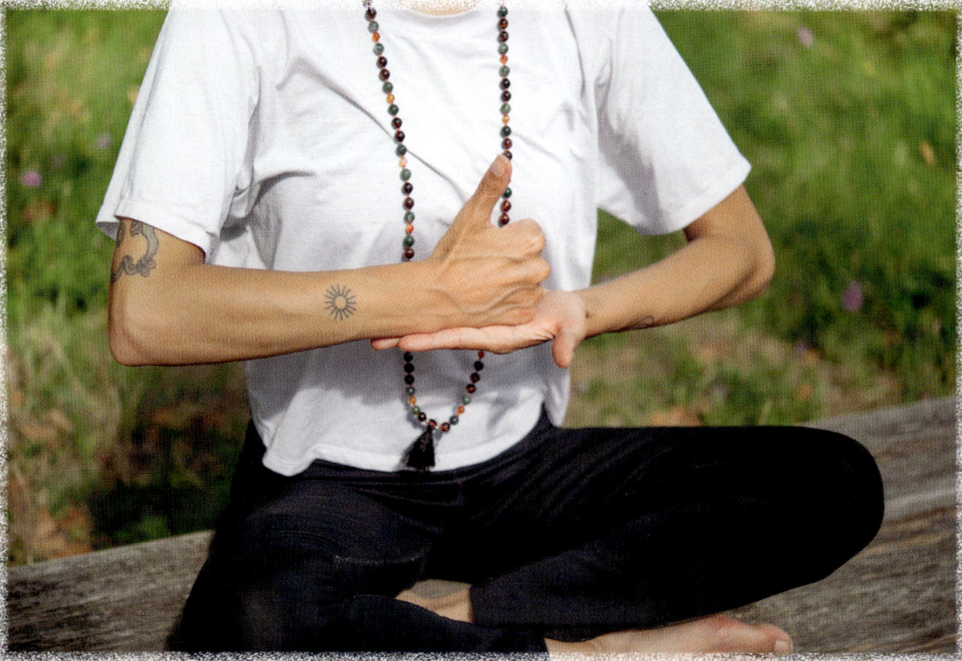

SHAKTI MUDRA

Shakti est l'énergie de création. Là où Shiva est la conscience pure, Shakti permet le mouvement.

Comment la prendre ?

Les pouces sont rentrés à l'intérieur des poings, les premières phalanges des index et majeurs se rejoignent sans forcer, car l'attention se place sur les pointes des annulaires et des auriculaires qui se rejoignent.

Quand la pratiquer ?

Contre toute attente, elle sera bénéfique le soir, avant d'aller au lit, ou dans le lit.

Bienfaits

Son côté calmant saura vous guider tranquillement vers le sommeil, et sera bien utile aux personnes ayant le sommeil léger ou souffrant d'insomnies.

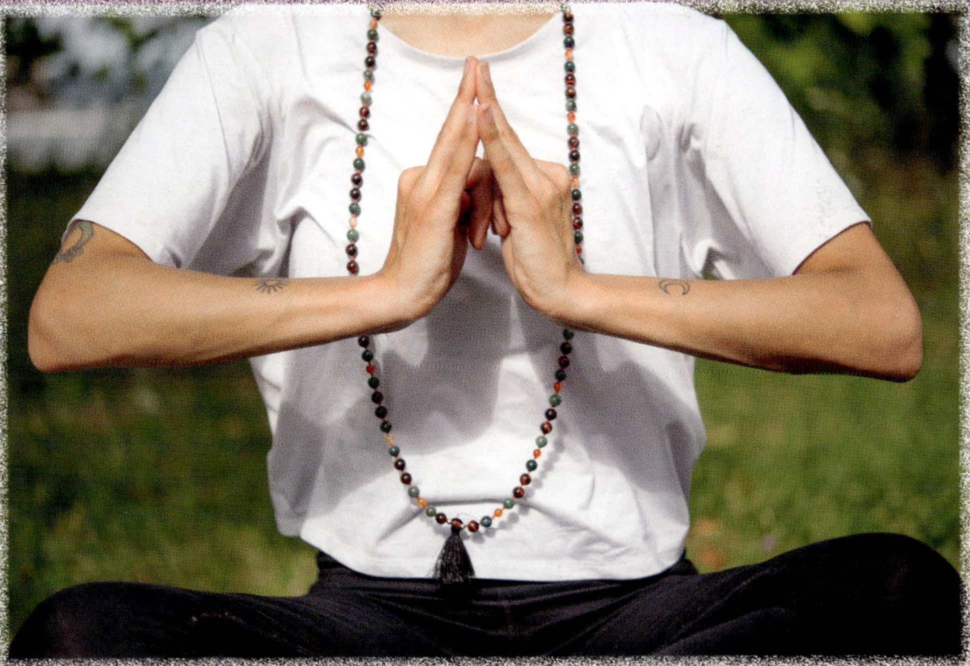

LAKSHMI MUDRA

Comment la prendre ?

Paumes vers le haut, collez les bords extérieurs de vos mains et vos deux auriculaires l'un à l'autre. Repliez légèrement les trois autres doigts et posez les pouces à l'extrémité extérieure de vos index. Vous pouvez également faire se rejoindre vos deux plantes de pied, comme en Baddha Konasana (p. 82).

Quand la pratiquer ?

Lorsque nous méditons ou faisons un rituel pour attirer les grâces de Lakshmi.

Bienfaits

Cette mudra nous permet de faire confiance à l'avenir pour nous apporter de la créativité, de la ressource, et l'abondance en toute chose.

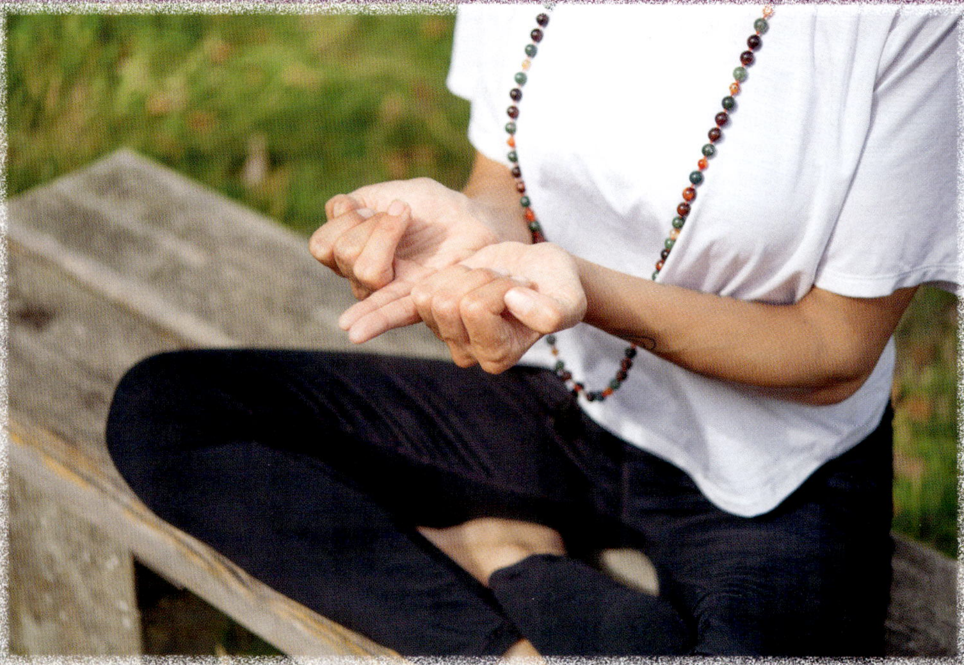

KALI MUDRA

Kali et Durga sont deux facettes d'une même déesse. Les deux représentent la force, le pouvoir, le courage. Ici, les index sont comme une épée qui détruirait toutes les illusions dans notre vie.

Comment la prendre ?

Dans la version que j'ai choisie pour nous, tous les doigts s'entrelacent, à l'exception des index qui restent pointés vers le ciel. Le pouce gauche est par-dessus le pouce droit.

Quand la pratiquer ?

En méditation, elle viendra se placer contre le plexus solaire, les doigts pointés vers l'avant. Dans des postures debout, comme le salut vers le haut, la chaise ou certains guerriers, elle accompagnera la puissance placée dans les bras.

Bienfaits

Cette mudra apporte du courage, de la force, tant physique que mentale. Elle nous permet de diriger notre énergie consciemment et puissamment.

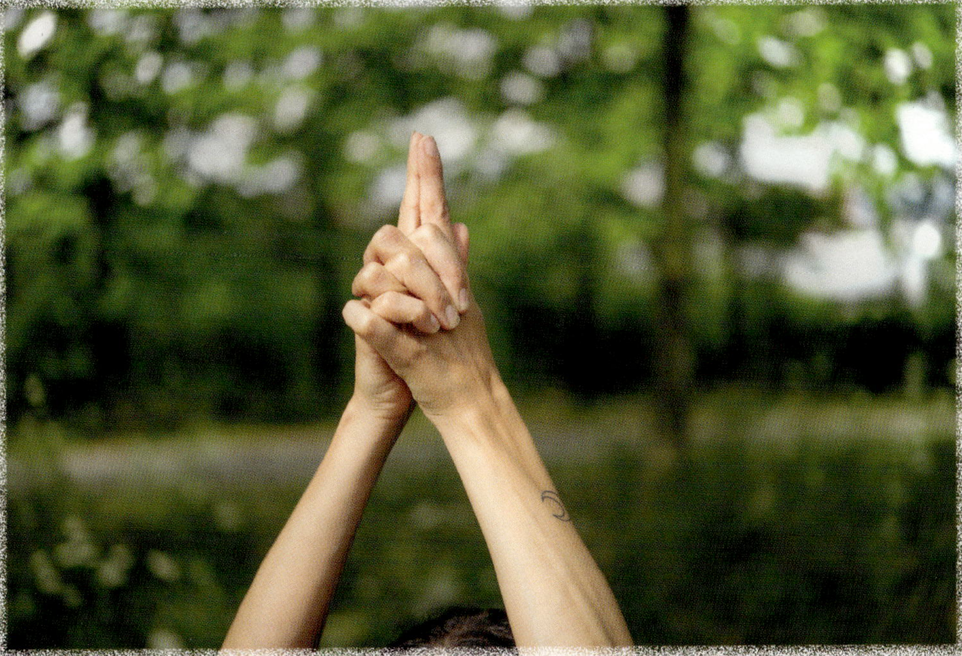

LES HASTA MUDRAS DES ÉLÉMENTS

Chacun de ces gestes vise à équilibrer l'un des cinq éléments naturels en nous, afin d'appuyer et d'harmoniser leur travail individuel et en commun, dans le but d'atteindre une bonne santé dans tous les corps.

PRITHVI MUDRA

Annulaires et pouces en contact – Augmente l'élément terre dans le corps, équilibre le chakra racine, favorise l'ancrage et la concentration, est bénéfique pour la peau, les cheveux…

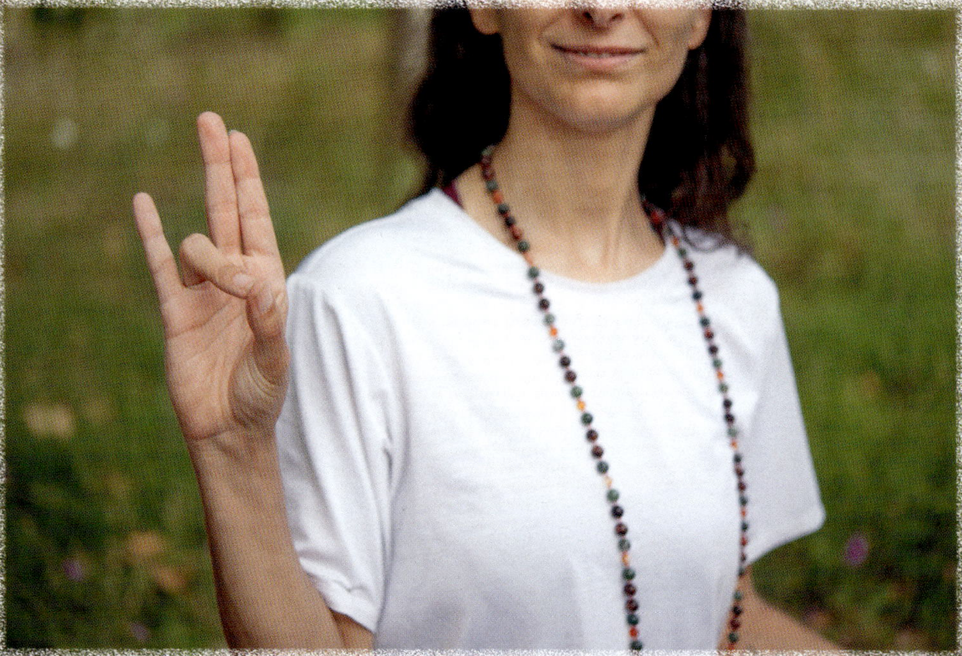

VAYU MUDRA

Pouces par-dessus les index, autres doigts tendus – Équilibre l'élément air, le chakra du cœur, l'agitation du mental, les sensations dans les articulations, les ballonnements…

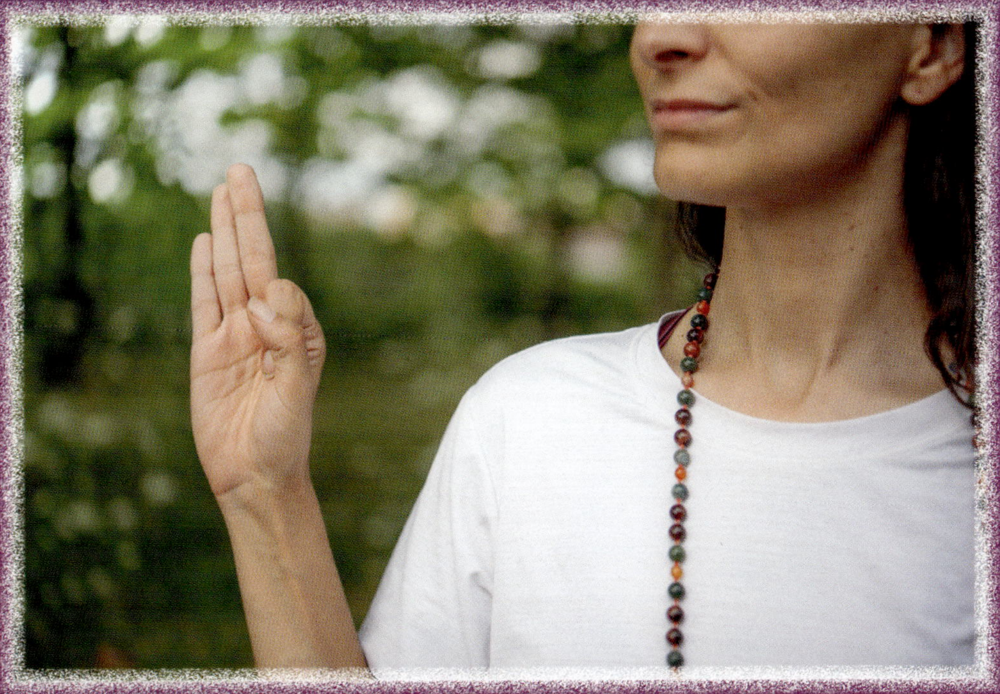

AGNI (OU SURYA) MUDRA

Pouces par-dessus annulaires, autres doigts tendus – Augmente l'élément feu dans le corps, équilibre le chakra solaire et favorise le système digestif. Aide aussi contre les maux de tête et la tension élevée.

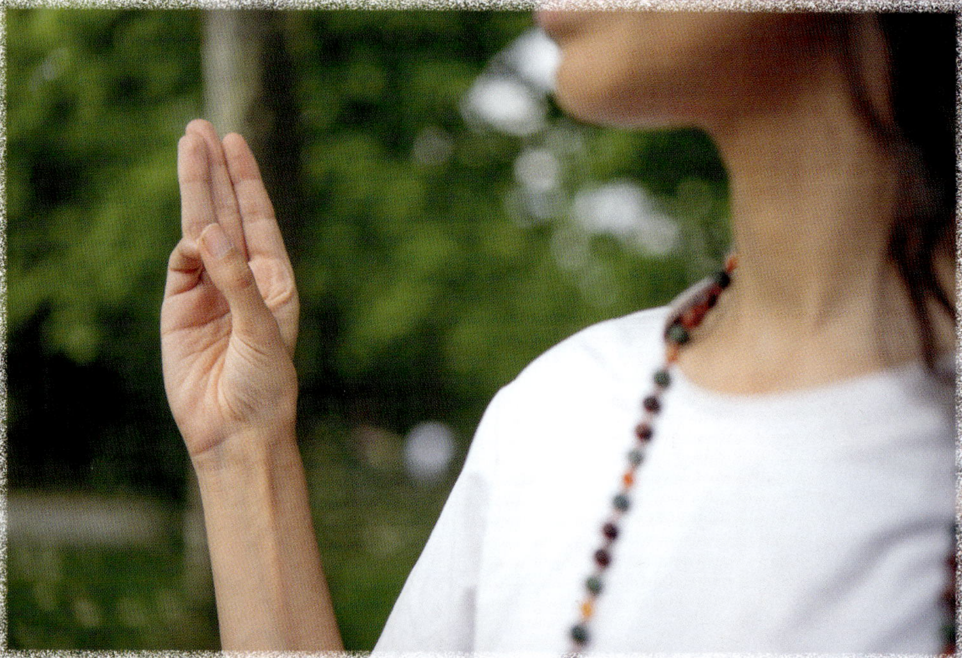

JALA MUDRA

Auriculaires et pouces en contact – Équilibre l'élément eau, le chakra sacré, la circulation des fluides dans le corps. Est bénéfique pour les menstruations, les fluides sexuels et le système hormonal.

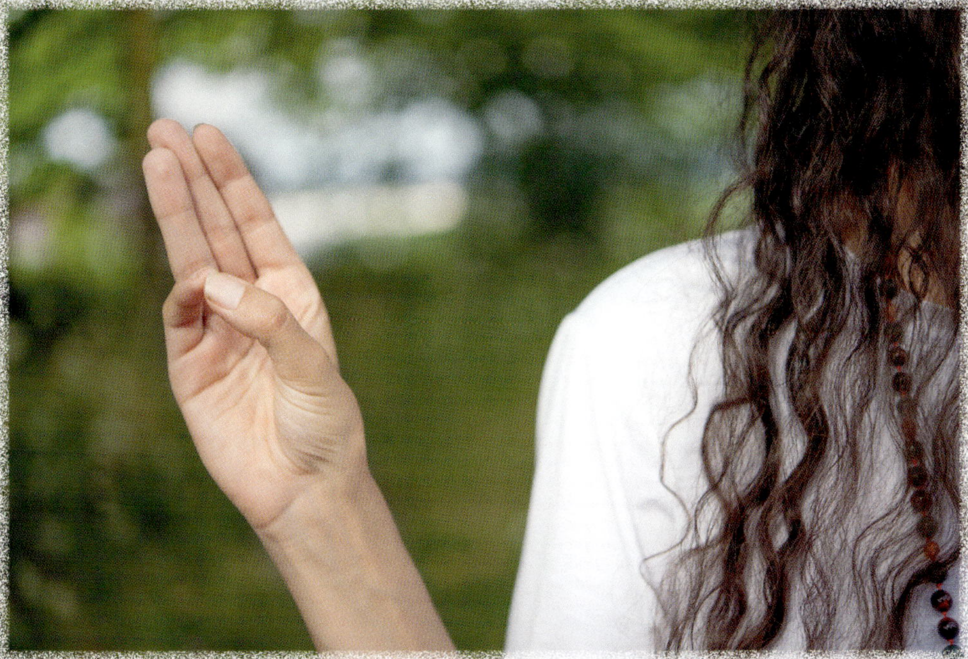

AKASHA (OU SHUNI) MUDRA

Pointe des pouces sur pointe des majeurs – Pratiquée en assise et à jeun, elle augmente la présence de l'élément éther dans le corps. Elle équilibre le chakra de la gorge. Elle est bénéfique pour les os, les dents, les oreilles.

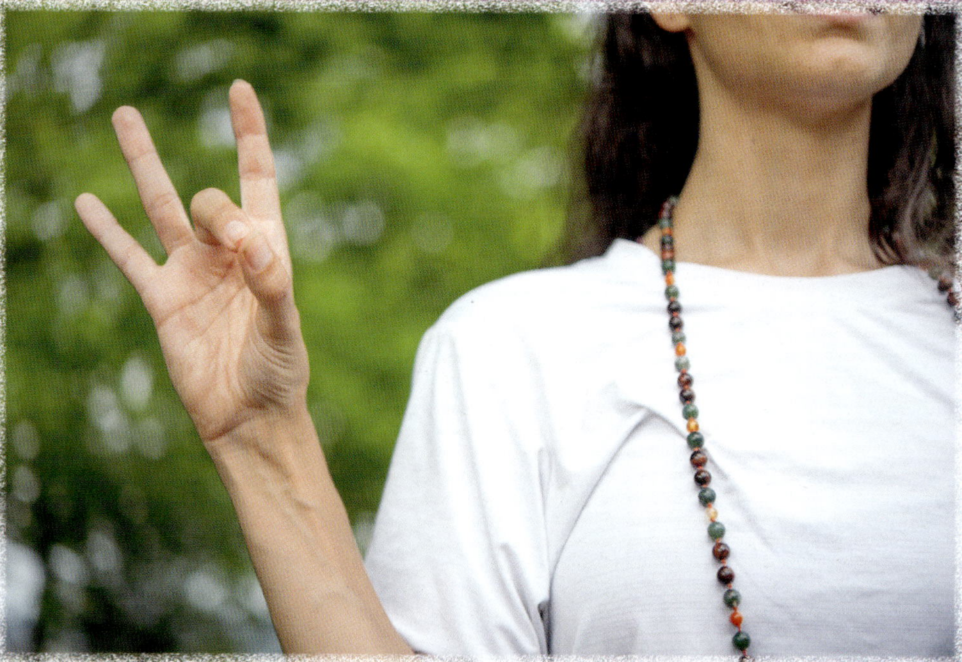

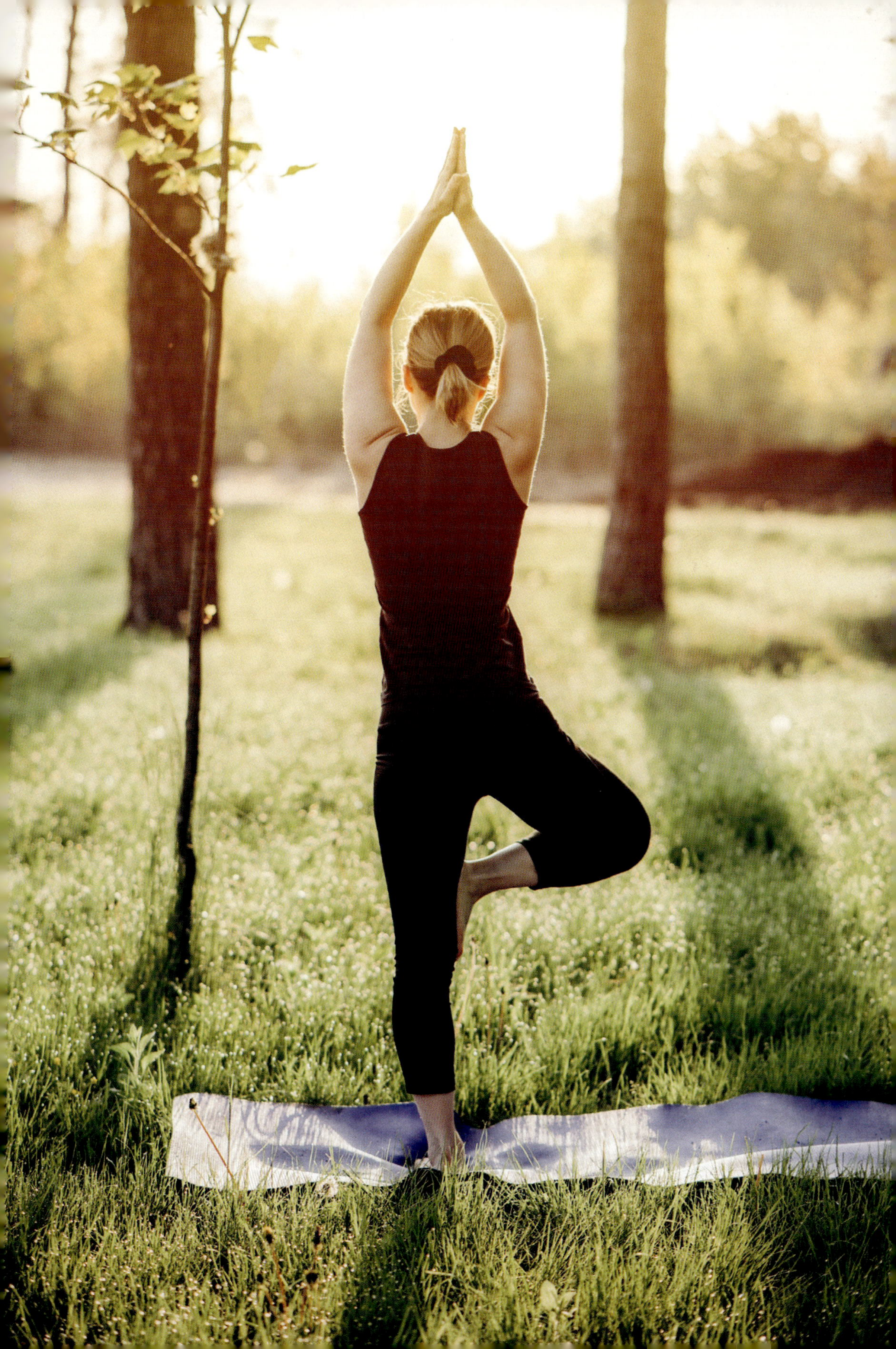

GESTES DES YEUX (OU DRISHTI)

Drishti signifie « vision ». Ce sont tous les types de fixations oculaires que vous aurez l'occasion de pratiquer dans différentes postures. Elles vous aideront à canaliser les ruminations du mental, à garder la concentration, l'équilibre, et à visualiser ou ressentir la circulation de l'énergie...

1. Hastagra Drishti : doigts ou main
2. Brumadhya Drishti : entre les sourcils
3. Padhayoragra Drishti : orteils
4. Padangushta Drishti : gros orteils
5. Parshva Drishti : côtés (droite et gauche)
6. Nasagra Drishti : bout du nez
7. Urdhva Drishti : vers le sol
8. Antara Drishti : vers le ciel
9. Angustha Madhya Drishti : pouces
10. Nabhi Chakra Drishti : nombril
11. Adho Mukha Drishti : vers le sol

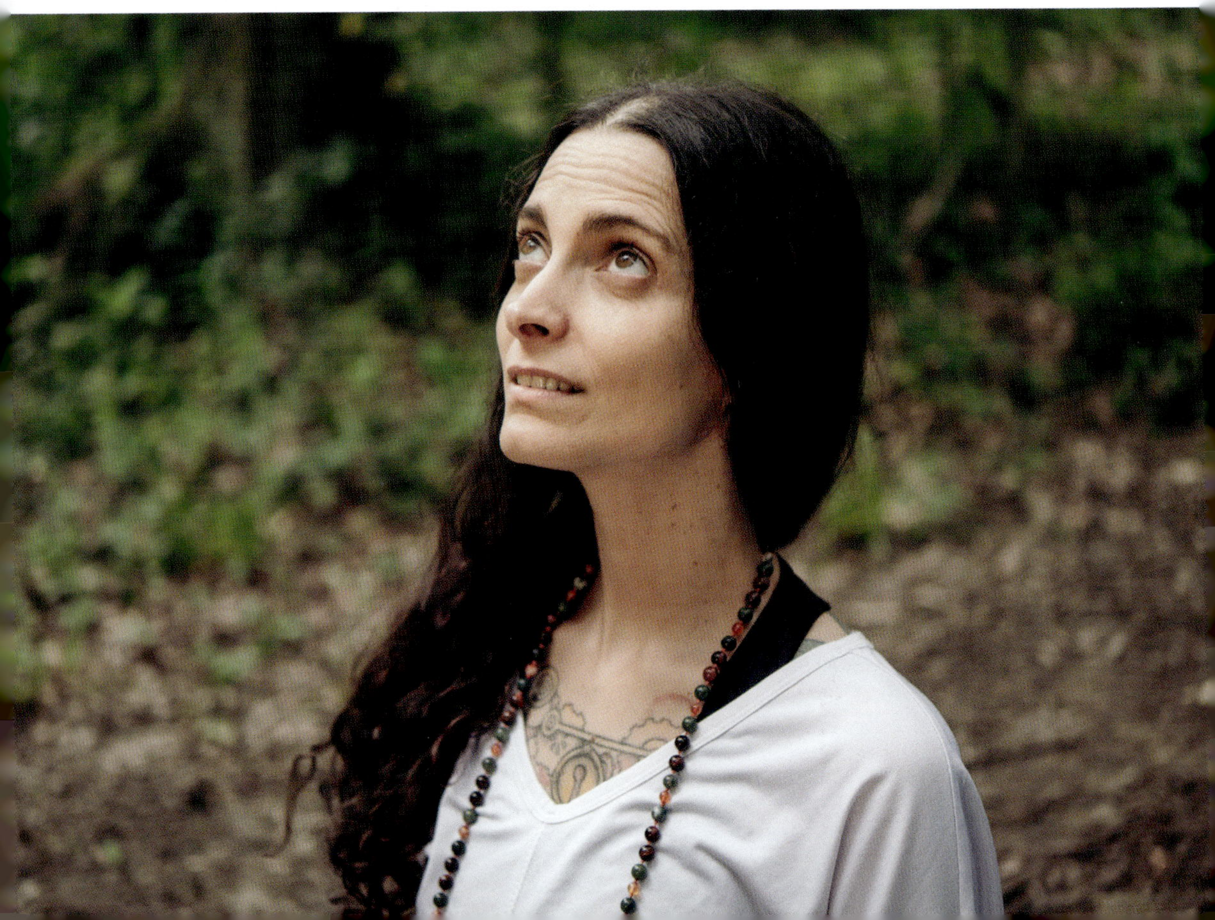

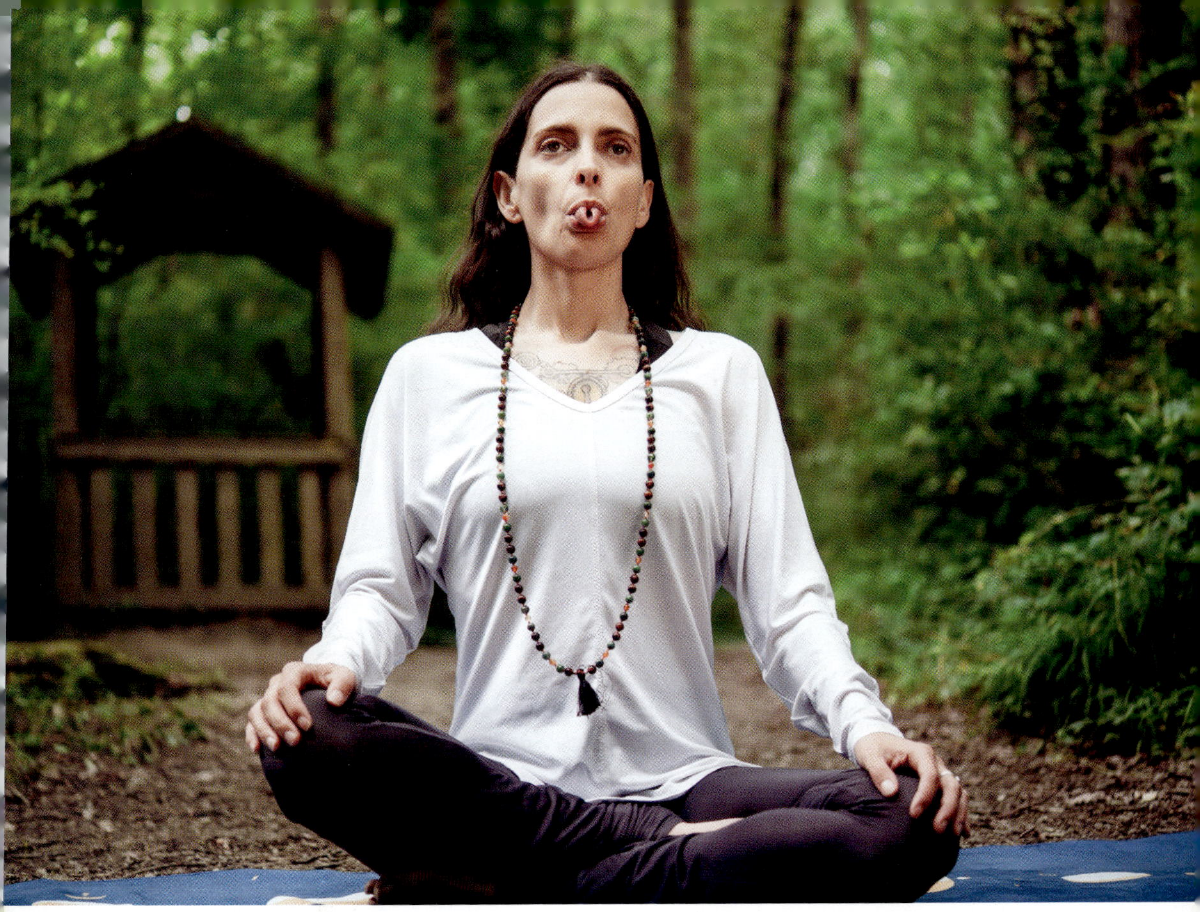

GESTES DE LA LANGUE

Dans Kechari Mudra, le corps est installé dans une assise et la langue est enroulée vers l'arrière de la bouche, jusqu'à ce que sa pointe touche l'arrière du palais. Les textes confèrent de multiples vertus à ce geste, qui pourrait nous aider à développer notre spiritualité, à faire monter la kundalini, activer tous les chakras, voire à déguster Soma, le nectar des dieux. Dans tous les cas, il peut activer le système nerveux parasympathique, diminuer le rythme cardiaque, et réguler l'activité de la thyroïde.

Dans Kaki Mudra, les lèvres se resserrent vers l'avant, comme si on aspirait l'air avec une paille. On forme, comme le nom l'indique, un bec de corbeau. Parfois utilisée dans la respiration rafraîchissante « Sitali », Kaki Mudra permet de réguler le flot de l'air entrant en inspirant consciemment par la bouche et en expirant très lentement par le nez.

Pour faciliter le passage du souffle dans certains pranayamas, on pourra trouver utile de coller la langue au palais, en ramenant la pointe tout près des dents du haut.

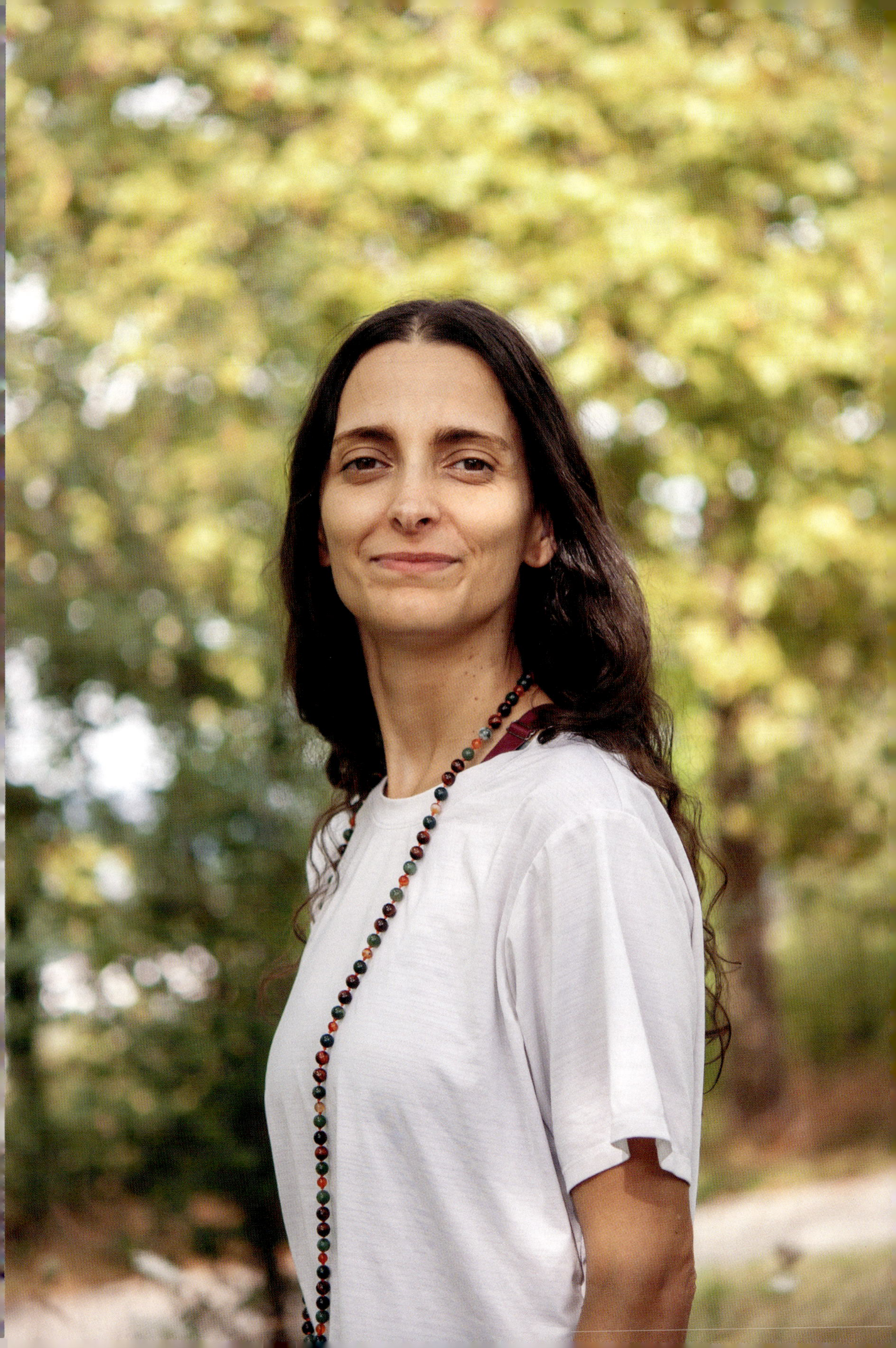

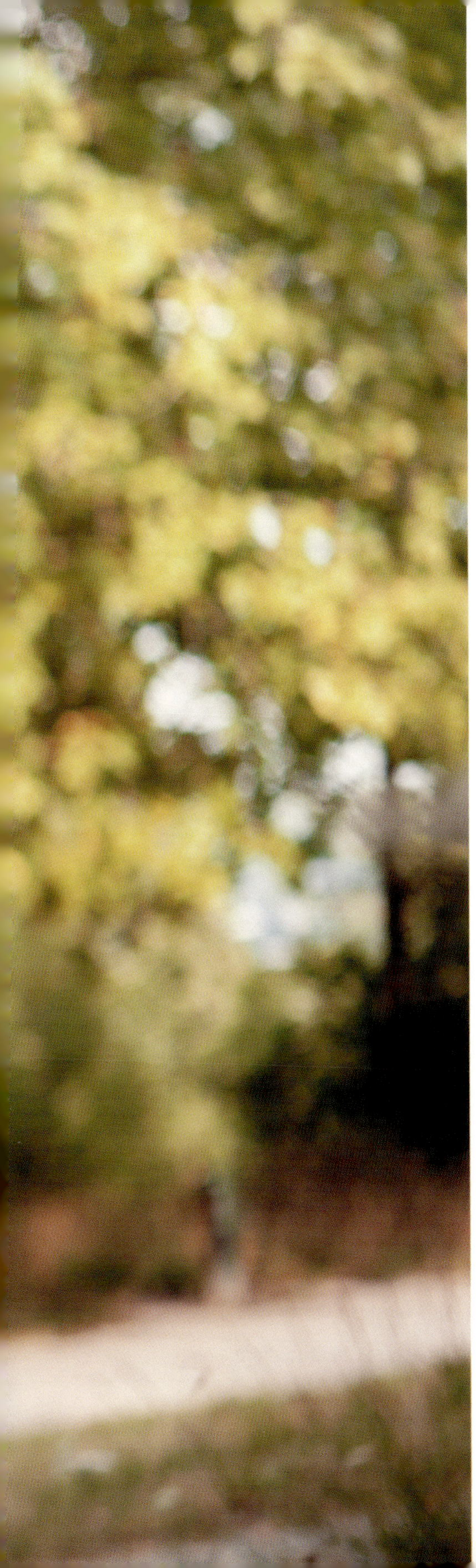

CHAPITRE 8

MANTRAS

QU'EST-CE QU'UN MANTRA ?

C'est une syllabe, un mot ou une phrase, en sanskrit ou toute autre langue (pensez à « Amen », aux affirmations positives...), qui nous connecte aux divinités, et par là même au divin en nous, à notre Soi supérieur.

Le mot vient du sanskrit *manas*, « le mental », et de *tra*, « protéger, défendre, préserver ». En nous aidant à nous focaliser sur un son répété, un mantra vient donc nous garder des fluctuations d'un mental très agité.

Mais au-delà de la concentration et de l'apaisement, un mantra a aussi une qualité sonore et vibratoire qui nous touche à tous les niveaux et dans tous nos corps : physique, énergétique, mental et sensoriel, intuitif et de félicité.

Un mantra peut donc être une seule syllabe. C'est le cas des bija mantras, les mantras « graines », qui n'ont pas de traduction en soi mais qui contiennent la vibration qui pourra activer une intention, un chakra, une énergie, un archétype.

Parmi les bija mantras, « Om » est celui qu'on appelle le Pranava Nantra, la syllabe originelle qui a retenti lors de la création de l'univers. C'est le mantra des mantras, celui qui les contient tous. C'est la vibration même du cosmos.

Il est composé de trois phonèmes : A, U et M.

» A symbolise le commencement ; ce moment où, selon la cosmogonie hindoue, Bhrama, dieu créateur, donne naissance à l'univers ;

» U, c'est le maintien de cette création par Vishnou, dieu de la Conservation ;

» M, son final du mantra, représente enfin la destruction du monde par Shiva avant sa prochaine restauration.

Om est donc tout à la fois la naissance, la vie, la mort et la renaissance. Il contient le cycle de la vie tout entier.

Nous l'avons vu dans le chapitre sur les chakras : les cinq premiers chakras principaux ont leur propre bija mantra, qui active l'énergie de l'élément qu'il porte, nous mettant en résonance, nous connectant à leur fréquence :

» Muladhara Chakra : terre – Lam

» Svadhisthana Chakra : eau – Vam

» Manipura Chakra : feu – Ram

» Anahata Chakra : air – Yam

» Vishuddha Chakra : éther – Ham

À cela on ajoute :

» Ajna Chakra : Om

» Sahasrara Chakra : silence

Un mantra peut également être un mot ou une phrase qui a du sens, mais que nous ne sommes pas forcés de saisir tout de suite pour que nous en sentions les effets. Un mantra a ceci de merveilleux que, même si nous ne faisons que l'entendre, sa vibration nous parvient. Si nous le chantons sans en connaître le sens, il agira quand même sur nous. Et si nous le chantons en nous plongeant dans sa signification, avec tout notre cœur, alors là, sa puissance sera indéniable.

Les mantras sont de véritables égrégores collectifs, qui se nourrissent de leur répétition par tous les yogis de la Terre entière depuis plusieurs siècles.

Les mantras védiques viennent, comme leur nom l'indique, des Vedas, ces textes sacrés fondateurs que nous avons évoqués plus haut (voir chapitre 1). Leur chant et leur pratique sont extrêmement codifiés et ils prennent toute leur force lorsqu'ils sont chantés selon la tradition. Il est bon de les apprendre directement à la source, auprès de maîtres qui les auront appris eux aussi de leur maître.

Les shlokas, quant à eux, sont des mantras de la paix, venus d'autres textes, et qui peuvent être interprétés librement.

JAPA

Japa est la pratique de répétition d'un mantra et il existe plusieurs variations dans la technique.

Dans Mala Japa, nous nous installons dans une posture de méditation et nous répétons le mantra 9, 12, 27, 54 ou 108 fois, en égrenant les perles d'un collier sacré de méditation à 108 perles, le mala.

Dans Vaikhari Japa, avec ou sans collier de prière, nous répétons le mantra à voix haute – en psalmodiant ou en chantant.

Dans Upamsu Japa, la pratique se fait un peu plus intérieure car le mantra se récite en chuchotant.

Manasika Japa est la répétition mentale, silencieuse.

Et lorsque nous atteignons Ajapa Japa, le mantra est en quelque sorte tellement bien ancré en nous qu'il rejoint notre son intérieur et se répète tout seul dans notre tête en permanence.

MANTRAS POUR OUVRIR UNE SÉANCE DE YOGA

Si vous avez déjà participé à un cours de yoga collectif, il se peut que votre professeur vous ait proposé de chanter ou d'écouter un mantra pour débuter et pour clore la pratique. En faisant cela, nous ouvrons un cercle sacré, nous créons un contenant pour l'énergie déployée pendant la sadhana.

Vous pouvez, dans le secret de votre pratique personnelle, intégrer ces mantras d'ouverture. Je vous en propose quelques-uns ci-dessous, mais n'hésitez pas à faire vos propres recherches et à adopter ceux qui résonneront le plus fort en vous.

Om × 3

Om Sri Gurubhyo Namaha

Om, je m'incline devant tous mes gurus.

(Parents, professeurs, maîtres… Ou toute personne mise sur notre voie pour nous apprendre quelque chose. *Guru* en sanskrit a un sens très positif !)

Om Suryaya Namaha

Surya, la divinité solaire, possède 12 noms. Nous pouvons saluer l'un d'entre eux, comme ci-dessus, mentalement en méditation. Nous pouvons aussi tous les énumérer durant nos salutations au soleil qui ouvriront notre pratique – préférablement le matin, tôt, ainsi :

Om Suryaya Namaha – Om, je salue l'astre solaire

Om Mitraya Namaha – L'ami universel

Om Ravaye Namaha – Celui qui brille

Om Bhanave Namaha – Celui qui éclaire

Om Khagaye Namaha – Celui qui se déplace dans le ciel

Om Pushne Namaha – Celui qui donne la force

Om Hiranyagarbhaya Namaha – Le germe cosmique radieux

Om Marichaye Namaha – Le prince de l'aurore

Om Adityaya Namaha – Le fils de l'infini

Om Savitre Namaha – La source de la vie

Om Arkaya Namaha – La flamme suprême

Om Bashkaraya Namaha – Celui qui illumine l'univers.

MANTRAS POUR CLORE UNE SÉANCE DE YOGA

Om Loka Samastah Sukhinu Bhavantu

Om, que tous les êtres vivants, dans tous les mondes, soient heureux et libres.

Om Shanti Shanti Shanti

Om, paix, paix, paix.

Asatoma Sadgamaya

Tamasoma Jyotirgamaya

Mrityorma Amritamgamaya

Mène-nous de l'illusion à la vérité

Des ténèbres vers la lumière

Et de la mort à l'immortalité.

Hari Om

Hari fait référence à Vishnou, responsable de la préservation de notre univers. C'est aussi un des multiples mots faisant référence au divin en tant qu'archétype.

Om Purnamadah Purnamidam Purnat Purnamudachyate

Purnasya Purnamadaya Purnamevavashisyate

Om, Shanti, Shanti, Shanti

La plénitude est au-delà

La plénitude est ici-bas

De la plénitude tout émane

Seule la plénitude demeure

Om, paix, paix, paix.

MANTRAS DÉDIÉS À DES DIVINITÉS

Beaucoup de mantras sont liés à des divinités, dont ils servent à éveiller l'énergie en nous tout en humilité et avec beaucoup de respect.

Om Gam Ganapataye Namaha s'adresse au dieu à tête d'éléphant Ganesha, que nous saluons et à qui nous demandons la levée des obstacles sur notre chemin.

(Om) Namah Shivaya est une invocation à Shiva.

Hare Krishna, Hare Krishna

Krishna Krishna, Hare Hare

Hare Rama, Hare Rama

Rama Rama, Hare Hare

Le mantra *Hare Krishna* est l'un des chants les plus beaux et les plus puissants. Krishna et Rama représentant tous deux l'amour inconditionnel, réciter leur nom longuement revient à appeler et cultiver cette énergie en nous, pour une joie spirituelle grandissante.

Om Shreem Maha Lakshmiyei Namaha

Ce chant en appelle à la déesse de l'Abondance et de la Prospérité, Lakshmi, pour plus de richesse à tous les niveaux dans nos vies.

Les kirtans, quant à eux, sont des cercles de chant, souvent rattachés au courant du Bhakti Yoga dont nous avons parlé quelques chapitres plus tôt. Dans ces rassemblements, un groupe couramment composé d'un ou plusieurs chanteurs, d'un harmonium, de percussions, voire d'instruments à cordes et à vent guide le public dans des chants dévotionnels, joyeux et libérateurs.

Les mantras védiques, très codifiés dans leur récitation, sont normalement absents de cette pratique où les voix peuvent se laisser aller à l'émotion.

Je vous liste ci-dessous quelques exemples de mantras adaptés à ces sessions euphorisantes.

Jay Mata Kali, Jay Mata Durge × 2

Kali Durge Namo Namaha × 2

Om Ganesha Om Ganapati Om × 2

Ganapati Om × 8

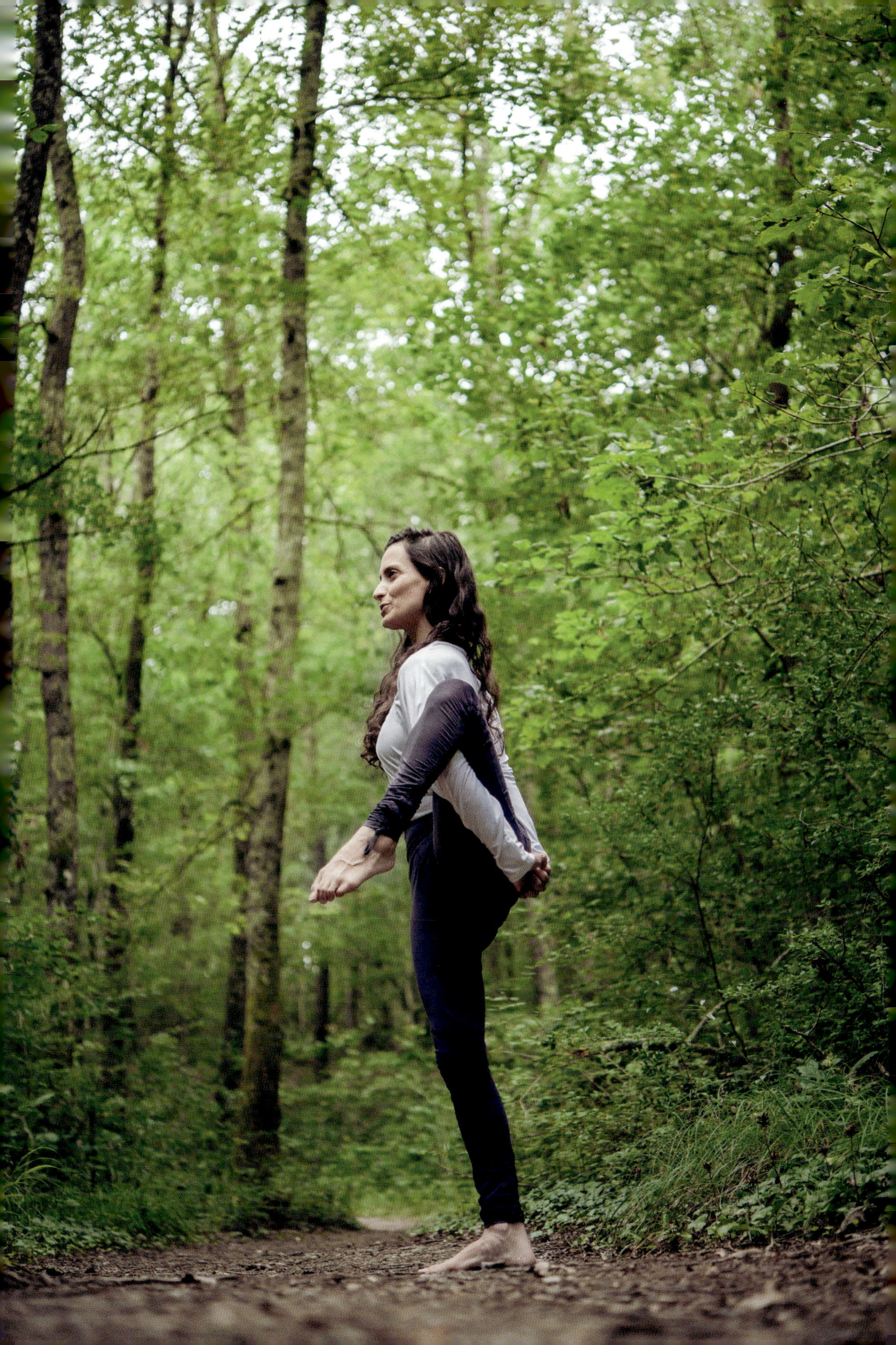

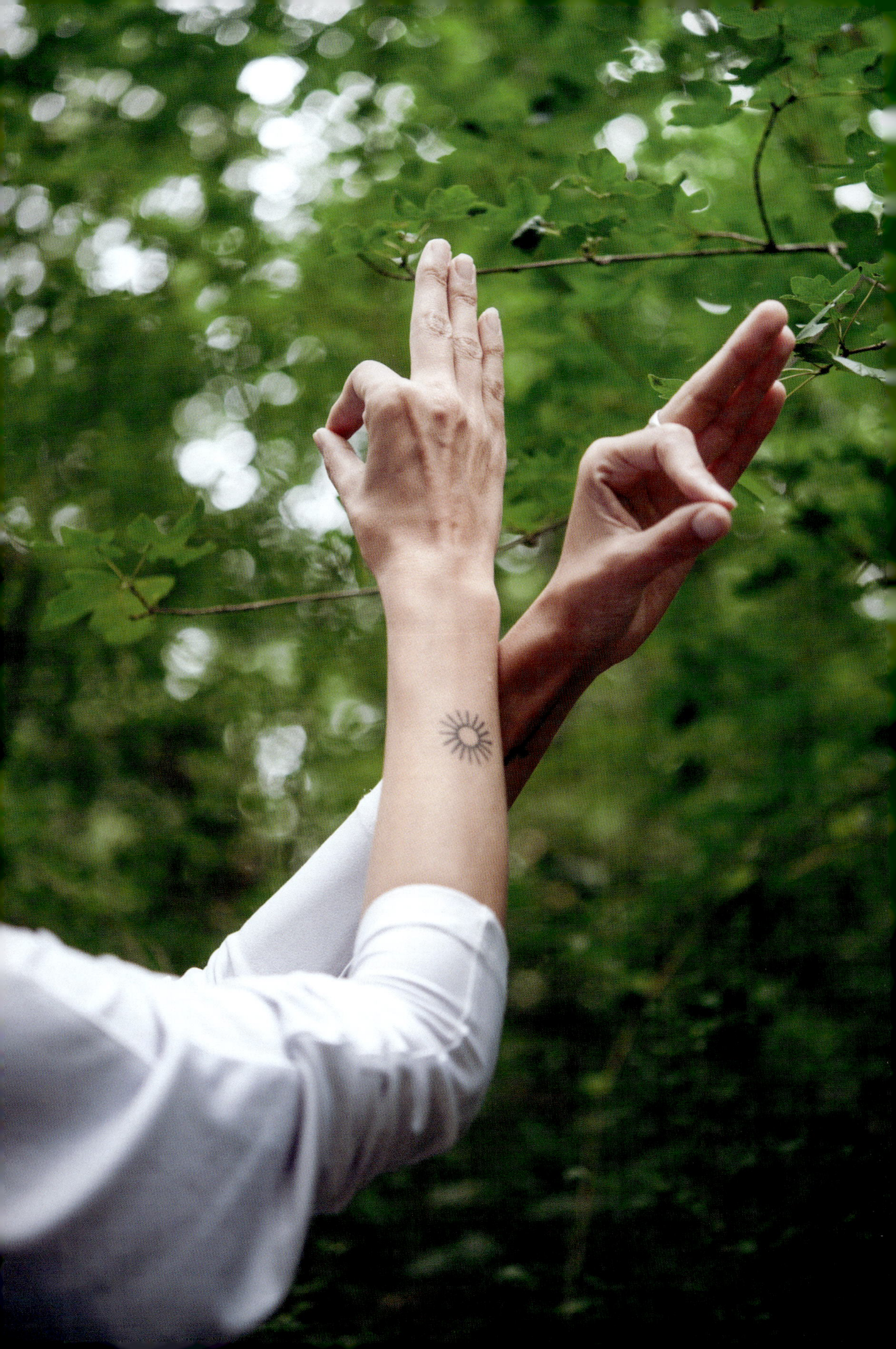

3

PARTIE

YOGA THÉRAPIE

BADDHA KONASANA SOUTENU – RESTAURATIF (P. 82)

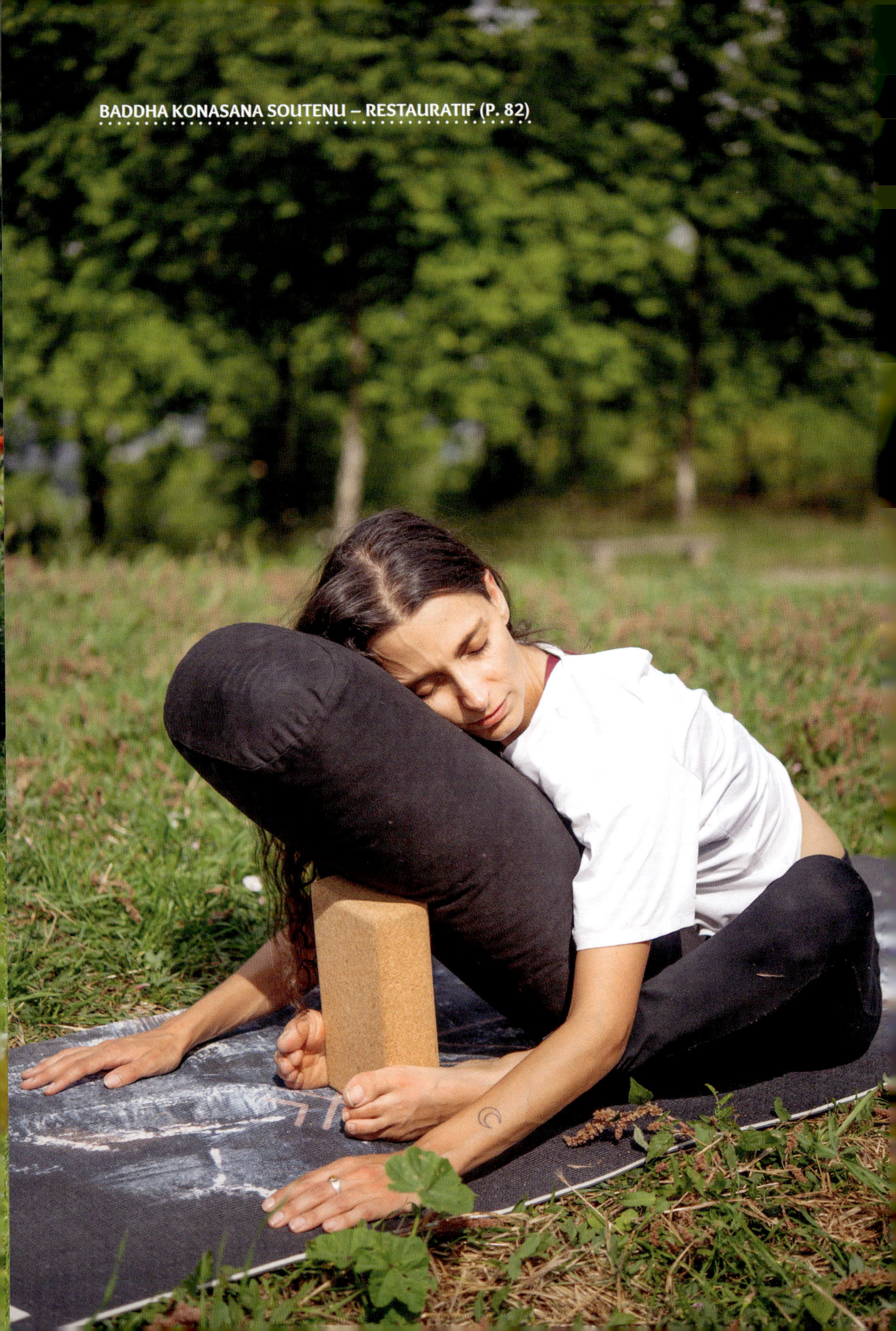

Je suis professeure de yoga, yoga thérapeute et guide de méditation. Je partage ici mon expérience en espérant qu'elle puisse vous inspirer positivement. Mais ne négligez pas votre suivi médical et psychologique, ni votre traitement le cas échéant. Et demandez toujours l'avis de votre médecin avant de vous lancer dans la pratique du yoga.

La yoga thérapie, notamment, nécessite des entretiens individuels et un long suivi par une personne qualifiée. Dans ce chapitre, je ne peux vous donner que des pistes et vous transmettre des recommandations d'ordre général.

S'il vaut toujours mieux arriver sur le tapis sans attente particulière, il est certain (testé, éprouvé, approuvé !) que le yoga a des vertus thérapeutiques et peut nous aider à atténuer certains symptômes avec de la douceur, de la discipline et de la patience.

La yoga thérapie est une discipline très sérieuse et très efficace pour aider les personnes à gérer, voire à diminuer, leurs maux quotidiens. Elle peut agir sur les systèmes circulatoire, respiratoire, digestif, nerveux et endocrinien.

Une séquence de yoga thérapie est d'autant plus bénéfique qu'elle inclut l'ensemble des techniques yogiques. Chants, purifications, postures, souffles, gestes, concentration, méditation, lectures, actions, silence seront complémentaires et se renforceront, permettant d'agir de façon holistique. Car tout mal a son empreinte invisible dans toutes les couches de l'être, sur tous nos corps.

Je tiens à préciser quelque chose : je vous ai déjà dit qu'on ne force jamais, en yoga... Eh bien, on force encore moins en yoga thérapie. Nous n'y cherchons pas les sensations à tout prix, mais bien l'action sur le long terme.

De plus, la yoga thérapie doit s'adapter à votre emploi du temps car ce qui compte, ce n'est pas la longueur de la séance, la quantité ou l'intensité des postures réalisées. Ce qui compte, c'est bien de les réaliser quotidiennement et de leur laisser le loisir d'agir chacune à leur manière. C'est pourquoi un moment de relaxation avant et un temps d'intégration après encadrent la pratique.

Les indications ci-dessous, cependant, ne constituent pas une prescription individuelle de yoga thérapie car elles ne prennent pas en compte votre histoire, vos conditions de santé, votre être de façon holistique. Elles sont simplement un éventail de techniques tiré de mes apprentissages et de ma pratique.

Écoutez votre corps avant d'écouter ces conseils généraux. Et n'hésitez pas à demander son avis à une yoga thérapeute ou à votre médecin avant de pratiquer quoi que ce soit à but de soulagement physique ou mental.

MAUX DE TÊTE

Si votre mal de tête vous permet de bouger et vous déplacer vers votre tapis, il se peut qu'une séance de yoga le fasse s'atténuer, voire disparaître. Je parle d'expérience (je souffre de migraines depuis l'adolescence et j'aurais bien voulu savoir à cette époque-là que, oui, une inversion – douce – pouvait m'aider à les soulager). Pratiquer dans une atmosphère tamisée et mettre l'accent sur la respiration sera le plus judicieux et efficace.

En guise d'inversion, donc, vous pourrez opter pour Viparita Karani, de façon active avec les mains sous le creux des reins, ou plus douce avec les jambes posées sur un mur. Prasarita Padottanasana, posture debout, les jambes écartées et le buste lâché en avant, pourra vous permettre de libérer complètement la nuque et amener un flot d'énergie vers la tête.

Dans une posture assise confortable (pour laquelle vous n'aurez même pas à sortir votre tapis), vous pourrez pratiquer plusieurs cycles de Nadi Shodhana, la respiration alternée. Les yeux fermés, le front détendu, les mâchoires décrispées, laissez chaque inspiration amener du soulagement dans les zones endolories et chaque expiration comme expulser les tensions.

Si rien de tout cela ne vous paraît faisable, misez sur Balasana, la posture de l'enfant classique, sans bouger et en utilisant tous les accessoires que vous voudrez.

Régulièrement dans la journée, faire quelques mouvements des yeux peut être salutaire, particulièrement si vous êtes souvent devant un écran. Sans rien fixer en particulier, déplacez plusieurs fois de suite le regard en haut et en bas, puis à droite et à gauche, puis en diagonales et en cercles... pour retrouver un regard frais et une tête apaisée.

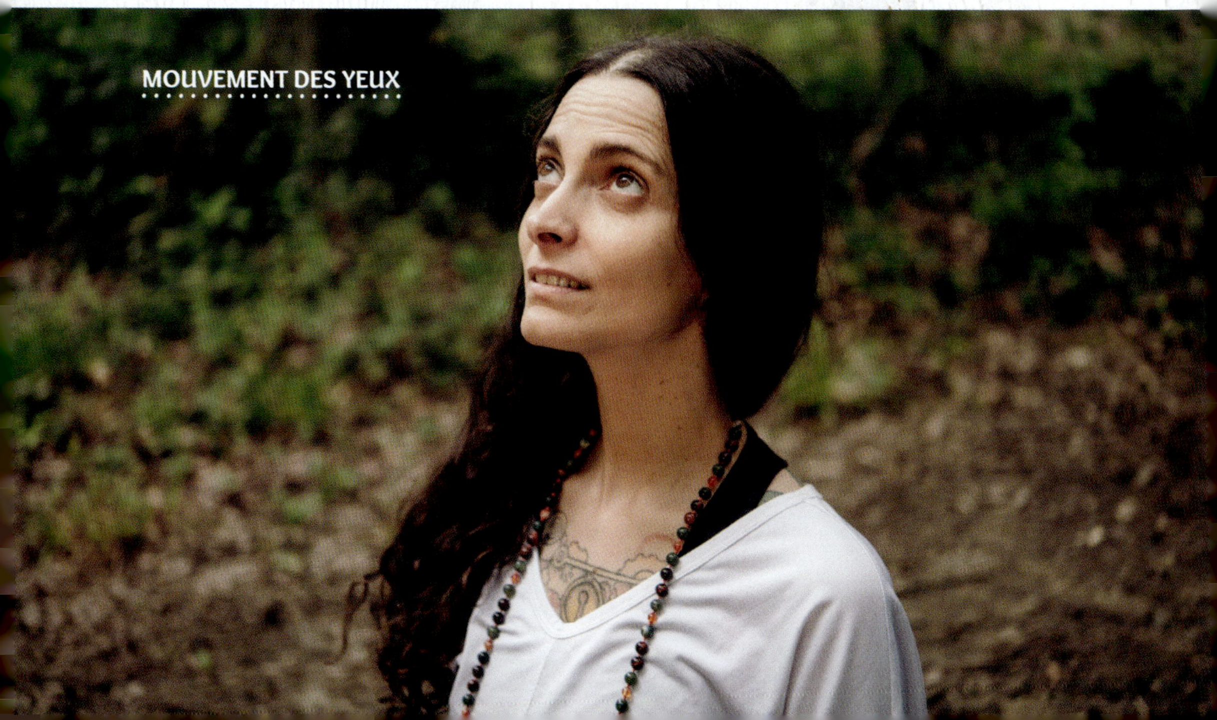
MOUVEMENT DES YEUX

YEUX

Nous avons oublié de regarder les étoiles et les vers luisants. Nos yeux se posent bien souvent sur des écrans et, ne faisant plus la variété de mouvements pour lesquels ils ont été magiquement conçus, ils s'épuisent, s'usent prématurément. Il est crucial de faire des pauses pendant la journée, mais aussi de ramener un peu d'énergie vitale vers nos yeux fatigués. Heureusement, quelques minutes par jour peuvent nous aider à défatiguer notre vision.

Par exemple, le yoga des yeux consiste à faire tous les mouvements possibles avec le regard : les yeux en haut, en bas, à droite, à gauche, en cercles, au loin, au plus près, etc., afin de leur redonner la chance de faire ce pour quoi ils ont été conçus.

Pour offrir une pause réparatrice à notre regard, le « palming » est parfait. Il s'agit de frotter les deux mains pour y créer suffisamment de chaleur, puis de placer les paumes en coupe par-dessus les yeux, paupières closes, tout en gardant le dos et le cou droit. Ici nous laissons la douce chaleur et l'énergie des chakras des mains se diffuser vers les globes et les nerfs oculaires, tout le crâne, et le mental.

En fin de journée, n'hésitez pas à pratiquer quelques minutes de Savasana avec un coussin pour les yeux : son poids agira comme un massage et vous pourrez vous détendre profondément.

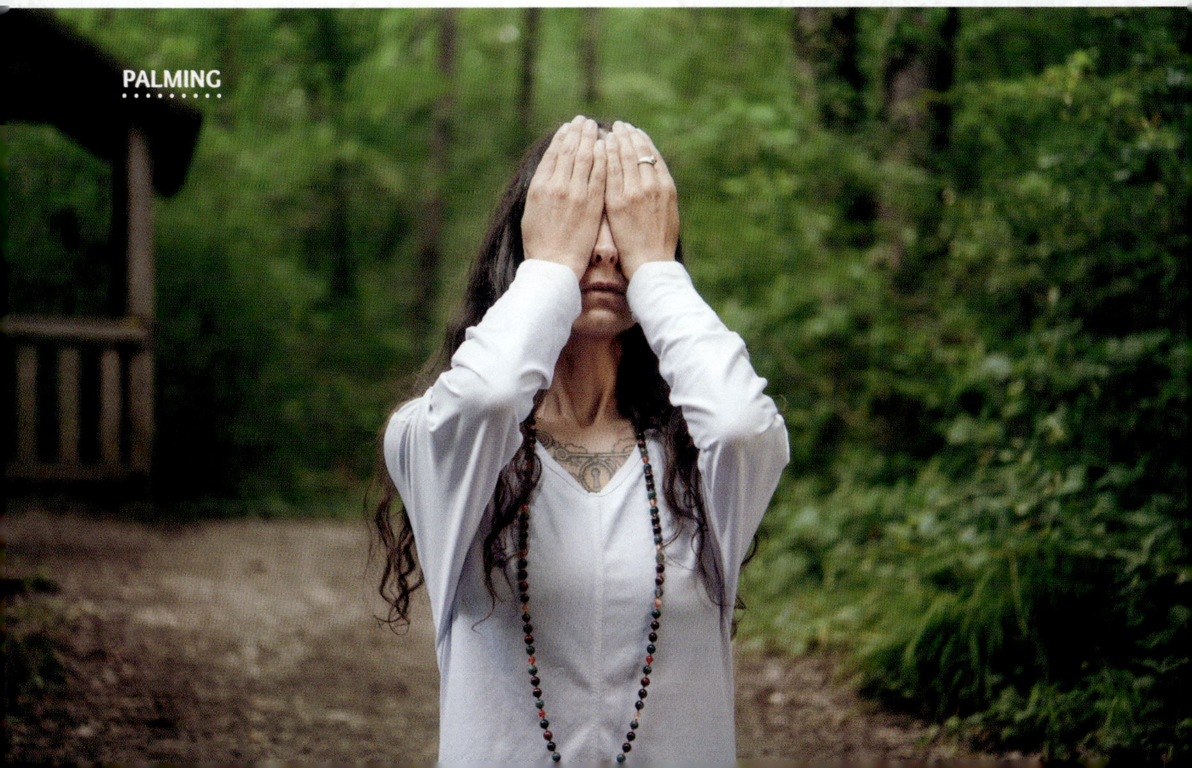

PALMING

COU ET NUQUE

Le yoga ici pourra vous aider à prévenir, comme à guérir, mais avec beaucoup de précaution. Il est évident que parfois, la meilleure décision est d'attendre que la douleur ou le blocage s'en aille avant de tenter les techniques que je vous propose. Pour les moments sensibles, peut-être que vous pourrez vous en tenir à des massages à l'huile décontractante. En revanche, en prévention, quelques mouvements de cou quotidiens seront salutaires. Sur le souffle, bougez la tête plusieurs fois lentement de haut en bas, puis de droite à gauche. En demi-cercles puis en cercles. Vous pourrez également pratiquer des exercices de résistance : pousser la tête vers les mains posées sur le front, puis faire de même avec les mains posées sur l'arrière de la tête (tout en détendant les mâchoires, les épaules et le visage).

HAUT DU DOS ET ÉPAULES

Encore une zone qui subit les effets négatifs de notre sédentarité et de notre propension à utiliser des claviers toute la journée.

Les postures que je vous propose pour contrer cela comportent dans leur version complète un mouvement des bras ET des jambes, mais vous pouvez pratiquer uniquement la position des bras, en restant assis, par exemple à votre bureau, ou dès que le besoin s'en fait sentir.

» L'aigle (ou les bras de l'aigle) ;

» La tête de vache (ou seulement avec les bras) ;

» La sauterelle (ou seulement Yoga Mudra).

MOUVEMENT DU COU

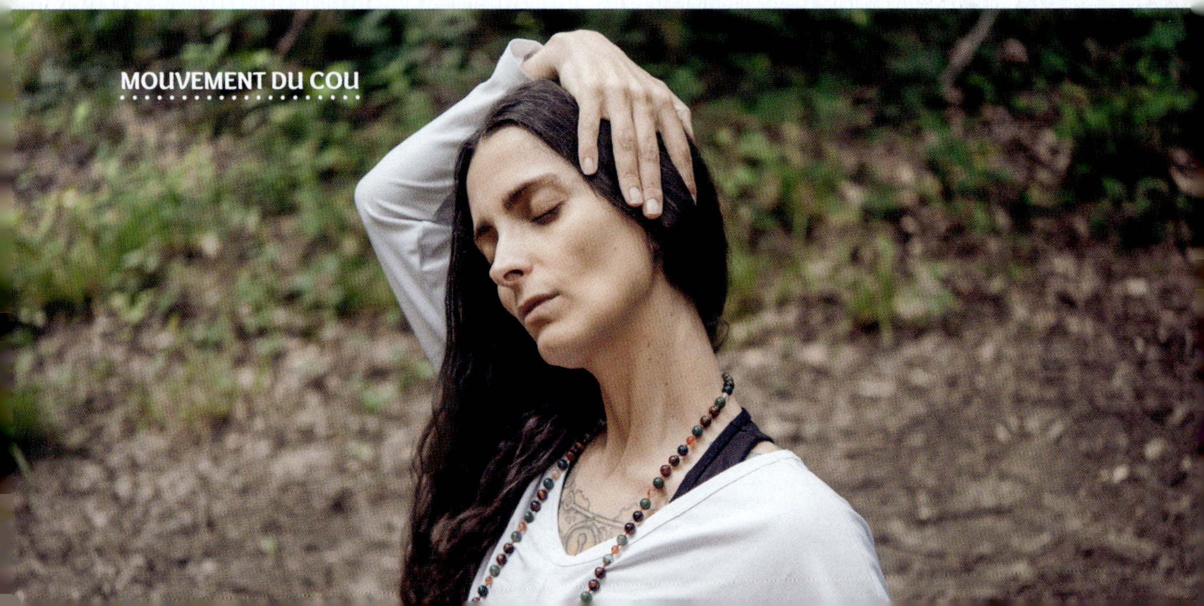

BAS DU DOS

Il est parfois difficile de distinguer les douleurs dans cette zone : se situent-elles au niveau des lombaires ? Des disques intervertébraux ? Du sacrum ? Du coccyx ? Du nerf piriforme ? Je vous indique les postures qui ne manquent jamais de me soulager, mais dans le doute, demandez toujours à un professionnel de santé si les propositions ci-dessous conviennent à votre état spécifique.

Nous avons vu le seigneur des poissons plus haut. Cette posture vous permettra de bien ancrer le bas du corps pour élever la colonne vertébrale, et d'avoir une action plus ou moins intense sur le bas du dos. Il s'agit ici de vraiment la pratiquer au niveau qui convient aujourd'hui...

... Ou peut-être de lui préférer une torsion au sol : allongé sur le dos, rapprochez les genoux de la poitrine. Tout en serrant les jambes contre vous, massez doucement la zone sensible en vous balançant de droite à gauche pendant un temps, puis laissez partir les jambes et la tête dans des directions opposées et alternez toujours en vous balançant. Quand cela sera le moment, placez les bras en croix sur le sol, lâchez les jambes complètement d'un côté, la tête de l'autre, et laissez les genoux glisser sur le sol jusqu'à s'aligner à peu près avec le niveau des hanches. Si les jambes ne se posent pas au sol, utilisez une couverture ou un coussin.

POSTURE DU BERCEAU (P. 278)

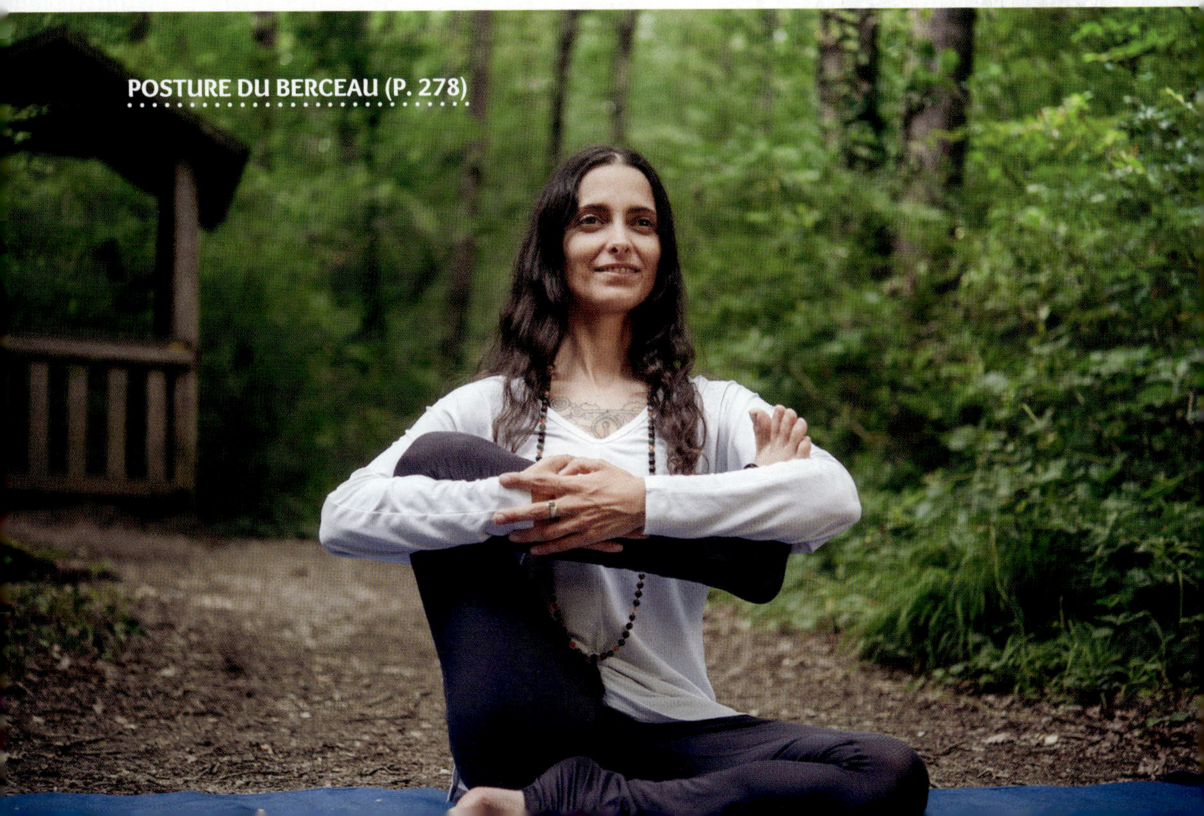

SCIATIQUE

La vidéo la plus pratiquée de toute ma chaîne YouTube est l'une de celles qui sont dédiées à prévenir les douleurs sciatiques. C'est dire si ce mal nous touche tous globalement. Attention cependant, il est important de distinguer inflammation du nerf sciatique, cruralgie, hernie discale et syndrome du piriforme : des gênes et douleurs que nous confondons souvent car elles peuvent prendre leur source dans la même zone du corps, voire être symptomatiques les unes des autres. Demandez à votre médecin/kinésithérapeute/ostéopathe de vous faire les tests appropriés et de vous indiquer quels mouvements vous seront bénéfiques. Et surtout, en cas de crise de douleur, se laisser du temps de repos est toujours une bonne idée dans un premier temps.

Si vous sentez qu'un peu de mouvement pourrait vous faire du bien, la posture du berceau (p. 277) est parfaite pour cela. Depuis la posture de l'angle lié, rapprochez le talon gauche de la fesse gauche et saisissez-vous de votre pied droit avec la main gauche. Pour plus de stabilité, la main droite peut rester au sol et vous pouvez aussi tendre la jambe gauche. Le pied droit va dessiner des arcs de cercle dans l'air, en commençant petit, et en s'agrandissant au fur et à mesure. Si suffisamment d'espace se crée et que la douleur n'est pas trop présente aujourd'hui, vous pourrez peut-être glisser le genou droit dans le coude droit, le pied droit dans le coude gauche, et enlacer votre jambe pour... la bercer, de droite à gauche. N'oubliez pas de faire la même chose du côté où vous ne souffrez pas – peut-être juste un peu moins longtemps.

Si vous préférez une posture allongée, la posture du chas de l'aiguille est très savoureuse (en cas de crise comme en prévention). Aussi appelée « pigeon incliné », elle est la variante la plus douce de la série des Kapotasana, sans en enlever les bénéfices. Allongé sur le dos, repliez vos jambes et posez les talons proches des fesses. Décollez la jambe droite, tendez-la vers le ciel, puis placez la cheville droite sur la cuisse gauche, de façon perpendiculaire. À partir de là, plusieurs intensités s'offrent à vous. Vous pouvez rester là et profiter, pied droit au sol. Vous pouvez repousser gentiment le genou droit vers l'avant avec une main. Vous pouvez aussi décoller le pied gauche, voire glisser la main droite entre les deux jambes et entrelacer les deux mains derrière la cuisse gauche, et là aussi décider de rester statique, ou d'activer la posture en repoussant la cuisse gauche vers vous et la droite vers l'avant. N'oubliez pas de faire les deux côtés, en insistant un peu plus longtemps sur le côté sensible.

ARTHROSE, ARTHRITE

Si le yoga ne peut pas éliminer complètement les douleurs du jour au lendemain, il peut vous aider à mieux gérer celles-ci, voire à les diminuer.

Les techniques de Sukshma Vyayama (voir photo ci-contre et p. 283) consistent en des mouvements répétés de chaque articulation, du haut vers le bas du corps, et ce, dans toutes les directions et tous les mouvements possibles pour ces articulations. Tout y passe : la tête, les épaules, les coudes, les poignets, les doigts... La colonne vertébrale et les hanches... Les genoux, les chevilles, les orteils. Pensez « échauffement complet de tout le corps » et passez-y au moins 5 ou 10 minutes.

Le guerrier 1 sollicite également une grande partie de nos articulations dans des axes qu'elles n'ont parfois pas l'occasion de tenir au quotidien, et ainsi, leur rend un peu de mobilité.

L'arbre, sous quelque forme que ce soit, permettra notamment de stabiliser les chevilles, les hanches, et d'étirer et aligner toute la colonne.

En guise de technique plus discrète mais non moins efficace, Vayu Mudra contrôle la circulation de l'élément air, qui, en excès, peut engendrer des maux d'articulation. En assise, posez vos mains sur vos jambes, paumes vers le haut. Repliez les index vers les paumes et maintenez-les en place avec vos pouces. Les autres doigts restent tendus mais sans gêne. Une mudra, dans un cadre thérapeutique, s'utilisera comme un médicament, avec une « prescription ». Souvent, je conseille à mes élèves de tenir un geste 45 minutes par jour, soit d'un bloc, soit découpées en trois sessions de 15 minutes, par exemple, lors de leur pratique de souffle ou de concentration. Mais 5 minutes seront mieux que rien, et les mudras ont ceci de pratique qu'elles peuvent vous suivre partout.

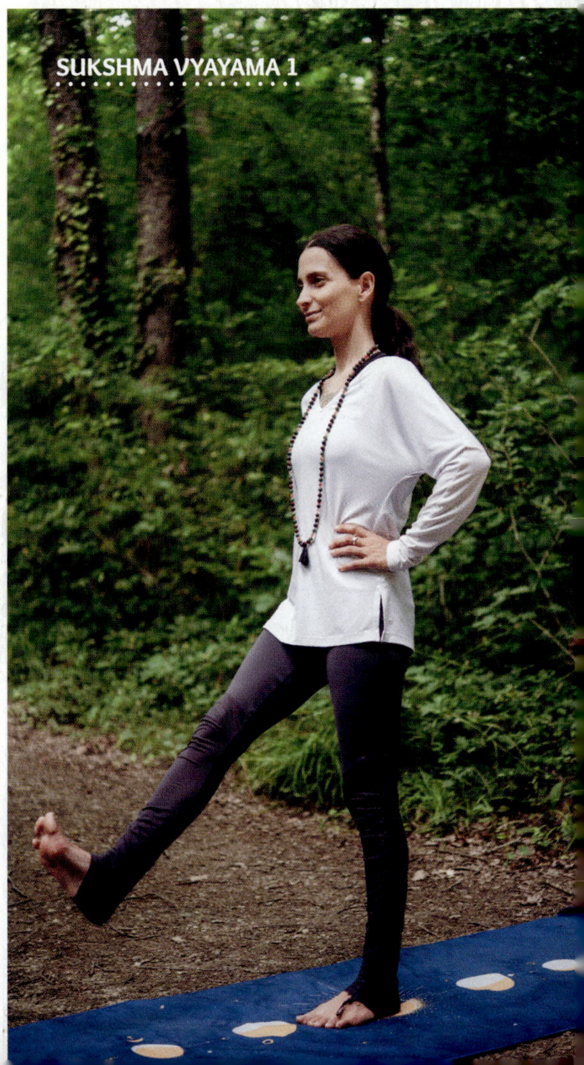

SUKSHMA VYAYAMA 1

DIGESTION

Pendant le repas, essayez de vous asseoir en tailleur ou à genoux, pour aider l'énergie à se diriger vers l'abdomen.

Après le repas, yoga thérapeutes et médecins ayurvédiques proposent de ne pas rester statique, mais au contraire d'aller marcher quelques minutes (à l'extérieur si possible), en se concentrant sur la respiration.

En revanche, si vous êtes immobilisé, vous pouvez toujours prendre une posture où le ventre s'allongera et se détendra tout à la fois. Par exemple, vous allonger sur le tapis avec un bolster (traversin) ou un gros coussin sous le dos (bonus d'énergie pour la digestion si vous pouvez prendre le héros couché : jambes pliées, talons de chaque côté des fesses). Et si vous n'avez pas accès à votre tapis, le yoga vient à table : sur votre chaise, avancez les fesses au bord de l'assise et laissez votre dos se cambrer légèrement en reposant les épaules sur le dossier. Laissez le ventre complètement sortir, se détendre.

En dehors des repas, les torsions et massages du ventre sont des techniques de choix. Si vous ne supportez pas de vous masser ou de vous faire masser, n'importe quelle torsion assise où vous êtes à l'aise (Parivrtta Sukhasana, Marichyasana B ou D, etc.), voire une torsion couchée, viendra masser en subtilité les organes internes. Et pour un massage plus intense, alternez la posture du crocodile et celle du cobra en faisant des vagues avec le souffle et en gardant le bout des doigts au sol.

HÉROS COUCHÉ SOUTENU

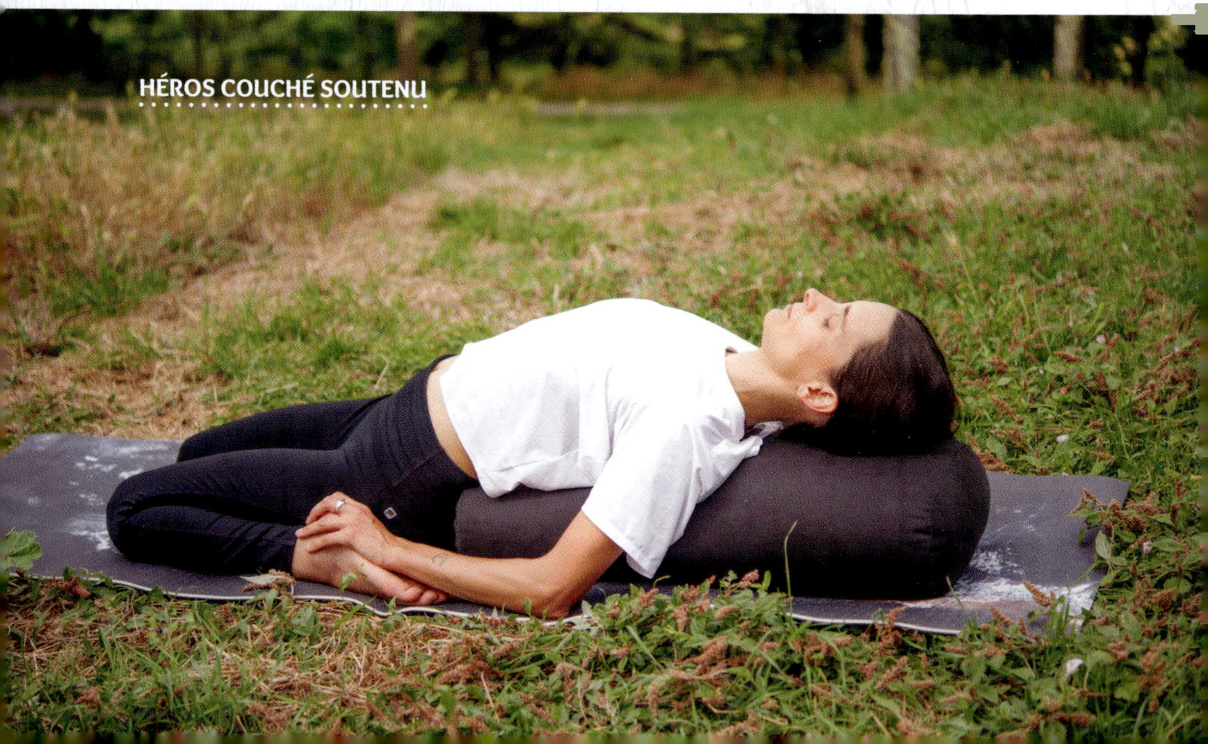

CONSTIPATION

Liée à un feu digestif un peu paresseux, à une consommation faible de fibres ou de liquides, voire conjointe à d'autres troubles, la constipation peut facilement être allégée par une pratique régulière du yoga, qui nourrira Agni juste assez pour que vous retrouviez du confort.

Dans Paschimottanasana, la pince assise, vous pourrez plier les genoux autant que nécessaire pour sentir le ventre se poser sur les cuisses. En utilisant la respiration abdominale, observez le massage qui s'offre à votre ventre ici. Comme dit plus haut, à distance des repas, n'importe quelle torsion au choix sera bénéfique pour aider le travail des systèmes digestif et excréteur : Marichyasana B ou D par exemple, ou même une torsion du buste ajoutée à toute autre posture, comme la montagne, la chaise ou le cobra.

Cette variante de la sauterelle également fera l'affaire : à plat ventre, décollez du sol le front et/ou les bras, et/ou les jambes. Et ici, sentez un puissant souffle gonfler et dégonfler le ventre, vous bougeant presque.

Enfin, en cas de constipation sévère et chronique, la pratique de Basti, le lavement yogique, pourra être nécessaire périodiquement.

ACIDITÉ

Ici c'est l'inverse : Agni, le feu digestif, est un peu trop actif et peut causer des brûlures d'estomac, des remontées acides, voire des ulcères. Il ne faut pas hésiter à prendre le problème très tôt, au moindre symptôme d'acidité.

Les pranayamas refroidissants seront parfaits pour contrer l'excès de l'élément feu et les déséquilibres qu'il engendre. Matin et soir, incluez Sitali, avec la langue (ou la bouche) en tuyau, ou Siktari, avec les dents serrées, dans votre routine yogique. La respiration abdominale également détendra le ventre, apportera un grand calme et apaisera le système digestif.

Pour ne pas favoriser cette acidité, de légères flexions arrière seront bénéfiques sur les temps de digestion, ou lorsque vous le pouvez dans la journée : par exemple, la posture du poisson (p. 286) sur bolster (définitivement l'une de mes préférées), ou l'angle lié allongé (soutenu ou non).

DOULEURS MENSTRUELLES

Une grande majorité des personnes menstruées que j'ai pu croiser dans ma vie souffrent à un moment ou un autre de leur cycle. Heureusement, le yoga peut non seulement soulager en direct ces symptômes, mais aussi, avec le temps et la pratique, limiter leur apparition.

Si s'appuyer fortement sur le ventre n'est pas une bonne idée pendant les règles, la posture du crocodile peut se transformer, avec un profond souffle abdominal, en un doux massage directement sur le sol. En plus d'aider à l'introspection vers laquelle nous sommes guidées durant cette période, cette posture offre un profond relâchement physique et mental, une sensation d'être soutenue, enveloppée par la Terre.

Janu Sirsasana, la posture de la tête au genou, peut elle aussi se transformer en posture réparatrice : il suffit de vous asseoir sur une couverture roulée, de caler le genou avec un coussin, et de laisser la tête se poser sur une brique ou le buste entier se poser sur un bolster. Réconfort garanti, avec le possible effacement des maux de tête qui apparaissent parfois pendant les règles.

Supta Baddha Konasana (p. 285), l'angle lié allongé, offre également la possibilité d'utiliser des accessoires pour se soutenir, mais aussi de pratiquer une variante de Yoni Mudra : les mains se posent à plat sur le bas-ventre, et forment un triangle, index et pouces se rejoignant. Respirez longuement sous vos mains.

HYPERTENSION

En nous proposant de respirer lentement, de bouger en conscience, voire de nous immobiliser tout à fait, le yoga agit à plusieurs niveaux sur le rythme cardiaque, le stress, et ainsi peut aider les personnes présentant une tension élevée. Il leur faudra éviter cependant les inversions extrêmes comme les postures sur la tête ou l'équilibre sur les mains.

» Ardha Pavanmuktasana (voir p. 188) (soutenir la tête et le dos avec une couverture ou un coussin) ;

» Savasana ;

» Respiration complète.

ANXIÉTÉ

Ce thème, je ne le connais que trop bien : il me pourchasse depuis l'enfance et m'a si longtemps affectée que j'ai écrit mon tout premier ouvrage yogique à son sujet. J'ai longtemps cru qu'il était une fatalité. Mais, bien que la guérison soit un processus non linéaire, la pratique du yoga, en changeant mon point de vue, a changé ma vie tout entière.

Avez-vous déjà observé les animaux lorsqu'ils subissent une situation stressante ? Souvent, juste après, ils ont deux réflexes : soit ils bâillent, soit ils se secouent. Nous avons beaucoup à apprendre d'eux et nous ne devrions pas hésiter à les imiter, car en faisant cela, ils régulent leur système nerveux. C'est pourquoi je vous propose la technique du « shaking », c'est-à-dire le fait de secouer son corps, volontairement, consciemment. Debout sur le tapis, commencez par soulever un pied et agitez-le gentiment, sans faire claquer les articulations. Puis faites de même avec le pied gauche, et étendez peu à peu ce tremblement aux mains, aux bras, aux épaules... À tout le corps. Vous pouvez sauter sur place, bouger la tête, émettre des bruits, des soupirs, voire des cris. Lâchez-vous, dansez comme si personne ne vous regardait.

S'il vous faut quelque chose de plus doux, ou discret, une simple technique de souffle peut faire beaucoup : c'est la méthode 4-7-8. Vous inspirerez en comptant jusqu'à 4. Vous retiendrez le souffle en comptant jusqu'à 7 et vous laisserez le souffle s'échapper en détendant tout jusqu'à 8. Vous pouvez faire autant de cycles que nécessaire, mais n'oubliez pas de rester dans le confort. On ne veut surtout pas rajouter la pression de performer, ici.

Si vous avez la possibilité de vous allonger, la technique de « relaxation instantanée » (ou IRT, *instant relaxation technique*) pourra vous aider car elle consiste à alterner des moments de tension dans le corps et des moments de détente totale des muscles. Comme pour la rotation de la conscience, vous pouvez commencer au niveau des pieds pour remonter, ou l'inverse. Contractez les muscles des pieds en retenant votre souffle et relâchez-les lorsqu'il vous faut expirer. Procédez ainsi pour chaque muscle du corps un à un, puis tout le corps en même temps. Observez la détente que vous avez ainsi créée.

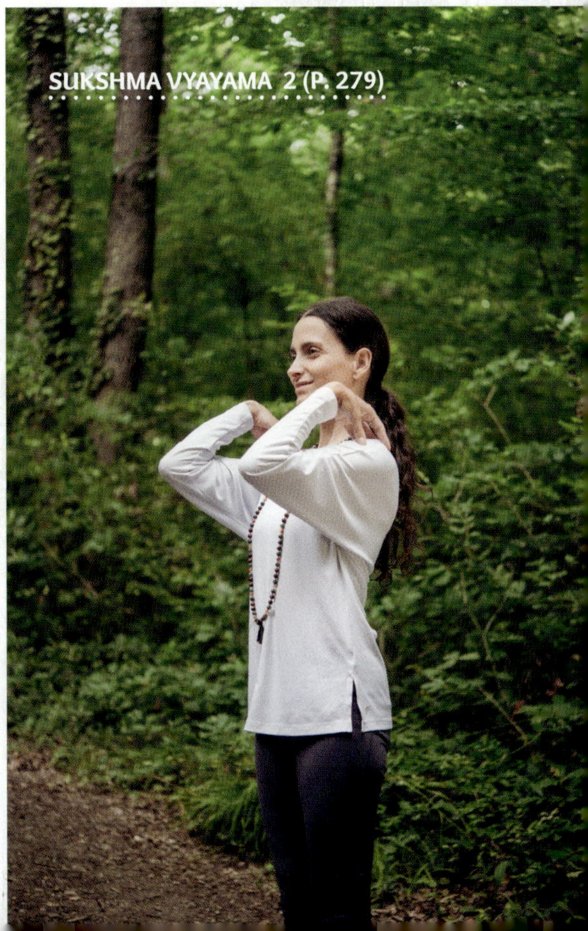

DÉPRESSION

S'il y a un mal qui peut nous tenir éloignés du tapis très longtemps, c'est bien la dépression : plus d'énergie, plus de volonté, plus de force, même pour les choses les plus basiques de la journée. Alors le yoga passe souvent au second plan, remplacé par un sentiment de désabusement qui nous pousse de plus en plus à nous demander... « À quoi bon ? » Et pourtant, c'est parfois quand on a le plus besoin de la pratique qu'on la fuit...

C'est pourquoi cette séquence est une séquence doudou. Effort minimum, mouvement minimum, et beaucoup d'amour. Tout ce que vous avez à faire, c'est de mettre votre tapis sur votre chemin et vous y allonger. Il vous accueillera sans jugement.

Commencez à vous abandonner à l'instant avec soit la posture de l'enfant étiré, soit celle du chiot, Anahatasana. Quel que soit votre choix, respirez profondément dans l'espace du cœur et laissez les pensées pesantes comme s'échapper par le front, déposé sur le tapis. Allégez-vous d'un poids en trop, un peu plus à chaque expire. Vous pouvez rester là autant que nécessaire et agréable. Puis migrez sur le dos et serrez-vous fort contre vous-même en Pavanmuktasana, posture de libération des vents. Faites-vous un câlin, bercez-vous, réconfortez-vous... Et laissez-vous retrouver votre joie enfantine en posture du bébé heureux : en attrapant les pieds à pleines mains, laissez les genoux s'écarter et jouez, avec vos jambes, votre tête, tout mouvement doux et confortable vous ramènera à votre corps et vous fera quitter votre esprit.

Si Savasana se fait difficile, essayez Supta Baddha Konasana (p. 285) : son ouverture des hanches et du cœur pourra vous aider à naviguer à travers les émotions. Rappelez-vous que sur le chemin vers l'équanimité, le tapis accepte tout : les rires comme les larmes.

ENFANT ÉTIRÉ

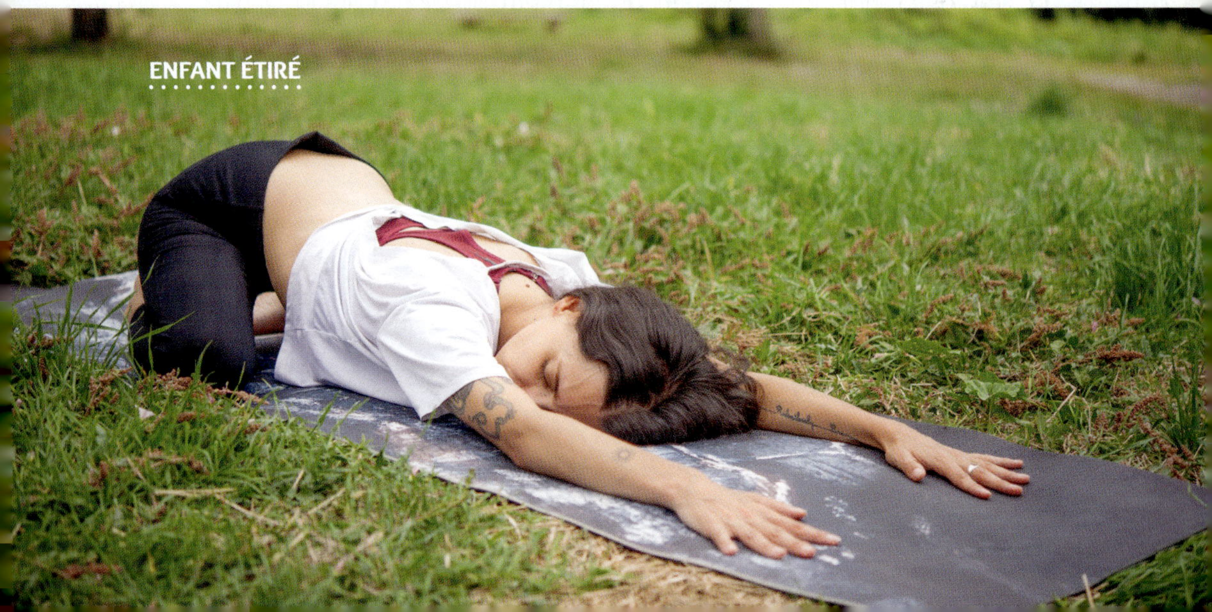

YOGA HORMONAL

Chaque chakra, nous l'avons vu, est associé à une glande dans le corps physique. Mais la reine du système hormonal, c'est l'hypophyse, en lien avec Ajna Chakra, qui peut donc recevoir ici toute notre attention.

Les personnes souffrant d'hypo ou d'hyperthyroïdie trouveront également leur compte dans cette série de postures qui inclut le chakra de la gorge.

Si ce thème vous intéresse, je ne peux que vous conseiller de vous tourner vers la Reine du « yoga hormonal », Dinah Rodrigues.

L'un de mes enchaînements préférés a toute sa place ici. Je parle de la séquence où nous prenons successivement la posture de la charrue, celle de la chandelle puis celle du poisson (p. 286). Allongé sur le dos, commencez par votre variante de la charrue, les jambes tendues le plus possible vers le haut ou vers l'arrière, par-delà la tête. Puis, si c'est possible pour vous, placez les mains sur les lombaires et, en prenant appui sur le haut des bras, les épaules et la tête, tendez à nouveau les jambes vers le ciel. Enfin, rallongez-vous et glissez les mains sous vos fesses pour les maintenir à plat. Soulevez le dos du sol, dégagez la gorge et, seulement si c'est possible, allez jusqu'à glisser le sommet du crâne sur le sol.

En ce qui concerne les souffles, Nadi Shodhana et Kapalabhati pourront être utiles, si vous n'avez pas de contre-indications à ceux-ci.

SUPTA BADDHA KONASANA – PAPILLON SOUTENU (P. 282, 284)

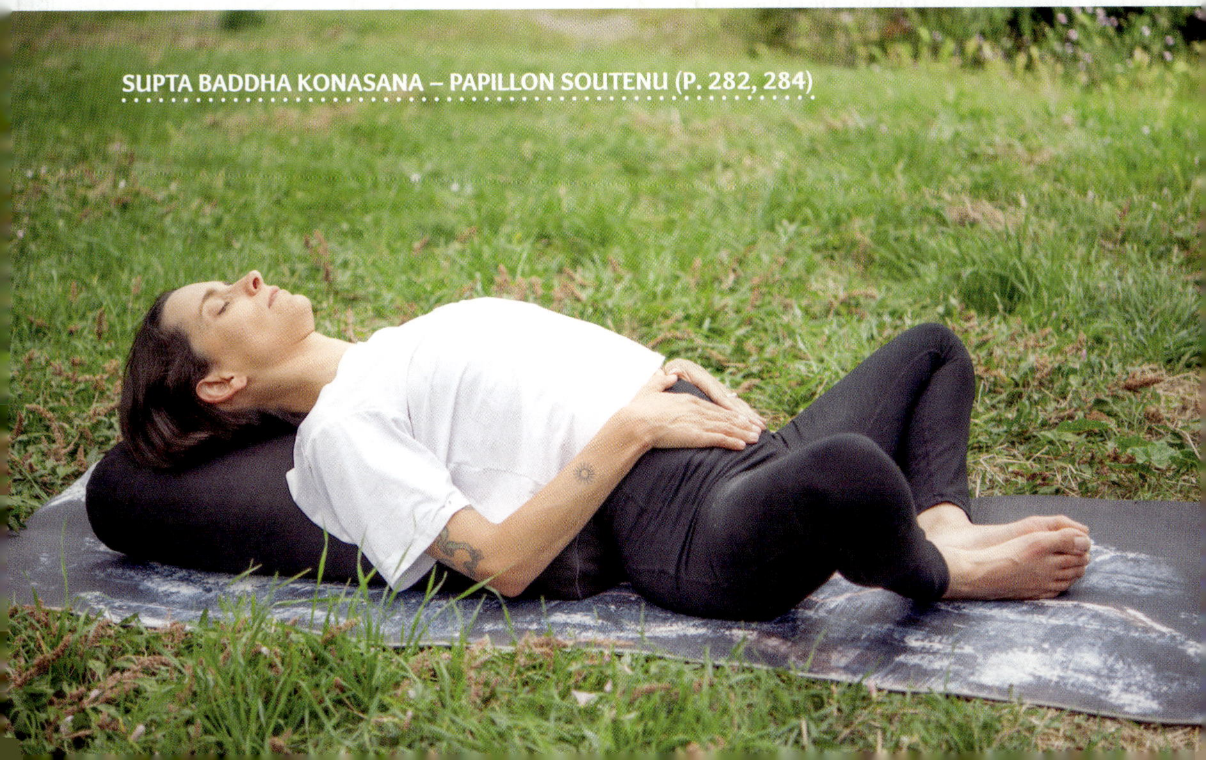

INSOMNIE

Si vous avez des difficultés à vous endormir, ou que les réveils nocturnes se font nombreux, voici des postures que vous pourrez réaliser directement dans votre lit – à moins que vous ne préfériez quitter temporairement la chambre pour changer d'espace et retrouver votre tapis de yoga.

Conseillée par une de mes professeures, la pince assise soutenue (buste détendu vers l'avant, posé sur un ou plusieurs coussins), à laquelle on ajoute plusieurs cycles de respiration de l'abeille (Bhramari Pranayama), permet de calmer le mental, de détendre le corps et de commencer à entrer dans une introspection propice au sommeil.

Cependant, si vous ne pouvez pas vous permettre de faire de bruit, une torsion allongée comme Jathara Parivartanasana pourra reproduire ces effets, particulièrement si vous guidez votre souffle vers le rythme naturel qu'il prend pendant le sommeil : une longue inspiration qui fond dans une longue expiration, suivie d'une courte pause.

Bien que cela n'en soit pas le but premier, je peux vous affirmer qu'écouter une séquence de yoga nidra guidée (via une piste audio, une application…) est une manière assez efficace de s'endormir. Il suffit de trouver la bonne guidance, où tout nous convient : son rythme, son ambiance, la voix du ou de la guide, etc. Il sera utile de choisir son enregistrement en amont pour s'éviter de devoir subir trop longtemps la lumière de son téléphone en pleine nuit, ce qui serait complètement contre-productif.

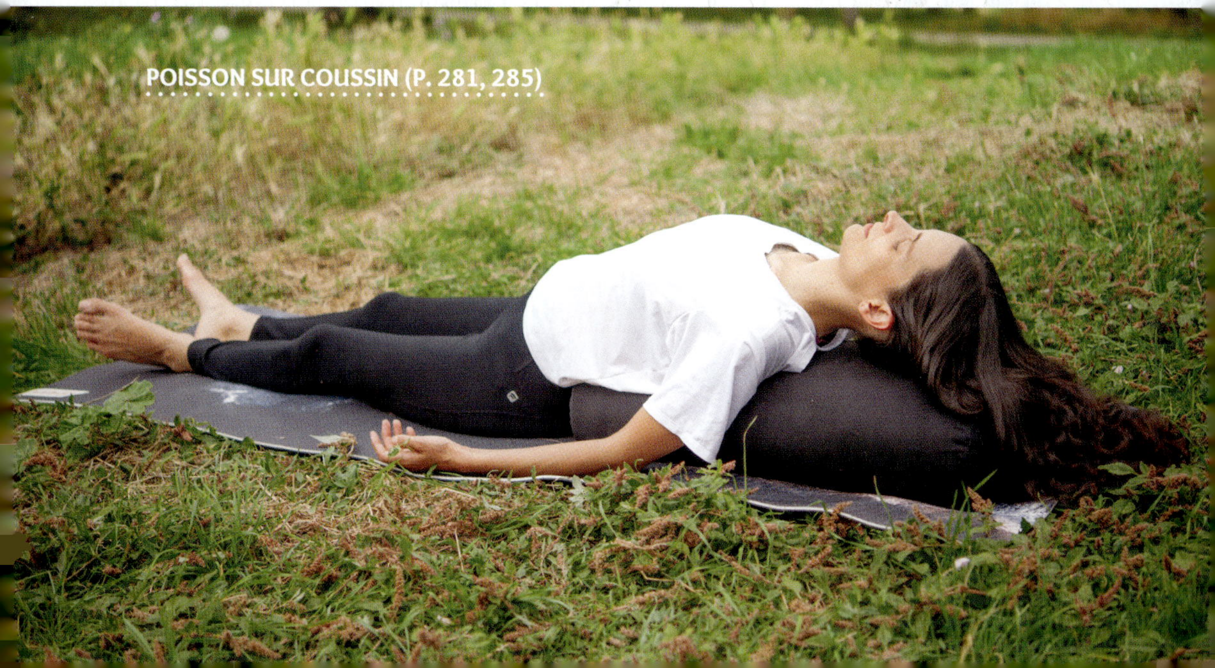

POISSON SUR COUSSIN (P. 281, 285)

FATIGUE

Face à la fatigue, qu'elle soit physique, mentale ou chronique, il y a deux façons de voir les choses.

Parfois, vous aurez envie (et la possibilité) d'y céder avec délice. En ce cas, vous pourrez pratiquer le soir, peut-être même directement dans le lit, quelques mouvements lents qui aideront le corps à mieux récupérer : quelques alternances entre vache et chat calées sur le souffle, des flexions avant et arrière soutenues par plusieurs coussins ou même votre oreiller... Enfin, une pratique de rotation de la conscience vous permettra de laisser le corps se déposer entièrement sur le support où il est allongé, voire de vous autohypnotiser vers le sommeil. Il s'agit de scanner votre corps mentalement, du haut vers le bas, ou du bas vers le haut. Et, membre après membre, muscle après muscle, organe après organe, de détendre un peu plus à chaque fois les zones sur lesquelles votre attention se pose.

Parfois, vous aurez besoin de faire disparaître la fatigue. Je ne nie pas qu'en pratiquant, nous apaisons notre mental et nous cultivons la santé du corps physique, le maintenant souple, le rendant fort. Mais il ne faut pas oublier, et je crois que je le répéterai tant que j'enseignerai, que les asanas, les postures de yoga, sont principalement des « pièges » à énergie. Des prétextes pour l'éveiller. Une manière de faire circuler l'énergie vitale d'une certaine façon en vue de l'équilibrer.

Si tel est votre souhait, des ouvertures du cœur et des postures debout nécessitant de la présence pourront vous aider à retrouver de l'endurance.

Les triangles, en stimulant les points du feu dans le corps énergétique, éveilleront le prana. Les guerriers vous apporteront de la force et de la détermination. La posture du chameau (p. 289) vous permettra de vous concentrer sur l'espace du cœur, siège du prana, et ainsi d'aller à la source de votre énergie vitale pour en faciliter la circulation. Attention : elle est à pratiquer à votre niveau, sans aucun pincement désagréable au niveau des lombaires ou des cervicales. N'hésitez pas à placer les mains sur le bas du dos en soutien ou à vous aider de briques de part et d'autre de vos jambes pour remonter le sol à vous. Si le cou est sensible, gardez le regard vers l'avant du tapis. Les nombreux kriyas du Tantra Yoga (voir « Kriyas », p. 225) pourront vous aider à effacer la fatigue mentale et retrouver un esprit clair.

SYSTÈME IMMUNITAIRE

Chez la plupart des personnes, le système immunitaire fait très bien son travail et il n'y a pas d'inquiétude particulière à avoir. En revanche, si vous savez le vôtre fragilisé, ou si vous en ressentez le besoin périodiquement aux changements de saison, le yoga pourra l'aider à se renforcer.

Là aussi, des kriyas, des souffles seront utiles pour éveiller Prana Vayu, l'énergie vitale. Les enchaînements dynamiques (comme les salutations) et les inversions stimuleront la circulation de la lymphe, qui guide les déchets hors du système.

Les torsions aideront le système digestif, qui, on le sait maintenant, joue une grande part dans l'immunité. Les ouvertures du cœur travailleront sur le thymus. Cette glande, située sous le sternum, sécrète notamment les cellules qui détectent les substances étrangères à détruire.

Et puisque le stress est un facteur aggravant pour notre santé globale, des équilibres et de la relaxation seront bénéfiques pour le système nerveux.

Des postures de renforcement, comme les planches ou le bateau, sauront aider votre corps mais aussi booster votre courage, votre volonté, votre force intérieure.

ALLERGIES SAISONNIÈRES

Ici, nous avons affaire à un système immunitaire un peu trop zélé. Nous allons devoir dégager les sinus et réguler le travail du thymus.

Si le nez n'est pas trop encombré, vous pourrez pratiquer Jala Neti, le nettoyage du nez à l'eau salée que nous détaillerons dans le chapitre suivant, sur l'ayurvéda.

Kapalabhati Kriya (voir « Que pratiquer ? », p. 68) sera une respiration active tout indiquée pour dégager les voies nasales.

Dhanurasana, l'arc, et/ou Setubandha Sarvangasana, le demi-pont, ouvriront la poitrine.

Enfin, pour toute relaxation en posture allongée, essayez de conserver la tête au-dessus du cœur, pour éviter de boucher inutilement les narines et permettre un souffle régulier.

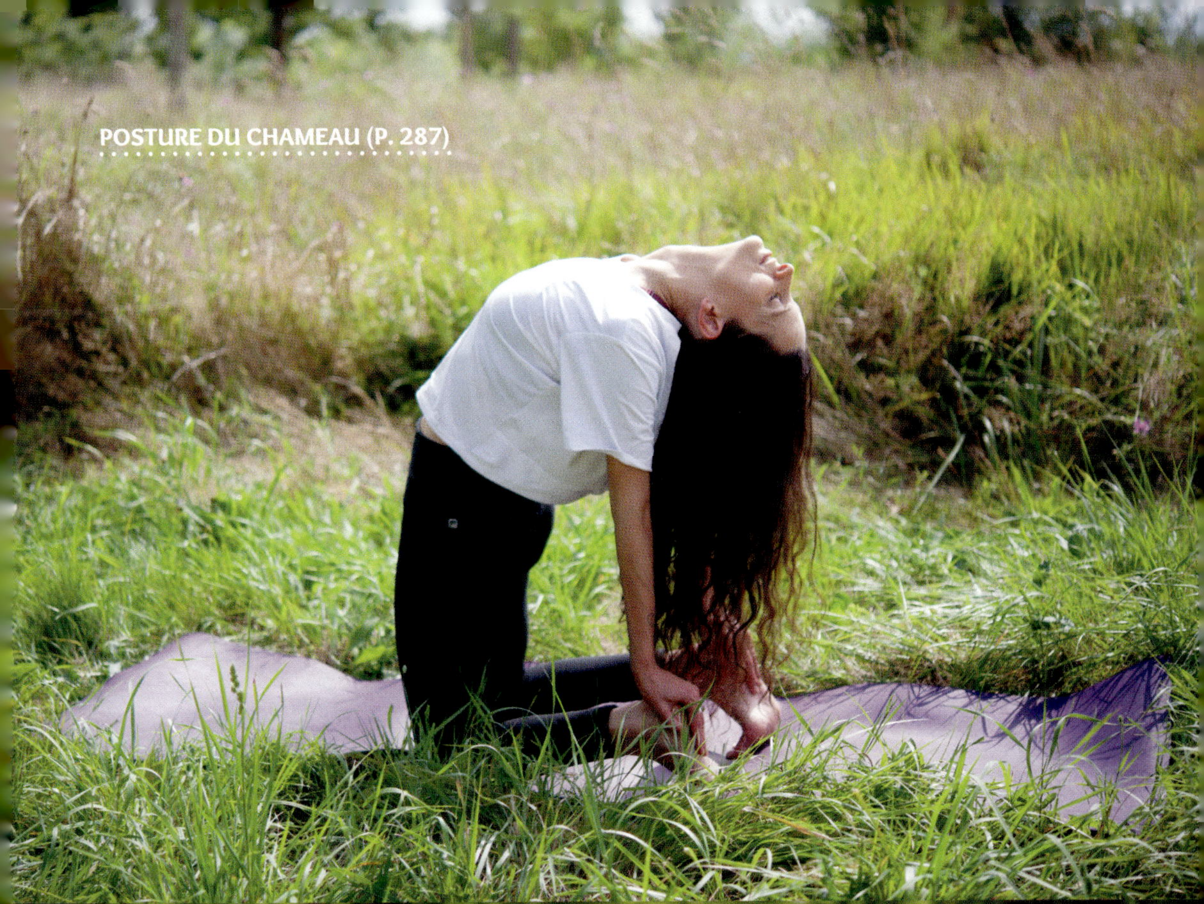

POSTURE DU CHAMEAU (P. 287)

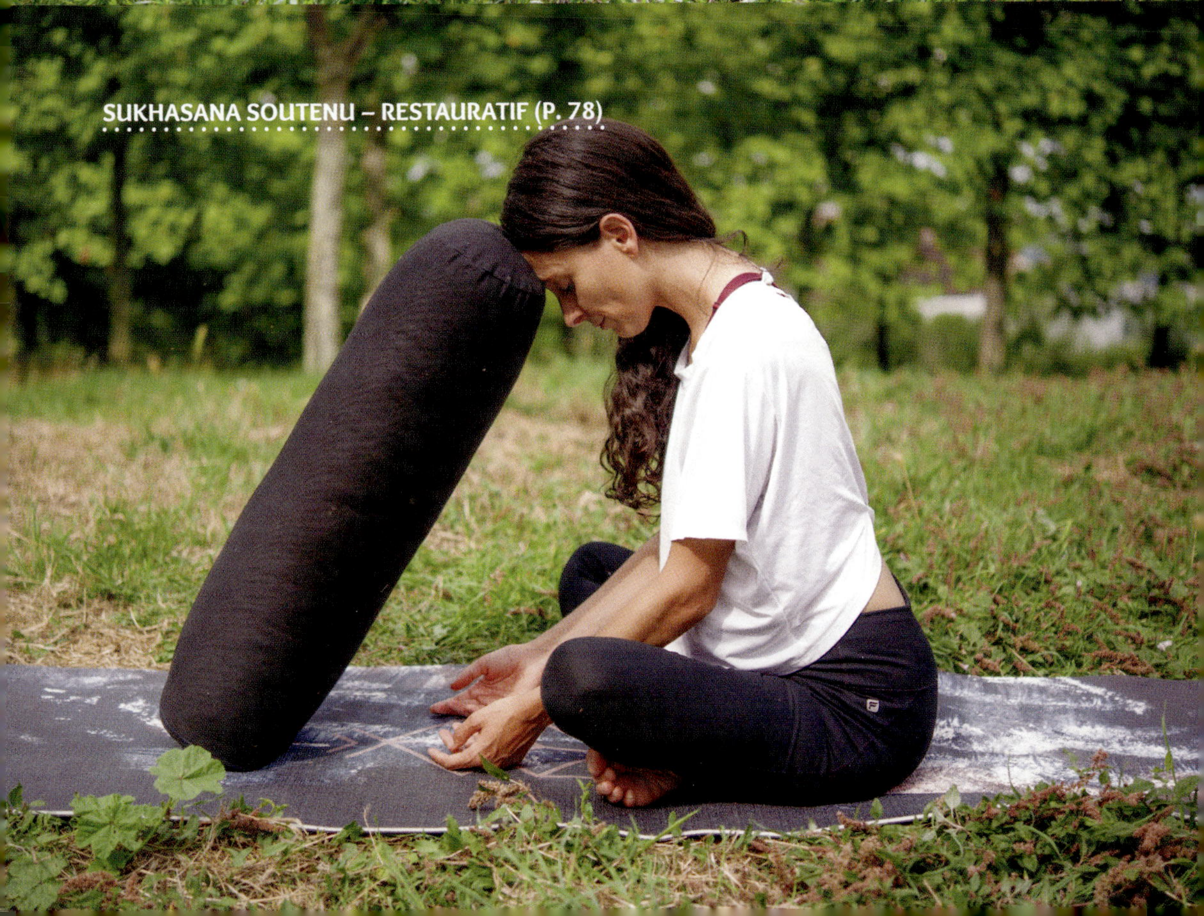

SUKHASANA SOUTENU – RESTAURATIF (P. 78)

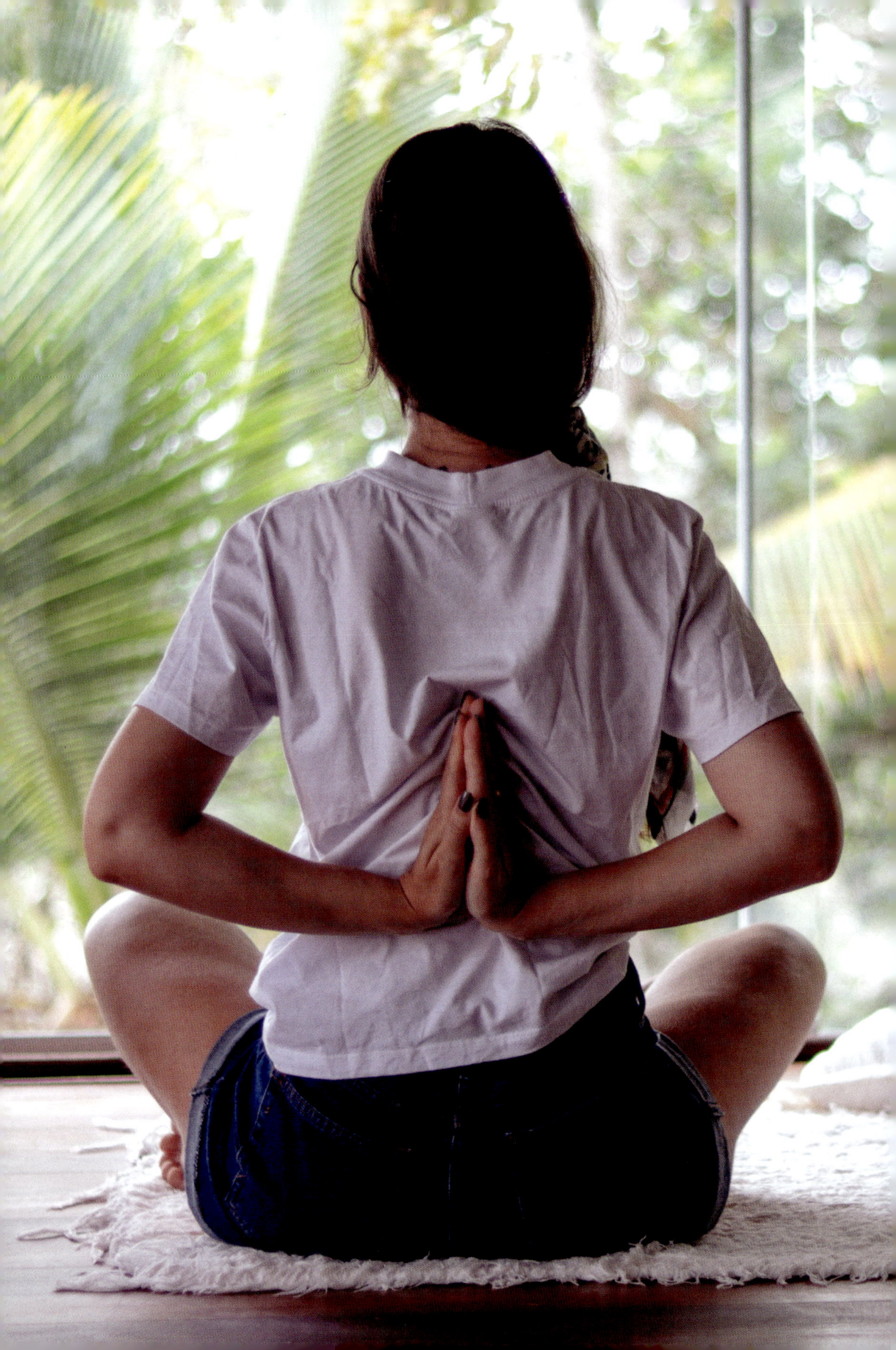

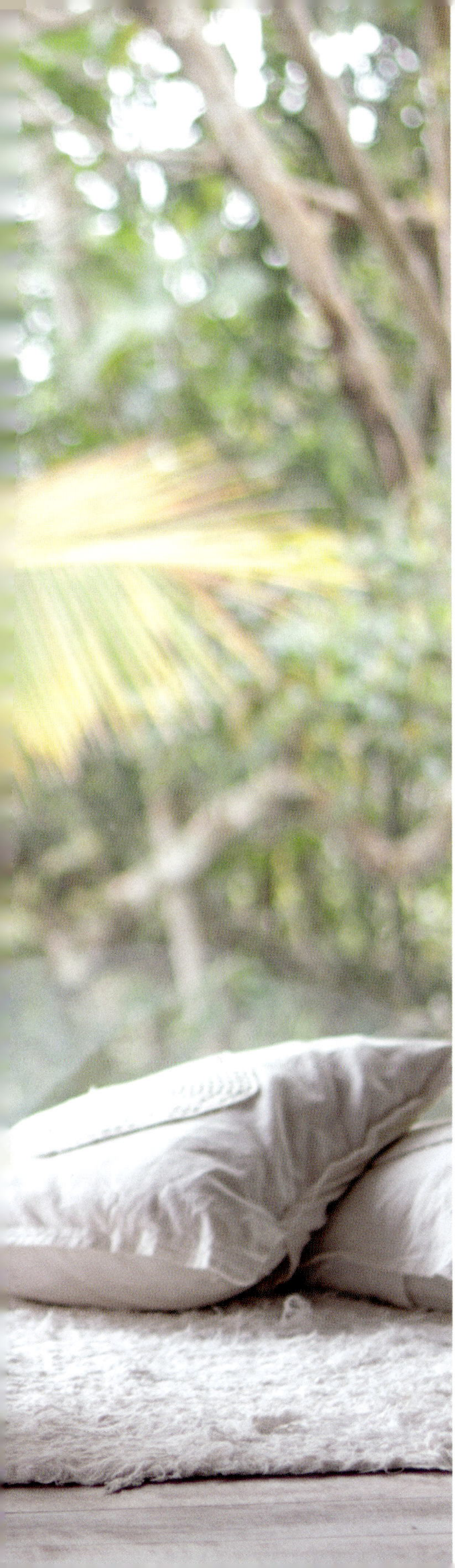

CHAPITRE 10

YOGA ET AYURVÉDA

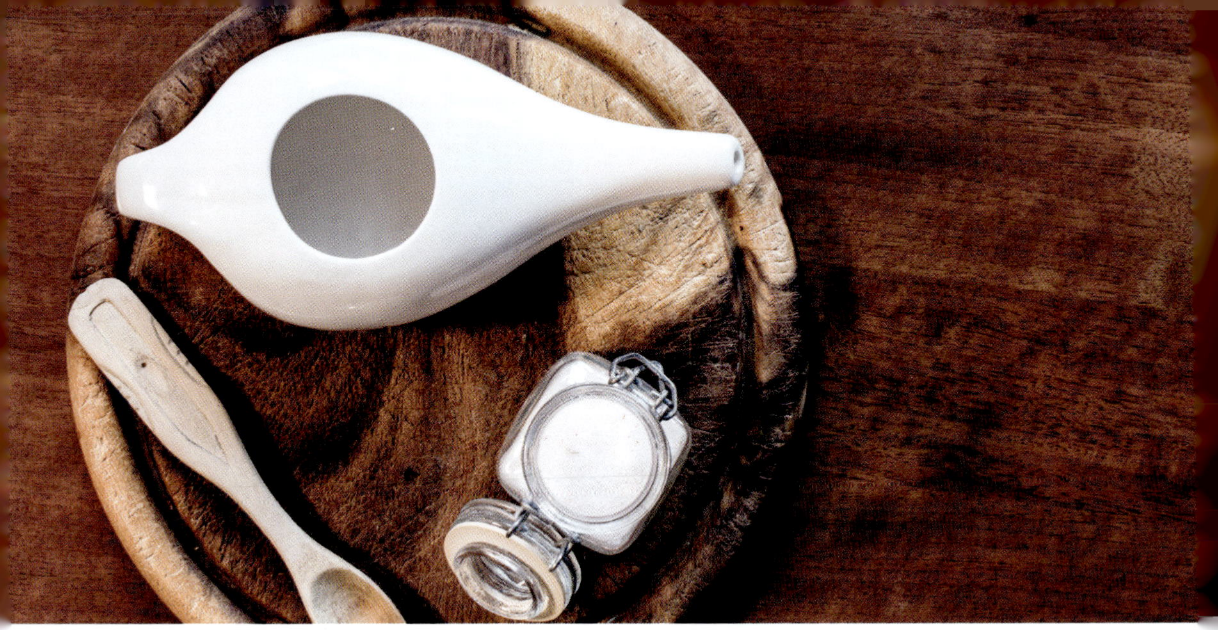

L'ayurvéda est littéralement la « science de la vie » originaire d'Inde. Médecine ancestrale, elle invite à rendre le soin pleinement holistique et adapté très spécifiquement aux personnes, tout en leur rendant le pouvoir sur leur santé par des pratiques préventives que chacun peut réaliser au quotidien.

En effet, dans son rituel du matin, l'ayurvéda nous propose une série d'actions nommée « Dina Charya », que nous pouvons mettre en place facilement pour un « meilleur-être » général :

- se nettoyer la langue avec un gratte-langue en cuivre pour retirer les impuretés *(ama)* accumulées pendant la nuit ;
- boire un peu d'eau chaude (que l'on peut agrémenter de citron ou de gingembre, si c'est plus agréable) afin de stimuler le système digestif en douceur ;
- se masser tout le corps avec une huile tiède avant d'aller prendre sa douche ;
- caler au plus près notre rythme quotidien sur le lever et le coucher du soleil, profitant de son zénith pour nos activités demandant le plus d'énergie et de feu digestif.

Mais pour coller au plus près de nos besoins, il nous faut connaître notre *prakrti*, c'est-à-dire notre constitution de base, ou quels éléments sont prédominants en nous.

LES ÉLÉMENTS EN YOGA ET AYURVÉDA

Tout comme les gunas (qualités de la matière), les éléments naturels sont tous présents en nous, et se répondent les uns les autres.

À la création de l'univers, la conscience a voulu se manifester ; elle s'est exprimée par la vibration, le son, lié à l'élément de l'éther, de l'espace – Akasha.

Puis, en voulant se manifester, elle a créé des entités qui ont commencé à exister, en mouvement : l'élément air – Vayu.

Le mouvement a créé une friction et de cette friction est né le feu – Agni, qui occupe de l'espace et utilise l'air pour exister.

La chaleur a apporté la condensation de l'énergie sous forme liquide et créé l'eau – Jala.

L'eau s'est densifiée et a créé la terre – Prithvi.

Les déséquilibres de ces éléments en nous peuvent être responsables de maladies – c'est pourquoi nous cherchons à trouver l'harmonie entre eux.

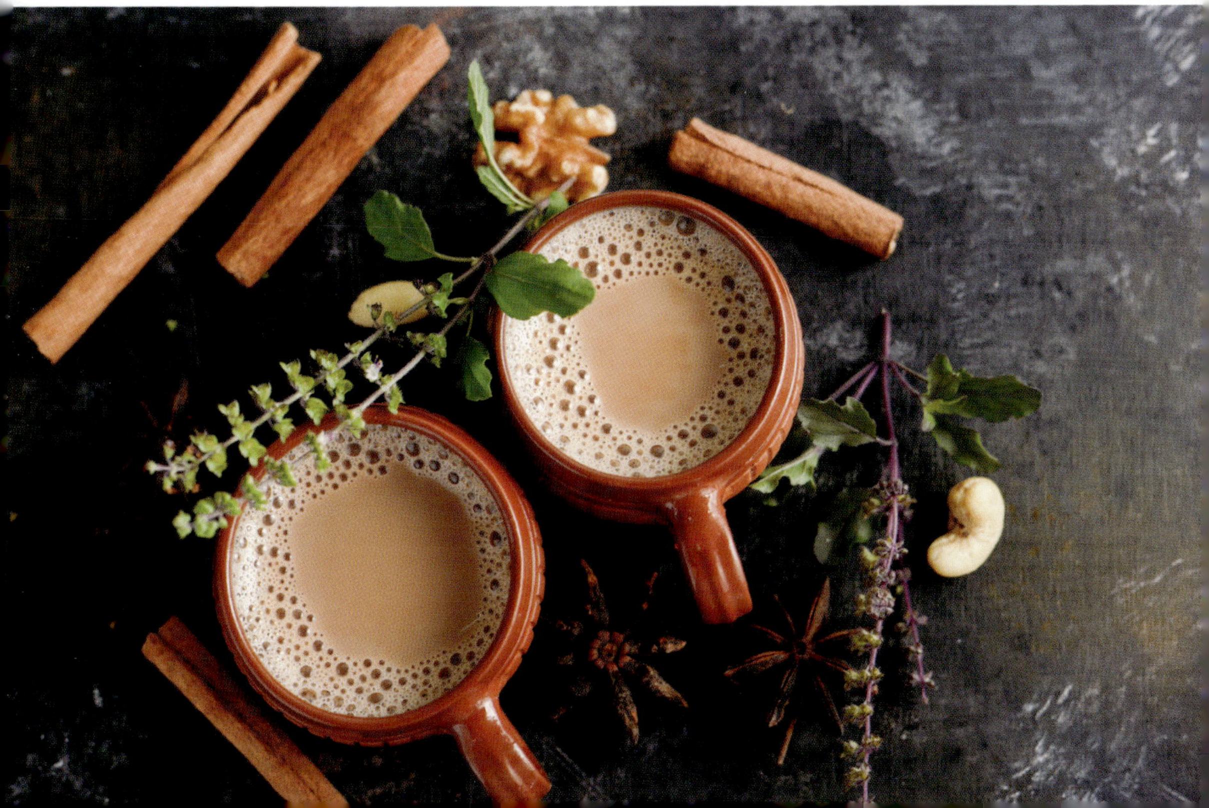

LES DOSHAS

En ayurvéda, ces cinq éléments naturels combinés forment trois types, trois constitutions : les doshas, qui existent aussi en nous à des degrés différents et peuvent parfois nous faire défaut ou être en excès.

VATA

La constitution appelée Vata rassemble les personnes qui ont les éléments air et éther bien présents en elles, ce qui les rend curieuses, imaginatives, mais aussi souvent anxieuses, instables.

PITTA

Pitta correspond aux personnes ayant le feu et l'eau en prédominance. Cela les rend énergiques, courageuses, mais parfois aussi trop ambitieuses ou impulsives.

KAPHA

Kapha (prononcé « kafa ») est composé d'eau et terre. Cette constitution se rapporte aux personnes ayant une belle tendance à la fidélité, à la constance, mais aussi à la routine, à l'attachement.

Bien sûr, seul un praticien en ayurvéda pourra confirmer votre constitution, qui ne saurait se résumer en quelques mots, et beaucoup de livres complets sur le sujet pourront vous éclairer sur cette discipline riche qui demande plusieurs années d'études pour être maîtrisée.

Et pour revenir alors au sujet qui nous occupe : les postures de yoga et le pranayama ont tout à fait leur place dans votre routine ayurvédique, le yoga et l'ayurvéda étant des sciences sœurs.

Lorsqu'un de nos doshas est déséquilibré, il nous faut aller vers des pratiques dont nous avons besoin pour retrouver une bonne santé physique, énergétique, mentale et spirituelle.

En revanche, ce ne sera pas une séquence de techniques dont nous aurons envie, bien au contraire... Car c'est dans les qualités opposées à notre dosha que nous trouverons l'équilibre. Alors, ayons du courage, de la patience et de la persévérance. Pensons à notre « nous » de demain.

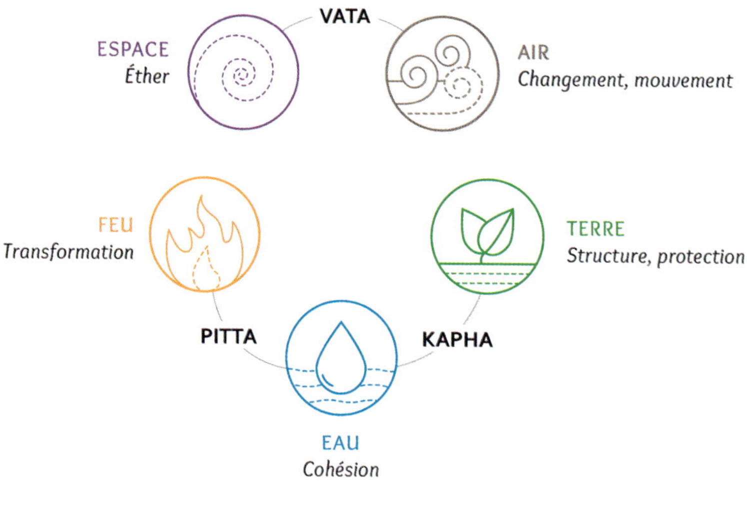

APAISER LES DOSHAS AVEC LE YOGA

Une personne de constitution Vata, ou avec Vata en excès, aura besoin d'ancrage. De lenteur. De calme. De souffles réchauffants comme Ujjayi. Les personnes de constitution Vata apprécieront le yoga restauratif, le Yin Yoga, la relaxation profonde. Peut-être qu'elles trouveront difficile de s'arrêter tout à fait pour plonger dans un yoga nidra qui les poussera à plonger dans leur inconscient, mais elles pourront commencer par ralentir leur *flow* et s'autoriser à rester quelques souffles supplémentaires dans chaque posture, ou s'amuser avec les équilibres, qui les « forceront » gentiment à bouger le moins possible tout en aidant leur esprit agité à se fixer sur un point.

Une personne de constitution Pitta, ou avec Pitta en excès, va avoir besoin de se rafraîchir le corps et l'esprit. Si vous êtes dans ce cas, pratiquez si possible aux heures fraîches de la journée. Les respirations comme Sitali/Siktari seront parfaites pour apaiser le feu intérieur un peu trop présent. Les flexions avant comme la pince ou l'angle assis apporteront beaucoup de calme et une belle introspection. Les flexions arrière comme le héros couché ou le poisson calmeront le feu digestif et, soutenues par des coussins glissés sous le dos, elles pourront même être réalisées après le repas.

Une personne de constitution Kapha, ou avec Kapha en excès, va avoir besoin de bouger pour que l'énergie stagnante se remette à circuler librement à nouveau. Si une pratique très intense est peut-être hors de question tout de suite, une séance de Hatha Flow ou de Vinyasa Yoga doux pourra être très bénéfique. Enchaîner des postures debout de façon fluide, en gardant le souffle bien actif. Faire des respirations intenses comme Kapalabhati Kriya ou Bhastrika Pranayama.

SHAT KRIYAS OU PANCHAKARMA ?

Là où la yoga thérapie propose les Shat Kriyas, 6 techniques de purification du corps (voir « Kriyas », p. 225), l'ayurvéda en propose 5, à pratiquer sur plusieurs semaines. C'est ce qu'on appelle Panchakarma (« 5 actions »). C'est une cure qui s'avère utile par exemple aux changements de saison : au printemps et à l'automne, pour aider le corps à bien vivre ces transitions. En revanche, il est plus juste de ne se lancer que sous la supervision d'un praticien en ayurvéda qui saura vous dire lesquels de ces traitements sont adaptés pour vous, quel régime alimentaire suivre pendant la cure, ainsi que la bonne marche à suivre pour ne pas prendre de risques et bien vous reposer entre chaque phase.

Vamana consiste à forcer le vomissement pour évacuer l'excès de mucus.

Virechana induit, par l'ingestion de préparations liquides, une diarrhée sans douleurs, toujours pour aider le corps à éliminer les déchets.

Quand Nasya, la troisième étape, s'intègre dans votre routine journalière, il s'agira d'enduire légèrement l'intérieur de vos narines d'un peu d'huile adaptée à votre dosha afin de protéger le système respiratoire. Dans une cure prolongée, l'huile utilisée en plus grande quantité servira à vous faire éternuer pour un nettoyage plus en profondeur, physiquement comme énergétiquement.

Niruha Basti est un lavement rectal à l'aide d'une décoction de plantes et Anuvasana Basti, un lavement à l'huile.

Et enfin arrive la part d'intégration et de régénération : Rasayana. Le patient ne revient pas tout de suite à son rythme et son régime alimentaire habituel. On procède, après cette longue période dédiée entièrement à sa santé, à une régénération profonde du corps en le nourrissant et en le complémentant de sorte que les éventuels effets secondaires de la cure soient le plus légers possible. L'idéal bien sûr étant de se servir de la cure pour implémenter de meilleurs réflexes pour sa santé physique et mentale dans la vie de tous les jours.

Si la perspective d'une cure longue vous intimide ou si vous n'avez pas de centre ayurvédique près de chez vous, vous pouvez toujours implémenter une routine quotidienne avec les douze rituels de la Dinacharya.

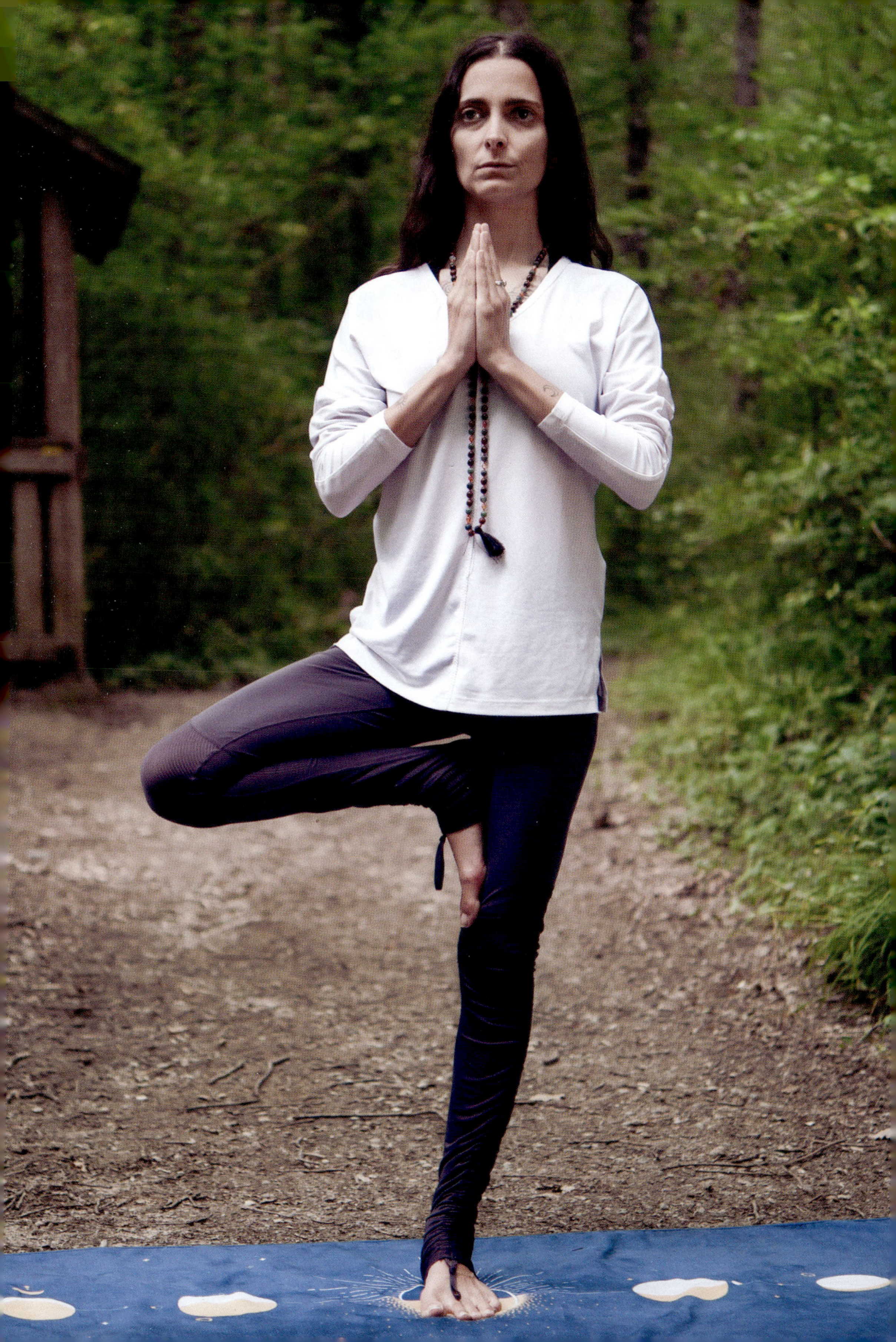

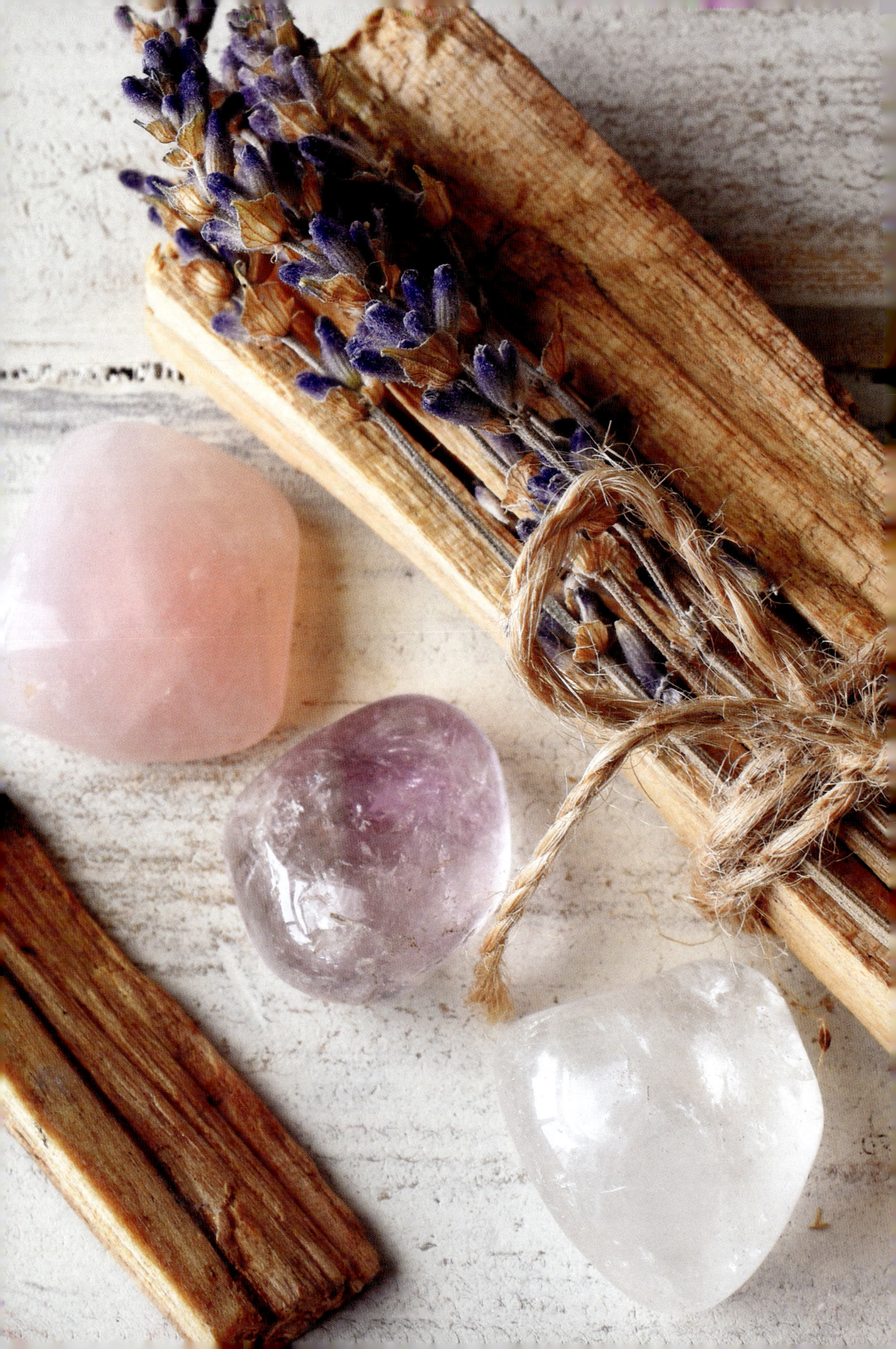

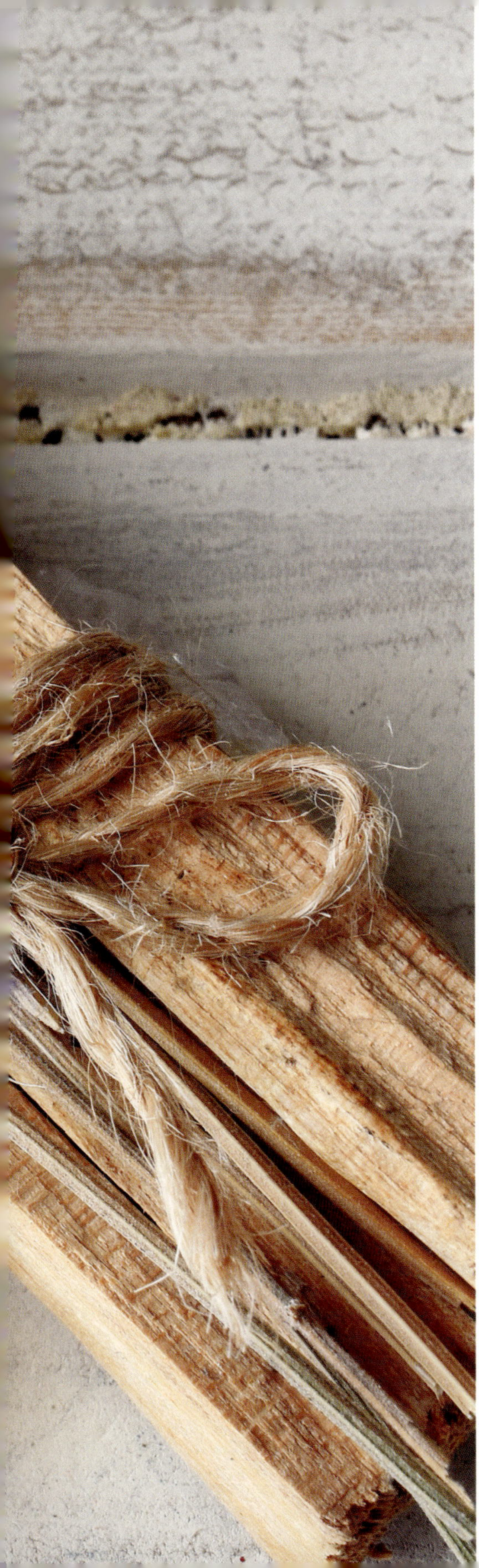

CHAPITRE 11

YOGA, LITHOTHÉRAPIE ET HUILES ESSENTIELLES

YOGA ET LITHOTHÉRAPIE

Malgré le fait que la lithothérapie ait réellement été développée dans les années 1960 et que son lien avec notre système énergétique n'apparaisse pas dans les textes anciens du yoga, il est largement admis aujourd'hui que les couleurs et la qualité vibratoire des cristaux sont de réelles alliées pour notre spiritualité et notre santé, à tous les niveaux. Donc si cette méthode vous intéresse et/ou que vous possédez déjà des pierres, laissez-moi vous montrer comment elles pourront être utiles dans votre sadhana.

DANS QUEL BUT UTILISER LES PIERRES DANS LA PRATIQUE DU YOGA ?

Un cristal pourra être un prétexte, un symbole, un point de focalisation concret, qui sera très utile au début de votre pratique ou si vous avez du mal à visualiser mentalement.

Chacun de ces cristaux ayant ses propriétés spécifiques, ils pourront nourrir visuellement et énergétiquement les intentions posées avant votre séance.

Si vous êtes en train de réguler un dysfonctionnement physique grâce à la yoga thérapie, vous pourrez vous faire conseiller la pierre parfaite pour soutenir votre guérison de façon holistique. Vous pourrez vous en servir pour vous concentrer sur un chakra en particulier et équilibrer ses fonctions physiques, énergétiques, mentales et spirituelles.

Voici les cristaux de prédilection de chaque centre énergétique principal :

Muladhara Chakra appréciera les pierres rouges, ainsi que toute pierre d'ancrage : jaspe rouge, grenat, quartz fumé, tourmaline noire, obsidienne, bois fossile...

Pour Svadisthana Chakra, des pierres orange et qui stimulent la créativité seront parfaites : cornaline, calcite orange, pierre de soleil, aragonite...

Manipura Chakra se sentira nourri par des pierres aux teintes jaunes : œil-de-tigre, pyrite, topaze, saphir jaune, citrine (à ne pas confondre avec l'améthyste chauffée).

Anahata Chakra aime la proximité de pierres vertes ou roses qui promeuvent les notions d'amour, de compassion : amazonite, malachite, jade, quartz rose, calcite rose, rhodochrosite, rhodonite, tourmaline melon d'eau.

Vishuddha Chakra trouve son bonheur dans certaines pierres bleues : angélite, cyanite bleue, larimar, turquoise (à ne pas confondre avec la howlite teintée).

Les pierres qui aideront Ajna Chakra à trouver son équilibre sont : sodalite, azurite, lapis-lazuli, dumortiérite, labradorite...

Sahasrara Chakra affectionne les cristaux violets et blancs qui augmenteront votre connexion énergétique et votre ouverture à l'invisible : améthyste, cristal de roche, apophyllite, diamant d'Herkimer...

COMMENT LES UTILISER ?

Les cristaux pourront rejoindre votre autel de pratique, que vous l'ayez dédié à vos divinités, aux éléments, ou à un principe naturel.

Si vous n'avez pas d'autel et ne pouvez ou ne voulez pas en créer, posez la ou les pierres près de vous pour les avoir dans votre champ de vision pendant votre sadhana : devant votre tapis de yoga, par exemple.

Portez-les en bracelet pour vous remémorer votre sankalpa, votre vœu le plus cher, et sincèrement prendre des mesures concrètes vers sa réalisation.

Utilisez un mala (chapelet yogique) qui soutiendra votre intention lors de vos méditations ou japa (récitations de mantras).

En posture allongée, vous pouvez poser votre pierre sur le chakra qui va attirer votre attention.

Assurez-vous que sa taille, son poids et sa forme vous permettent de vous relâcher dans la posture sans gêne, sans distraction.

En assise méditative, vous pouvez tenir votre pierre tout en prenant un sceau des mains. Dhyana Mudra est tout indiqué : les deux mains posées en coupe l'une par-dessus l'autre et les pouces joints formeront le parfait réceptacle pour votre cristal (voir chapitre 7).

Vous pouvez également utiliser la pierre comme un point de focalisation pour la technique de concentration Trataka : la fixation oculaire (voir p. 217).

ॐ

Quelques conseils

Vérifiez la provenance des pierres que vous vous procurez : essayez le plus possible de vous fournir chez un marchand dont la source est éthique et ne crée de souffrance ni pour les humains, ni pour les animaux, ni pour la Terre. Cultivons Ahimsa, la non-violence en toute chose.

Vous pouvez aussi les acheter d'occasion : une bonne purification dans la fumée de l'encens de votre choix, et vous pourrez les charger de votre énergie et de vos intentions.

Également, ne négligez pas les petits cailloux semés sur les chemins de vos balades, peut-être plus modestes en apparence, mais aux formes parfois tout aussi symboliques et à la valeur magique décuplée parce qu'ils proviendront de votre environnement direct.

Inutile de multiplier les pierres dans une collection effrénée, bien que ce soit tentant. Rappelons-nous du principe d'Aparigraha, la non-possession.

Inutile aussi de porter une multitude de cristaux différents sur vous, chacun ayant son énergie propre, vous en profiterez plus en en utilisant moins à la fois.

YOGA ET AROMATHÉRAPIE

Les huiles essentielles peuvent être de précieuses alliées dans la pratique. Non seulement elles stimulent notre sens de l'odorat, mais elles possèdent des qualités thérapeutiques au niveau physique, mental, émotionnel et énergétique.

Rappelez-vous qu'elles sont plus puissantes qu'il n'y paraît. Choisissez-les bien et vérifiez leur nom latin, leurs propriétés, leur mode d'utilisation...

Renseignez-vous attentivement sur leurs éventuels effets secondaires. Certaines huiles n'en sont pas exemptes : photosensibles, hépatotoxiques, abortives, neurotoxiques, épileptisantes, œstrogène-like... Prudence, donc.

Il convient de vous assurer de plusieurs choses :

» que vos huiles sont de bonne qualité (biologiques, éthiques et chémotypées) ;

» que vous n'êtes pas allergique à une huile que vous comptez utiliser ;

» que vous ne présentez aucune contre-indication à leur utilisation (soyez vigilant si vous souffrez de troubles hormonaux ou s'il y a des antécédents de cancer dans votre famille) ;

» que vous (ou une personne autour de vous) n'êtes pas enceinte ;

» que vos enfants ne seront pas surexposés ;

» que vos animaux de compagnie ne sont pas à proximité.

Une fois ces vérifications faites, vous pouvez choisir d'utiliser vos huiles essentielles de plusieurs façons :

» dans un diffuseur qui en recevra quelques gouttes pour la durée de votre séance ;

» dans un applicateur roll-on pour en déposer sur votre peau (saine), loin des yeux ou des muqueuses : poignets, plantes de pied... (6 gouttes d'huile essentielle maximum par flacon, rempli ensuite d'huile végétale) ;

» dans une huile de massage (dilution entre 2 et 12 % maximum) adaptée aux zones physiques ou énergétiques concernées...

Je vous livre ci-dessous mes mélanges de prédilection, chargés d'intentions qui soutiendront votre pratique.

N'hésitez pas à tester d'autres combinaisons selon vos affinités olfactives, vos habitudes, vos lectures… Amusez-vous bien, et expérimentez, en toute sécurité bien sûr.

MÉDITATION

Encens

Lavande

Orange douce

POSITIVITÉ

Pamplemousse

Bergamote

Basilic

PAIX

Lavande

Petit grain bigarade

Marjolaine à coquille

RESPIRATION

Eucalyptus

Verveine odorante

Tea tree

CONCENTRATION

Laurier noble

Poivre noir

Épinette noire

ÉNERGIE

Citron vert

Menthe poivrée

Romarin

Je vous propose également quelques idées d'associations d'huiles essentielles pour vous concentrer sur les qualités de vos centres énergétiques. Vous pouvez en déposer une goutte près de la zone concernée après l'avoir diluée dans une huile végétale adaptée. Vous pouvez diffuser ces mélanges ou même simplement les respirer profondément.

1. MULADHARA CHAKRA – CHAKRA RACINE

Cèdre

Vétiver

Cannelle

2. SVADHISTHANA CHAKRA – CHAKRA SACRÉ

Ylang-ylang

Patchouli

Bergamote

3. MANIPURA CHAKRA – CHAKRA DU PLEXUS SOLAIRE

Citron

Mandarine

Genévrier

4. ANAHATA CHAKRA – CHAKRA DU CŒUR

Rose

Jasmin

Mélisse

5. VISHUDDHA CHAKRA – CHAKRA DE LA GORGE

Myrte vert

Menthe verte

Sauge sclarée

6. AJNA CHAKRA – CHAKRA DU TROISIÈME ŒIL

Laurier noble

Immortelle

Eucalyptus globulus

7. SAHASRARA CHAKRA – CHAKRA CORONAL

Oliban

Santal

Myrrhe

Nettoyants pour tapis Yoga Fire

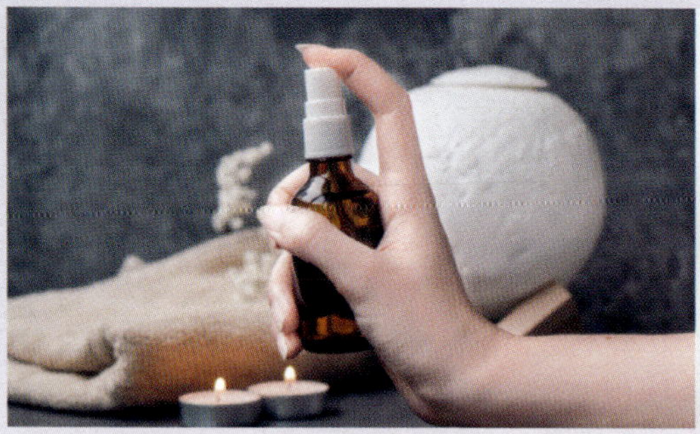

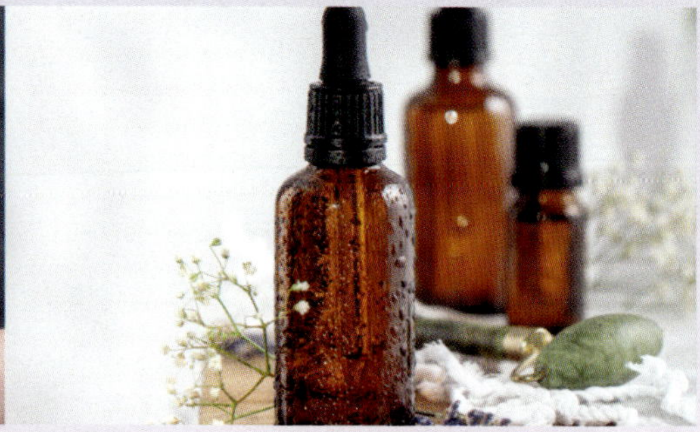

Et enfin, voici un petit tutoriel pour confectionner vous-même votre spray afin de désinfecter vos accessoires de yoga entre deux lavages plus en profondeur. J'aime changer la recette de mes mélanges à chaque saison, suivant ainsi le rythme cyclique de la nature.

» Dans un vaporisateur vide de 100 millilitres, avec 1 à 2 cuillères à soupe d'alcool ou de vinaigre blanc, mettez 15-20 gouttes d'huiles essentielles.

» En complétant le flacon d'eau purifiée, mélangez les effluves qui permettront à votre tapis de vous ancrer dans les changements saisonniers.

Vous noterez que l'huile d'arbre à thé (tea tree) est toujours présente, et ce, pour ses qualités antiseptiques.

PRINTEMPS

Tea tree

Romarin

Citron

Rose

ÉTÉ

Tea tree

Lavande

Pamplemousse

Citron vert

AUTOMNE

Tea tree

Cardamome

Noix de muscade

Gingembre

HIVER

Tea tree

Pin sylvestre

Mandarine

Cannelle

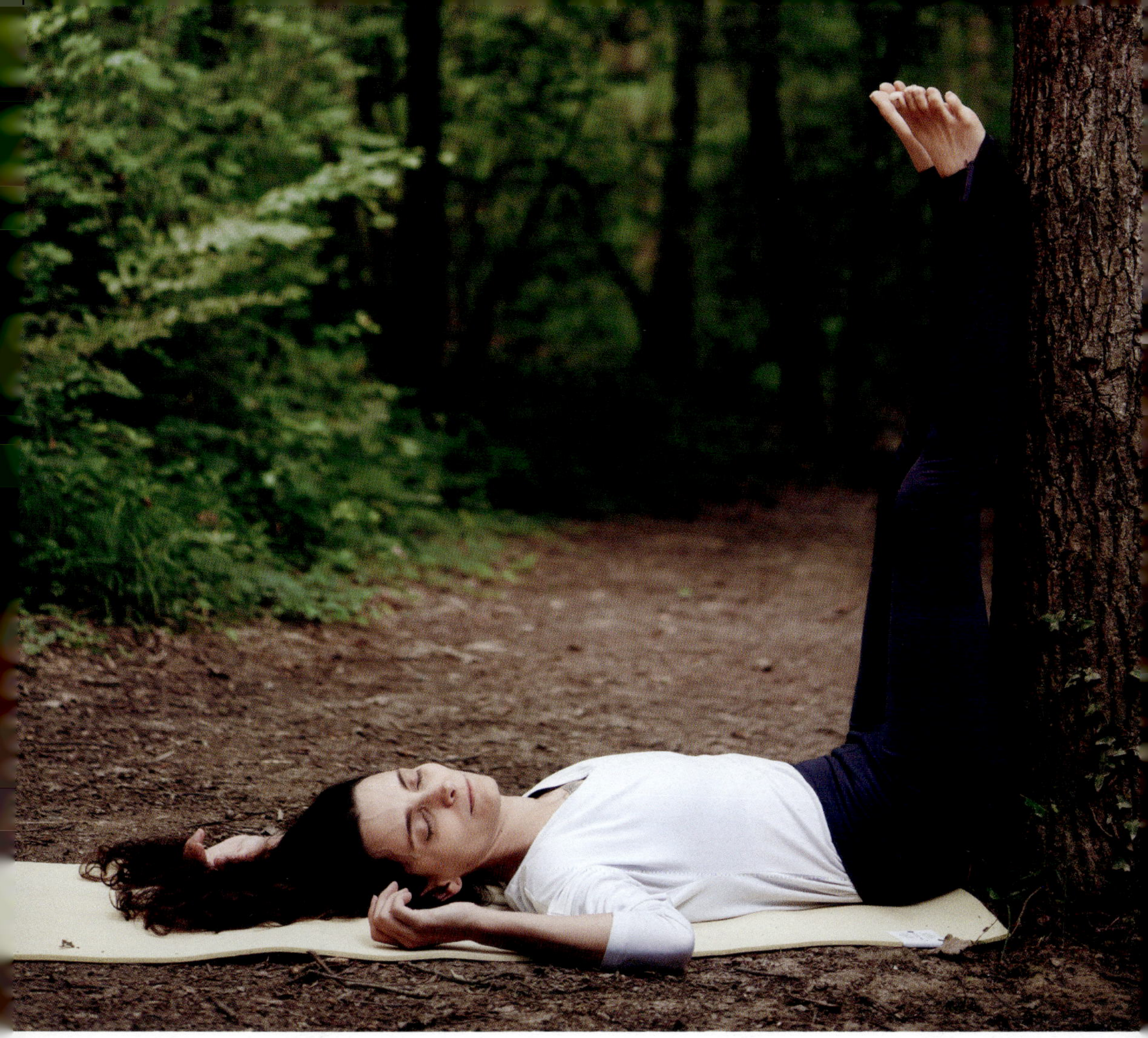

Voilà qui conclut tout en légèreté cet ouvrage dans lequel j'ai mis tout mon cœur. Merci de m'avoir lue jusqu'ici, cher yogi, chère yogini. Merci de votre présence, devant les mots et derrière l'écran. Merci de m'accorder votre confiance pour vous guider sur le tapis. Je vous souhaite un bon voyage sur le chemin précieux du yoga.

N'oubliez pas, le yoga se vit autant qu'il se lit.

REMERCIEMENTS

Je remercie :

Mes professeurs, Christian, Maitri, Saji, Sandhya, Janita, et leurs maîtres respectifs, pour ce savoir que je ne fais que transmettre humblement,

Alliance magique, et plus particulièrement Améthyste Éditions,

Céline et Laura, de m'avoir accordé leur confiance dès le début, même lorsque je ne me l'accordais pas, et de m'avoir permis de réaliser un véritable rêve,

Lou Sarabadzic pour son aide infiniment précieuse dans ce processus incroyable qu'est le fait de devenir autrice,

Des collègues irremplaçables pleines d'inspiration et de soutien : Agnès, Gabrielle, Muriel, et tou·te·s les autres ! On est ensemble.

Et bien sûr, comme toujours, Pierre, qui m'apporte tant d'amour et de soutien quand j'écris... Et lorsque je n'écris pas !

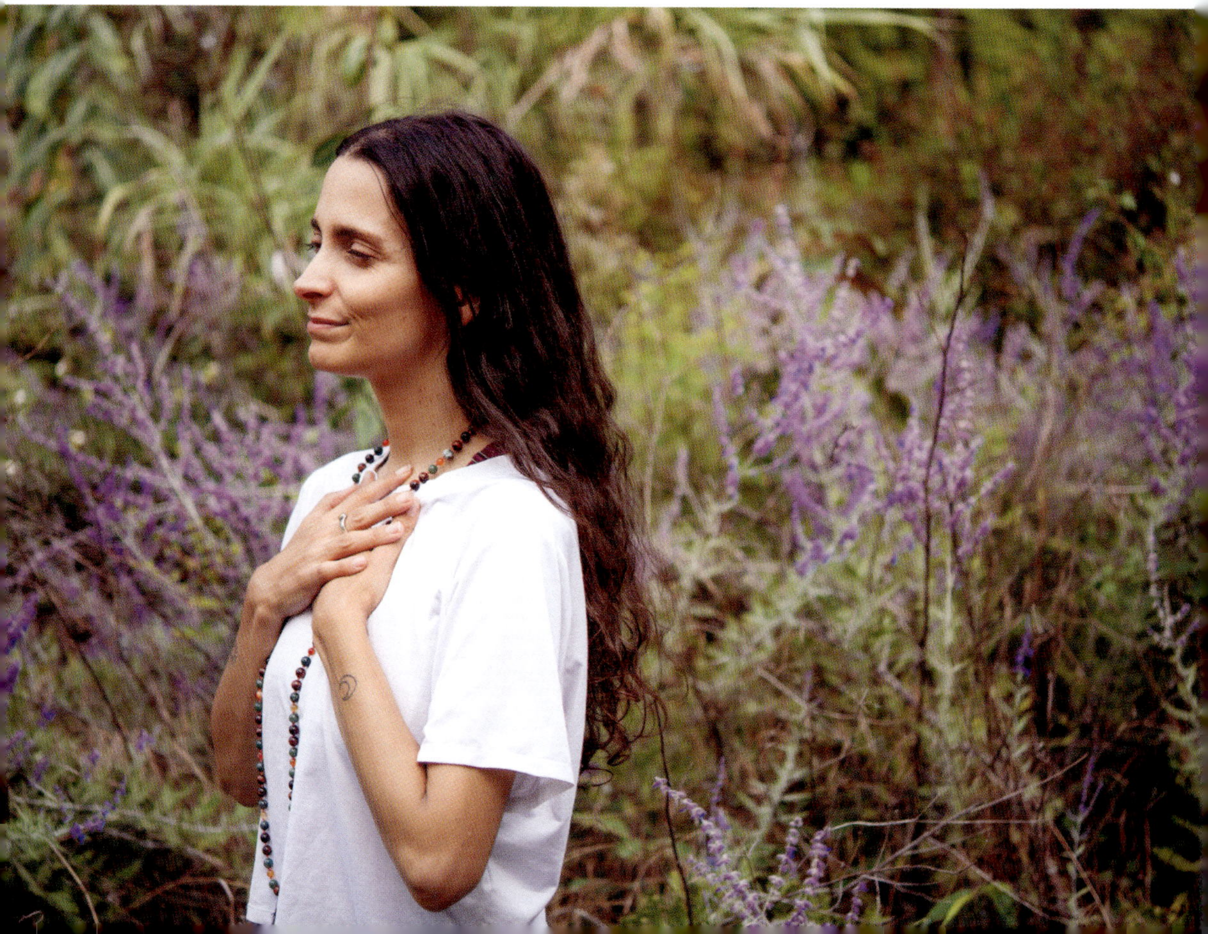

BIBLIOGRAPHIE

Le Mahabharata

La Bhagavad-Gita

Le Ramayana

Les Bhramanas

La Brihat-Samhita

AUROBINDO (Sri), *Les Bases du yoga*, Sri Aurobindo Ashram, 1946.

ATREYA SMITH (Vaidya), *Astrologie védique : Vedanga Jyotisha*, éditions Turiya, 2018.

BARKATAKI (Susanna), *Embrace Yoga's Roots: Courageous Ways to Deepen Your Yoga Practice*, Ignite Yoga and Wellness Institute, 2020.

BHATT (Pragya), *Beyond Asanas*, Penguin Random House India, 2019.

COLLECTIF, *Les Huiles essentielles*, coll. « Les Essentiels bien-être », Améthyste Éditions, 2020.

DALE (Cyndi), *Le Corps subtil : la grande encyclopédie de l'anatomie énergétique*, Macro Éditions, 2013.

DECKER (Benjamin W.), *Practical Meditation for Beginners: 10 Days to a Happier, Calmer You*, Althea Press, 2018.

DESHIMARU (Taïsen), *La Pratique du zen*, coll. « Spiritualités vivantes », Albin Michel, 1981.

DUMAS (Juliette) et SANSREGRET (Locana), *Mudra : le yoga des doigts*, Flammarion, 2019.

FESTY (Danièle), *Ma bible des huiles essentielles*, Leduc, 2008.

FEUERSTEIN (Georg), *The Yoga Tradition: Its History, Literature, Philosophy and Practice*, Hohm Press, 2001.

FRAWLEY (David), *Soma in Yoga and Ayurveda: the Power of Rejuvenation and immortality*, Lotus Press, 2012.

FRAWLEY (David) et LAD (Vasant), *The Yoga of Herbs: an Ayurvedic Guide to Herbal Medicine*, Lotus Press, 1996.

GIDWANI TIWARI (Payal), *Body Goddess: the Complete Guide on Yoga for Women*, Random House India, 2015.

HIRSCHI (Gertrud), *Les Cartes des mudras*, Le Courrier du livre, 2016.

HIRSCHI (Gertrud), *Mudras: Yoga in Your Hands*, Red Wheel/Weiser, 2005.

KAIVALYA (Alanna), *Myths of the Asanas: The Stories at the Heart of the Yoga Tradition*, Mandala Publishing, 2010.

KAMINOFF (Leslie) et MATTHEWS (Amy), *Yoga : anatomie et mouvements*, Vigot, 2015.

LACERDA (Daniel), *2100 Asanas*, Marabout, 2017.

MILLIAT (Rodolphe), *L'Usage des mantras*, India Universalis Editions, 2019.

PATANJALI, *Yoga-Sutras*, traduction de Françoise Mazet, Albin Michel, 1991.

ROBINSON (Sarah), *Yin Magic*, Womancraft Publishing, 2020.

SATPREM, *Sri Aurobindo ou l'Aventure de la conscience*, Buchet-Chastel, 2003.

SATYANANDA SARASWATI (Swami) et SIVANANDA SARASWATI (Swami), *A Guide to Sadhana in Daily Life*, Yoga Publications Trust, 2016.

SATYANANDA SARASWATI (Swami) et SIVANANDA SARASWATI (Swami), *Hatha Yoga and Health*, Yoga Publications Trust, 2013.

SATYANANDA SARASWATI (Swami), *Asana Pranayama Mudra Bandha*, Yoga Publications Trust, 2002.

Science du pranayama, Centre Sivananda de Yoga Vedanta, 2017.

SINGLETON (Mark) et MALLINSON (James), *Les Racines du yoga*, Almora, 2020.

SINGLETON (Mark), *Aux origines du yoga postural moderne*, Almora, 2020.

SIVANANDA (Swami), *Histoire du Yoga*, Yoga & Vedas, 2020.

STEPHENS (Mark), *Yoga Sequencing: Designing Transformative Yoga*, North Atlantic Books, 2012.

TIKHOMIROFF (Christian), *Aide-mémoire du Yoga*, Médicis, 2015.

VAN LYSEBETH (André), *Pranayama : la dynamique du souffle*, Flammarion, 1993.

VARENNE (Jean), *Aux sources du yoga*, J. Renard, 1989.

VARENNE (Jean), *Le Yoga et la Tradition hindoue*, Paris, Denoël, 1973.

VARENNE (Jean) (trad.), *Upanishads du Yoga*, coll. « Connaissance de l'Orient », Gallimard, 1971.

WEIS-BOHLEN (Susan), *L'Ayurvéda*, coll. « Les Essentiels bien-être », Améthyste Éditions, 2020.

SITES INTERNET

Yoga & Vedas, Maitri Baraz : yoga-et-vedas.com

Yoga Laboratorium, Pankaj Saini : yogalaboratorium.com

Ekhart Yoga : ekhartyoga.com

Vedic Feed : vedicfeed.com

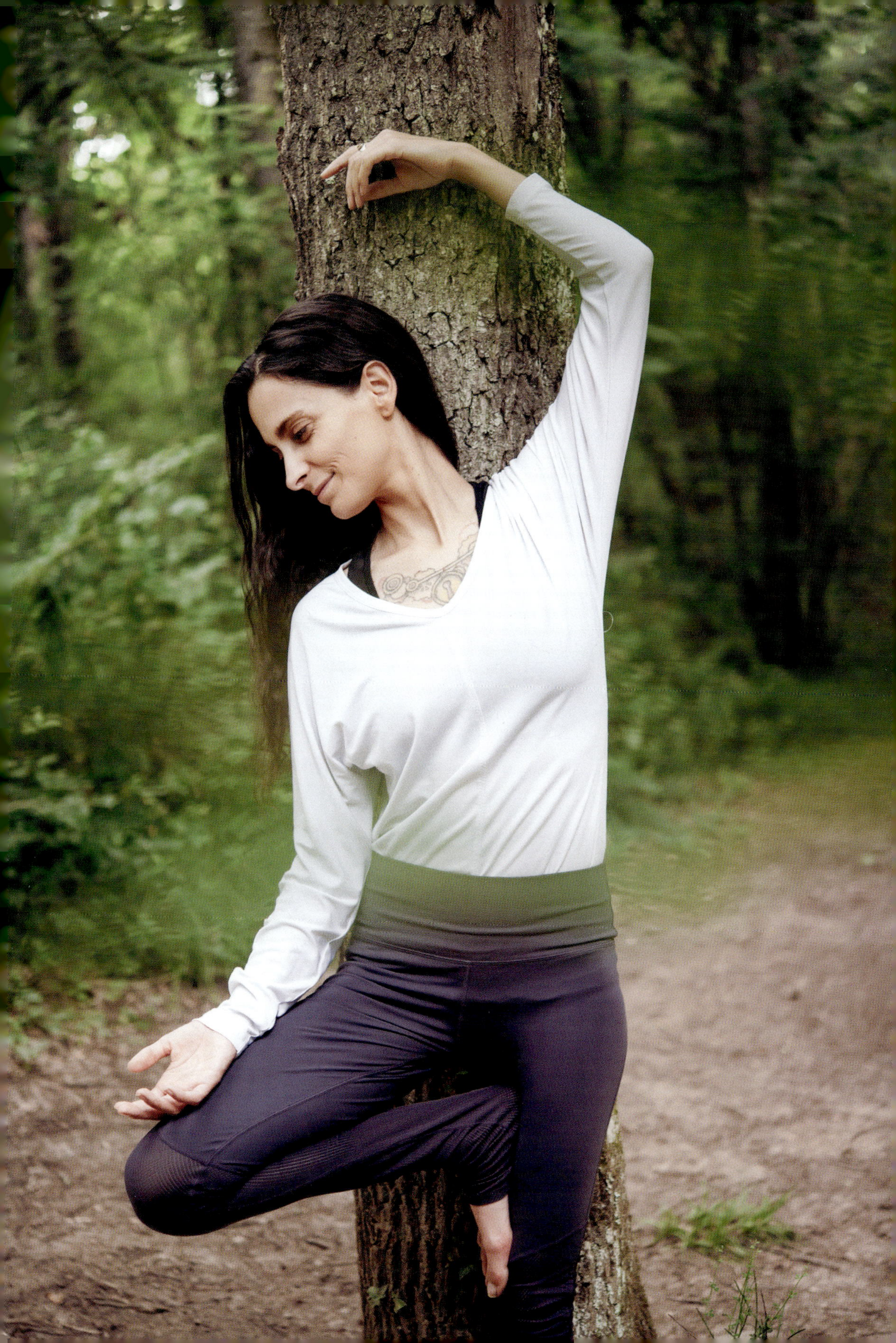

À PROPOS DE L'AUTEURE

Joanna Moreira est professeure de yoga ainsi que guide de méditation. C'est dans le Limousin qu'elle transmet ses connaissances à travers des retraites, cours et stages en présentiel ou en ligne.

Connue sous le nom de Yoga Fire by Jo, elle partage également sur YouTube et Instagram son amour du yoga.

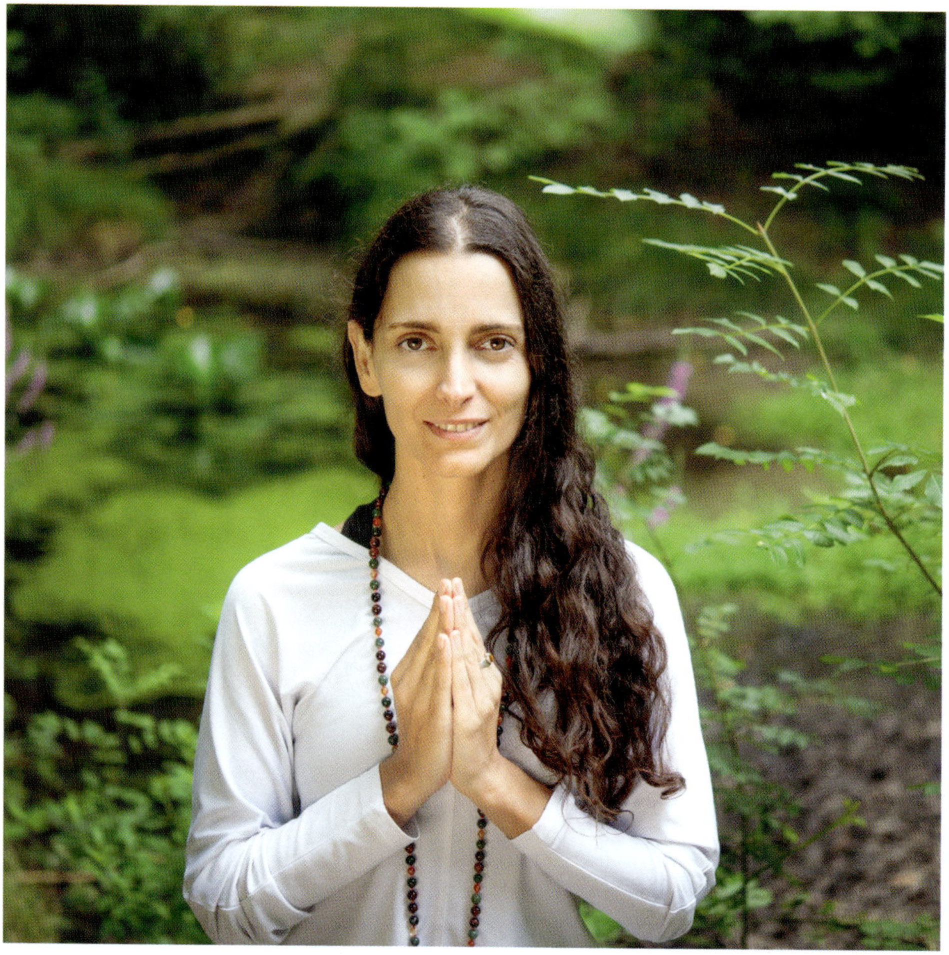

CRÉDITS

Les photographies de Joanna Moreira et des postures présentées en exercices sont de Céline Morange.

Les autres photographies proviennent de Shutterstock et d'iStock.

Shutterstock :

p. 10 : stockfour

p. 12 : EkaterinaR

p. 19 : PKpix

p. 22 : Margo Basarab

p. 25 : fizkes

p. 26 : Paul shuang

p. 28 : Melina Massola

p. 32 : Huhehoda

p. 33 : Microgen

p. 34 : UfaBizPhoto

p. 40 (gauche) : fizkes

p. 40 (droite) : dezy

p. 41 (gauche) : fizkes

p. 41 (droite) : Paul C Barranco

p. 42 : Roman Chazov

p. 45 : Kristina Kokhanova

p. 53 : fizkes

p. 54 : takayuki

p. 56 : Indee.stocker19

p. 58 : fizkes

p. 59 (gauche) : fizkes

p. 59 (droite) : Maples Images

p. 62 : vasanty

p. 66 : Mihail Mihaylov Mihaylov, Merla

p. 67 (gauche) : New Africa

p. 67 (droite) : Olena Yakobchuk

p. 72 : Maples Images

p. 74 : shellygraphy

p. 76 : wavebreakmedia

p. 91 : shurkin_son

p. 103 : Flopaganifoto

p. 109 : Eszter Palinkas

p. 112 : fizkes

p. 129 : Eszter Palinkas

p. 135 : Standret

p. 136 : SeventyFour

p. 149 : MDV Edwards

p. 150 : Koldunova Anna

p. 161 : Elena Kotova

p. 162 : Prostock-studio

p. 180 : fizkes

p. 189 : mama_mia

p. 204 : mbframes

p. 231 : VMStock

p. 255 : TashaSinchuk

p. 258 : Koldunova Anna

p. 270 : Tatiana_Pink

p. 290 : renata sattler colella

p. 292 : MandriaPix

p. 293 : Santhosh Varghese

p. 298 : Pam Walker

p. 304 (gauche) : DinaSova

p. 304 (droite) : Natalia Klenova

iStock :

p. 29-31 et 219: Nadezhda_Shuparskaia (chakras)

p. 227 : Betka82

p. 294 : voinSveta

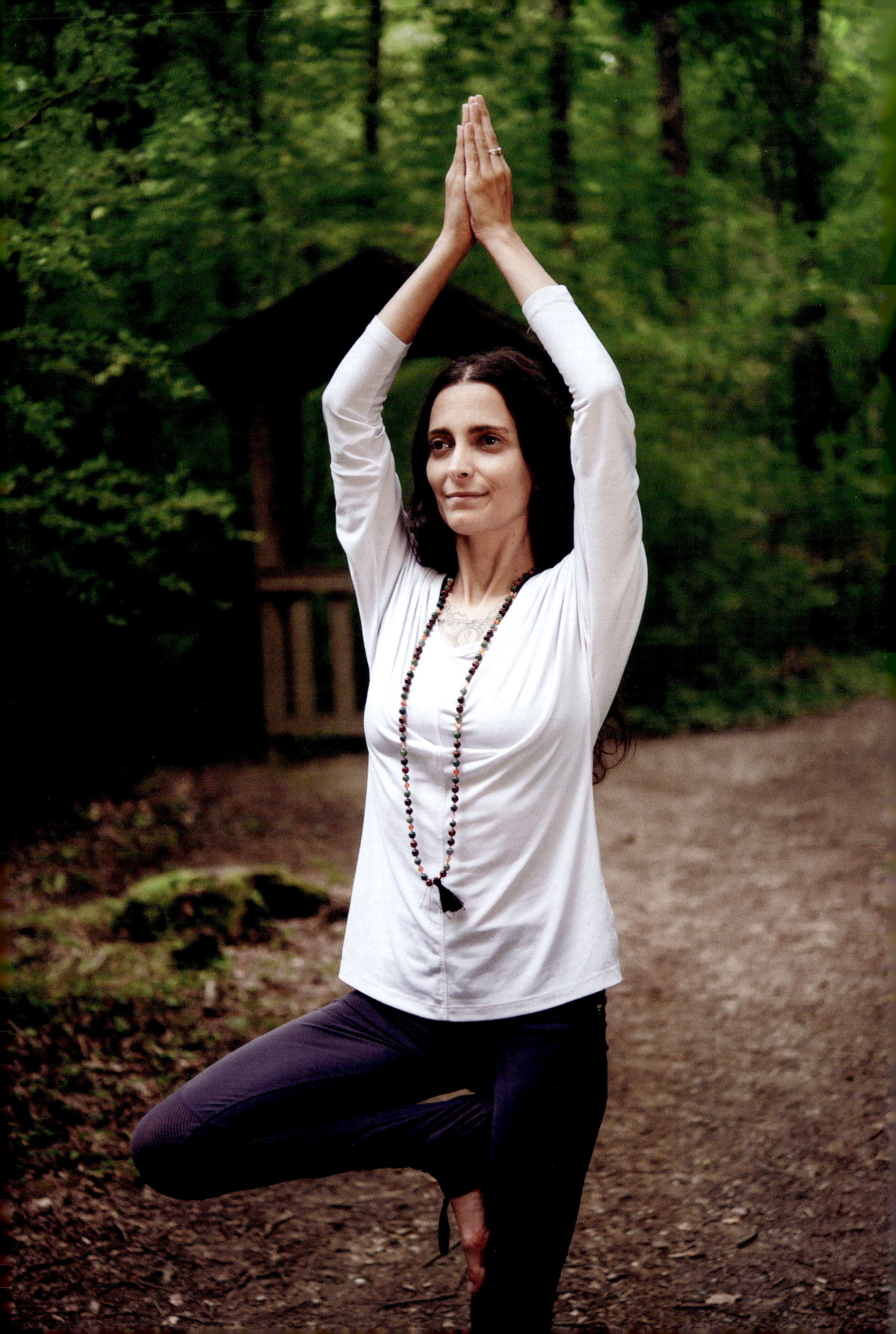

Avez-vous aimé *Le Yoga* ?

Si vous avez aimé ce livre, nous aimerions vous demander une petite faveur en retour. L'écriture d'un ouvrage représente des mois de rédaction et souvent de longues années de travail en amont pour acquérir les connaissances nécessaires. C'est pourquoi, si vous le voulez bien, nous vous serions reconnaissants de prendre quelques minutes pour parler de ce livre autour de vous, à vos amis, à vos libraires, sur les forums, blogs, sites web, pages, réseaux sociaux, etc., mais aussi pour laisser un avis sur les sites de vente en ligne.

Vos commentaires participent beaucoup à la visibilité du travail de nos auteurs, mais les aident (et nous aident) aussi à mieux cerner vos attentes, à apporter des améliorations à leur travail et à écrire des ouvrages sur d'autres sujets qui pourraient vous intéresser.

Un livre ne vit et n'existe que lorsqu'il se partage et devient accessible à d'autres. Or, cela ne peut se faire que s'ils en entendent parler. Voilà pourquoi votre participation est aussi importante, et pourquoi nous nous en remettons à vous.

OUVRAGES DU MÊME ÉDITEUR

DÉCOUVREZ TOUS LES LIVRES DE LA COLLECTION « LES ESSENTIELS BIEN-ÊTRE » !

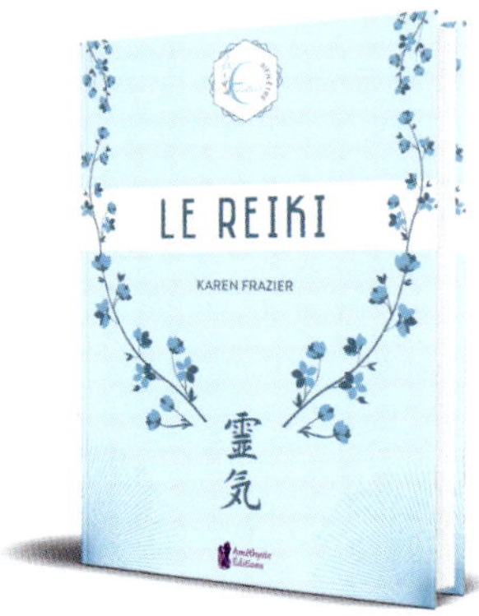

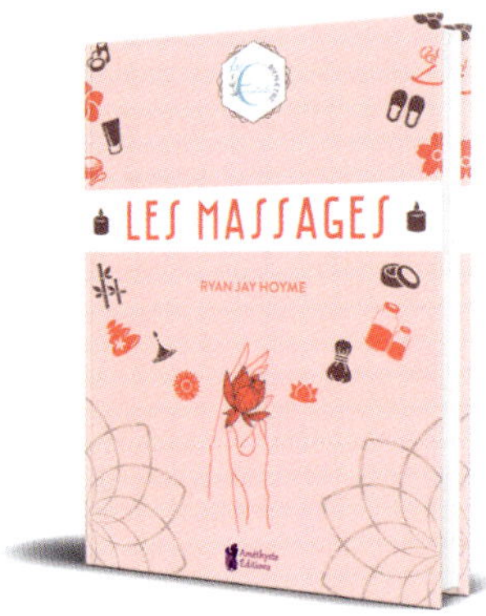

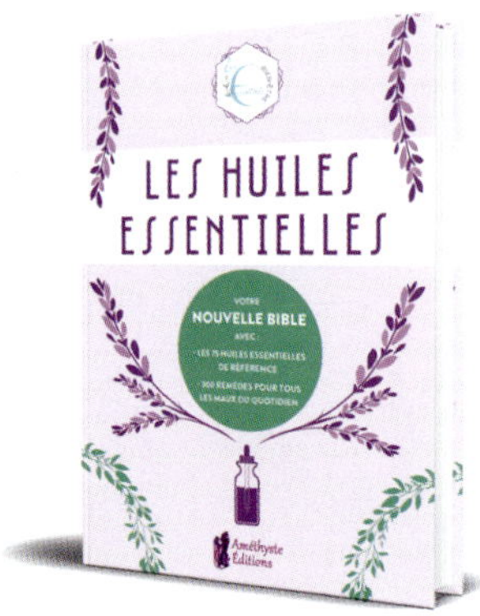

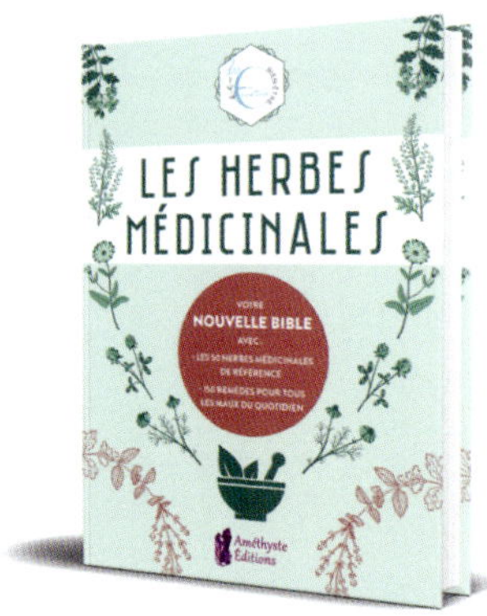

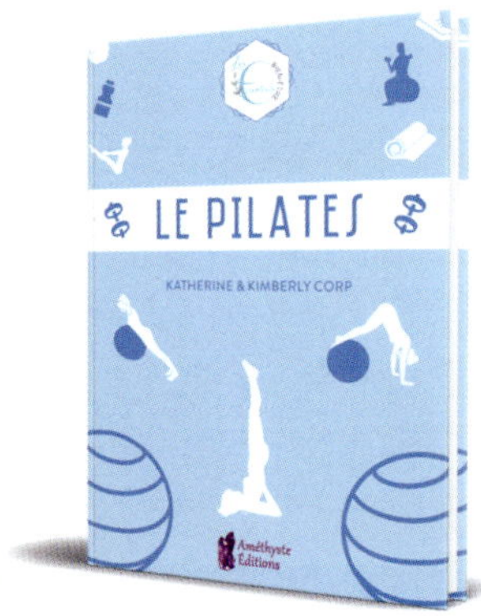

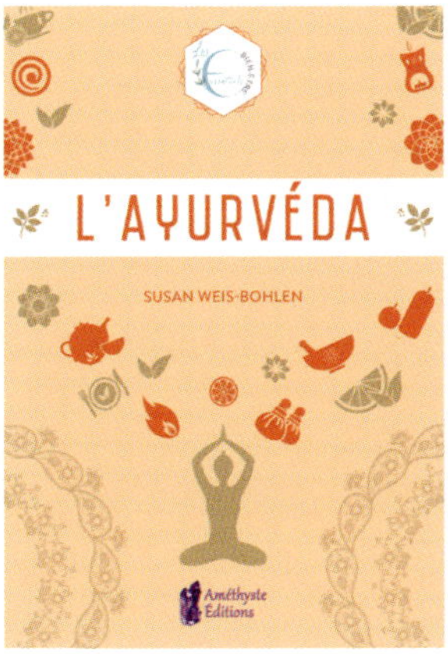

L'AYURVÉDA

Auteure : Susan Weis-Bohlen

Fondé sur la philosophie indienne, l'ayurvéda est une médecine traditionnelle qui vise à favoriser l'harmonie entre le corps et l'esprit. C'est une science profonde et sa sagesse est si vaste qu'il peut être difficile de savoir exactement comment l'appréhender. En tant que consultante en ayurvéda, Susan Weis-Bohlen aide ceux qui débutent dans cette discipline à résoudre ce problème. Dans cet ouvrage, elle explique les principes holistiques qui sous-tendent l'ayurvéda et propose des conseils pour intégrer en douceur ces pratiques réparatrices dans votre vie quotidienne.

Relié 16,8 × 24 - Illustrations couleur - 224 pages

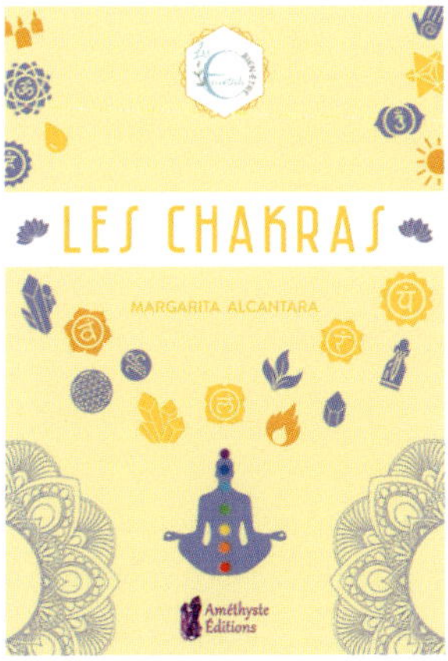

LES CHAKRAS

Auteure : Margarita Alcantara

Nous portons en nous, dans notre corps – et plus particulièrement dans nos centres énergétiques appelés chakras – la douleur de fausses croyances qui nous entravent. Apprendre à maîtriser l'extraordinaire pouvoir du système des chakras peut être difficile quand les informations disponibles sont si souvent écrites dans un langage académique dense et complexe, ou subjectives et très peu fiables. Pourtant, en s'intéressant à ce qui s'inscrit dans le système énergétique de chacun, nous pouvons nous libérer à des niveaux très profonds pour nous transformer et devenir la personne que nous avons toujours souhaité être. Telle est la voie que cet ouvrage vous propose d'emprunter : vous familiariser avec ce que vous portez dans vos chakras pour vous épanouir pleinement.

Que vous découvriez le monde des thérapies énergétiques ou que vous ayez déjà de solides connaissances en la matière, Margarita Alcantara, thérapeute énergéticienne, acupunctrice et maître Reiki, vous aide à trouver la technique d'auto-guérison par les chakras qui résonne le mieux avec vos besoins spécifiques (asthme, allergies, mal de dos, culpabilité, problèmes digestifs, épidermiques...).

Relié 16,8 × 24 - Illustrations couleur - 194 pages

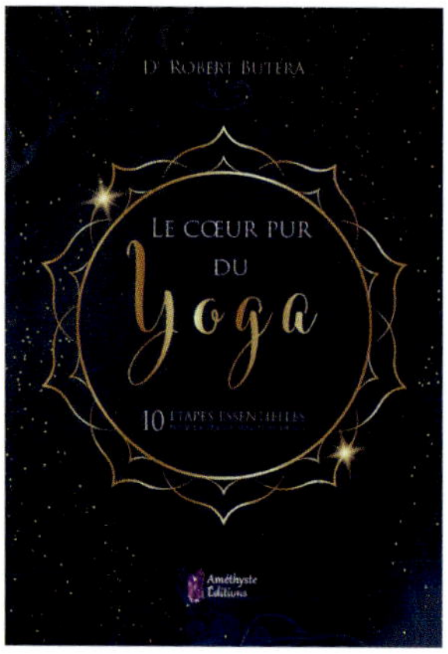

LE CŒUR PUR DU YOGA

Auteur : Dʳ Robert Butera

Calme intérieur. Parfaite conscience. Véritable beauté. Le yoga est bien davantage qu'une simple activité physique. C'est un style de vie conscient qui nous apporte une profonde transformation spirituelle et personnelle. *Le Cœur pur du Yoga* vous invite à faire l'expérience du yoga comme le souhaitaient les maîtres d'autrefois : une voie holistique d'union du corps, du mental et de l'esprit, pour une santé et un bien-être parfaits.

Comprenez le rôle des postures physiques dans le cadre du système holistique du yoga.

Pratiquez les techniques de respiration (prayanama), travaillez avec vos centres énergétiques (chakras) et développez votre concentration.

Surmontez vos blocages psychologiques, équilibrez vos émotions et développez-vous sur les plans émotionnel et spirituel.

Relié 17 × 24 - Illustrations couleur - 416 pages

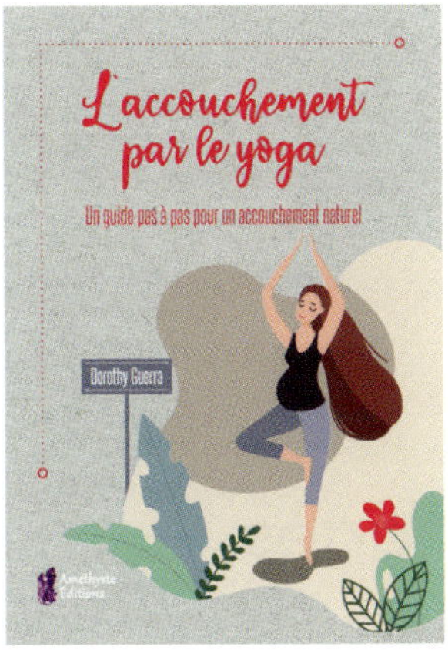

L'ACCOUCHEMENT PAR LE YOGA

Auteure : Dorothy Guerra

Réussissez pour vous et votre enfant la mise au monde la plus naturelle et la plus consciente.

Préparez un accouchement calme, naturel et sous contrôle avec *L'accouchement par le yoga*. En appliquant la sagesse du yoga à toutes les étapes de la grossesse et de l'accouchement, Dorothy Guerra présente ici une voie en huit étapes qui vous permettra de vous relier à votre corps, à votre esprit et à votre âme.

Ce guide facile à utiliser vous aidera à vous préparer à une naissance positive et joyeuse. Apprenez à gérer la douleur, à surmonter l'anxiété et à faciliter le déroulement de l'accouchement au moyen de techniques de respiration et de méditation, d'affirmations et de postures de yoga.

Le couple choisit une direction commune pour embrasser un état d'esprit serein tout au long des difficultés physiques et émotionnelles du travail. Vous trouverez aussi des conseils pour préparer un plan de naissance, des techniques de soutien à l'accouchement pour les partenaires, des illustrations utiles, des informations sur les interventions médicales et un chapitre indispensable avec des conseils détaillés sur toutes les étapes de l'accouchement, à utiliser le jour J.

Broché 14,8 × 21 - Illustrations couleur - à paraître

Alliance Magique LE MAG

Nouveautés

Retrouvez tous nos ouvrages dans notre magazine !

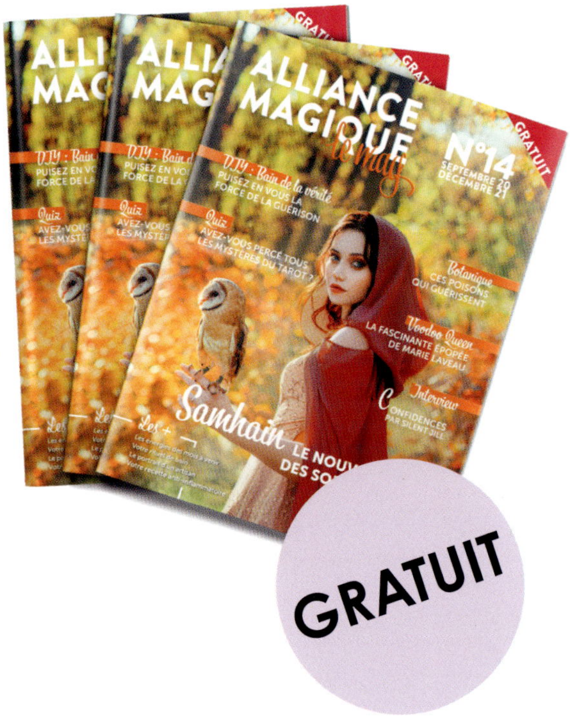

GRATUIT

- ☆ Nos titres, nos nouveautés
- ☆ Des articles de fond
- ☆ Des recettes
- ☆ Des astuces
- ☆ Vos horoscopes
- ☆ Des interviews
- ☆ Nos événements
- ☆ Un index détaillé

Disponible en librairie ∾ 3 magazines par an

Distribution Sodis/Diffusion Geodif